中国人民解放军联勤保障部队第九〇九医院创伤骨科

丁真奇　主编

四肢复杂骨折病例精选

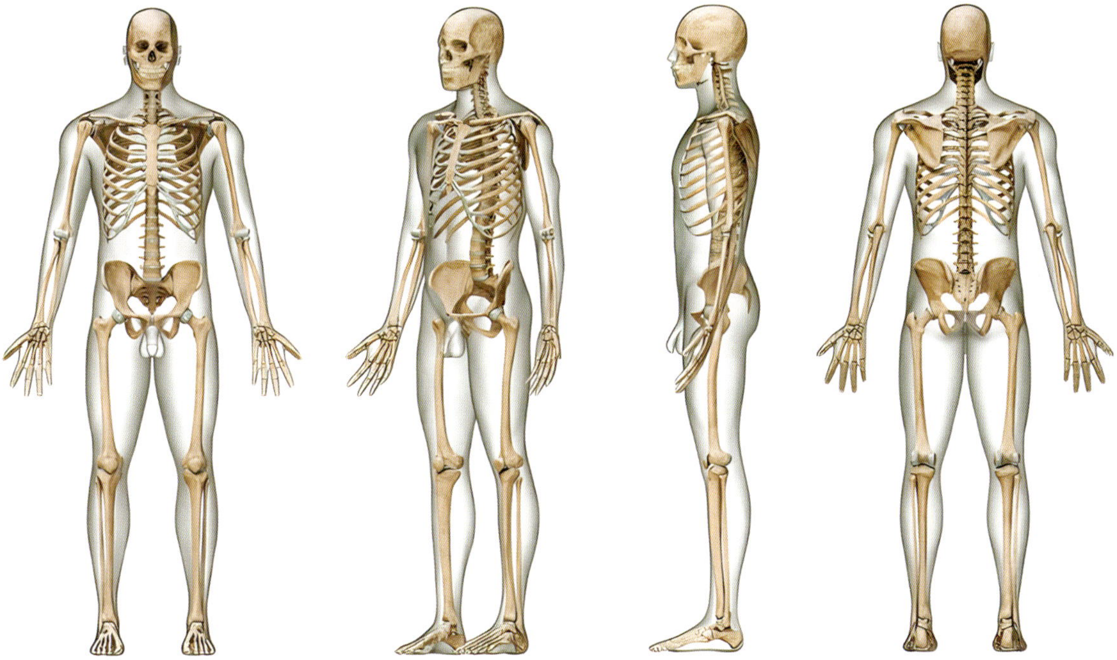

同濟大學出版社
TONGJI UNIVERSITY PRESS
·上海·

内容提要

本书是一部关于中国人民解放军联勤保障部队第九〇九医院创伤骨科诊疗的四肢复杂骨折病例的著作，由科室主任丁真奇教授牵头，科室多位创伤骨科专家各施所长，倾力合作编撰而成。本书采用图文并茂的形式，通过20多个典型病例描述了包括肩关节骨折、肘关节骨折、腕关节骨折、股骨近端骨折、围膝关节骨折、足踝骨折等在内的肢体复杂骨折的处理过程和预后，总结了相关的经验和教训，分析了国内外治疗历史和现状，为四肢复杂骨折的诊断和治疗提供了一定的指导。希望本书成为创伤骨科医生治疗这些较为棘手骨折问题的有力助手。

图书在版编目(CIP)数据

四肢复杂骨折病例精选 / 丁真奇主编. --上海：同济大学出版社，2024.12. -- ISBN 978-7-5765-1529-9

Ⅰ. R683.4

中国国家版本馆 CIP 数据核字第 2025BN6103 号

四肢复杂骨折病例精选

主　编　丁真奇

责任编辑　朱涧超　　**责任校对**　徐逢乔　　**封面设计**　陈益平

出版发行　同济大学出版社　　www.tongjipress.com.cn
(地址:上海市四平路1239号　邮编:200092　电话:021-65985622)

经　　销　全国各地新华书店

排　　版　南京文脉图文设计制作有限公司

印　　刷　上海安枫印务有限公司

开　　本　787mm×1092mm　1/16

印　　张　10.5

字　　数　211 000

版　　次　2024年12月第1版

印　　次　2024年12月第1次印刷

书　　号　ISBN 978-7-5765-1529-9

定　　价　128.00元

主　编　丁真奇

副主编（以姓氏汉语拼音为序）

刘　晖　吴　进

编　者（以姓氏汉语拼音为序）

陈　卫　高明明　郭志民　康两期　练克俭
刘国浚　石玲玲　宋　伟　熊远飞　徐维臻
许遵营　薛　超　张剑平　张金辉　张靖杰

contents 目录

第一章
复杂肩关节骨折病例

一、锁骨干骨折合并同侧肩锁关节脱位病例

引言

单纯锁骨骨折与肩锁关节脱位均是临床常见创伤类型。锁骨骨折好发于锁骨中外 1/3 处，其发生率占全身骨折的 2.6%，占肩关节损伤的 44%，通常由肩部直接着地或肩部直接暴力打击导致[1]。肩锁关节脱位发生率占全身关节脱位的 3.2%，占肩关节损伤的 12%，其发生率低于锁骨骨折，但受伤机制与锁骨骨折类似[2]。锁骨中段骨折合并同侧肩锁关节脱位在临床中较少见，文献报道其损伤机制与锁骨远端骨折的损伤机制类似[3]，此类损伤首选手术治疗，而内固定方式的选择仍存在一定争议[4,5]。本节介绍了 1 例采用重建锁定钢板联合锁定锁骨钩钢板翻修治疗锁骨干骨折合并同侧肩锁关节脱位的病例，取得良好疗效，现报道如下。

诊疗过程

女性患者，45 岁，因“左锁骨骨折术后 1 个月”于 2021-10-20 入院。1 个月前该患者因骑车时不慎摔倒，导致左肩关节疼痛、活动受限，就诊于当地医院，诊断为“左锁骨中段骨折”并行“左锁骨骨折切开复位钢板内固定术”。术后 1 个月患者仍感左肩疼痛、活动受限并就诊于我院。入院后予完善 X 线片检查示：左锁骨中段骨折术后，左肩锁关节脱位 (Rockwood 分型Ⅲ型)（图 1-1-1 A，B，C）。查体：左锁骨区可见一长约 10 cm 手术瘢痕，左肩锁关节隆起明显，无皮肤破溃；左肩锁关节处压痛明显，可触及台阶感；左肩关节外展、

上举受限。完善术前检查未见明显手术禁忌证，于 2021-10-22 在臂丛麻醉 + 强化下行"左锁骨内固定取出骨折复位固定 + 左肩锁关节切开复位内固定术"，以原先手术切口为本次手术部分切口，并向远端延伸至肩峰端，暴露锁骨及其上钢板，用螺丝刀拧出螺钉并取出钢板，清除断端血痂，复位锁骨断端，用克氏针临时固定，取一重建锁定钢板置于锁骨前方合适位置，远近端各置入合适数量的螺钉进行固定，拆除临时固定的克氏针。然后再对肩锁关节进行清理，清除破碎关节软骨盘及嵌压于脱位处的软组织，将锁骨钩钢板置入肩锁关节内，通过锁骨钩钢板复位并在锁骨上缘固定复位的肩锁关节。术后复查见内固定物良好(图 1-1-1 D)，术后切口愈合良好出院。分别于术后 3 个月(图 1-1-1 E)、术后 19 个月(图 1-1-1 F)返院复查，见骨折愈合良好，内固定位置无丢失。

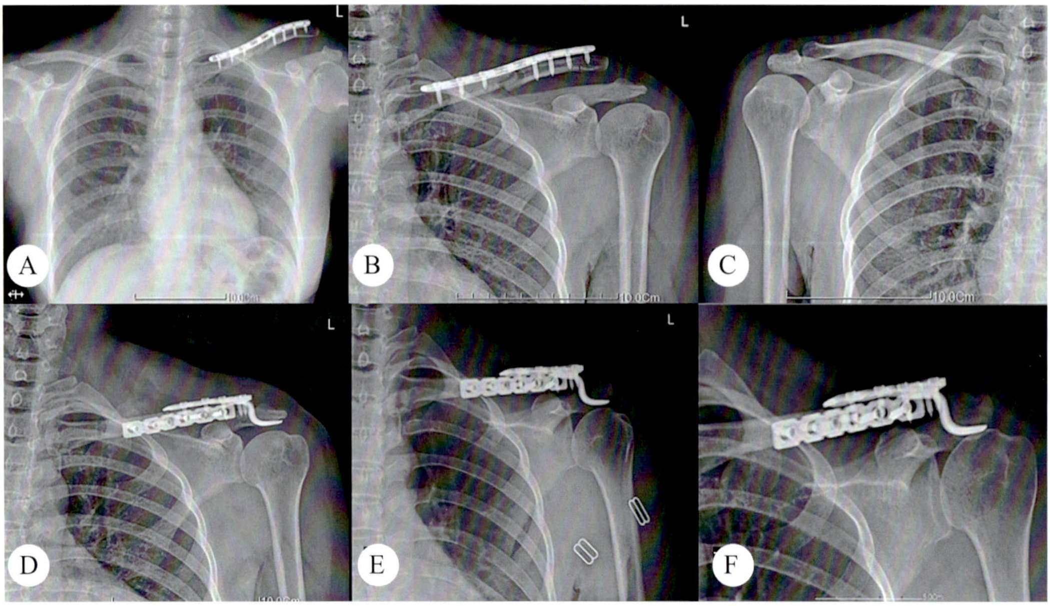

图 1-1-1　术前 X 线片(A，B，C)；术后即刻 X 线片(D)；术后 3 个月 X 线片(E)；术后 19 个月 X 线片(F)

讨论

锁骨远端骨折合并肩锁关节脱位在临床中较为常见，通常采用 Neer 分型[6]评估其严重程度。锁骨中段骨折合并同侧肩锁关节脱位的临床研究报道很少，集中于个案报道，较早的文献报道见于 1990 年[7]。Wurtz 等[8]报道了 4 例锁骨中段骨折合并同侧肩锁关节脱位，1 例 Rockwood Ⅱ型采取非手术治疗，3 例 Rockwood Ⅳ型选取手术治疗，术后 4 例肩关节功能均恢复满意。Heinz 等[9]报道 1 例锁骨中段骨折合并同侧肩锁关节脱位采用 8 字形绷带固定 5 周行非手术治疗，复查结果显示肩锁关节间隙仍明显增宽且锁骨短缩畸形，虽然患者肩关节力量及肩关节活动度未受明显影响，但是作者认为越来越多的证据显示此类损伤采用手术治疗具有明显优势，采用非手术治疗的大部分患者会出现肩关节旋转功能受限和肩关节力量减弱情况。

临床医生接诊锁骨中段骨折合并同侧肩锁关节脱位患者时，如果查体不仔细容易导致肩锁关节脱位漏诊。本案例就是早期漏诊肩锁关节脱位，后期患者肩锁关节出现明显症状时才发现。文献报道 19 例锁骨中段骨折合并同侧肩锁关节脱位中有 8 例漏诊肩锁关节脱位[4]。分析漏诊锁骨中段骨折合并同侧肩锁关节脱位的原因：①锁骨中段骨折处疼痛、畸形明显，掩盖了肩锁关节处疼痛和畸形，查体不全面而忽略了肩锁关节脱位。②患者肩锁关节疼痛的主诉和体征较少，未能引起临床医生足够重视；锁骨中段骨折的近端在胸锁乳突肌的牵拉力作用下向上成角，而骨折的远端通常向后移位，进而使得处于脱位状态的肩锁关节“台阶状”畸形不明显甚至消失，锁骨肩峰端的“琴弦征”也不明显。③肩关节正位 X 线片或胸片诊断锁骨中段骨折较为容易，但是对肩锁关节脱位的显示就相对较差；如果肩锁关节间隙改变不明显，加之临床医生阅片不仔细，容易导致肩锁关节脱位漏诊。总结文献报道和临床经验，避免此类损伤中肩锁关节脱位漏诊的要点在于：①详细询问患者受伤经过，仔细分析受伤机制、疼痛部位等与诊断相关的重要信息；②仔细检查明确肩锁关节与喙突上是否存在压痛；③阅片时应特别注意肩锁关节、喙锁关节间隙，对怀疑肩锁关节脱位的患者一定要拍摄健侧 X 线片对照和患侧腋位 X 线片，必要时进行 CT 检查进一步明确诊断和肩锁关节脱位的分型。

锁骨中段骨折合并同侧肩锁关节脱位的内固定方式很多，在锁骨钩钢板出现之前，肩锁关节脱位通常采用闭合复位经皮克氏针、皮质骨螺钉、斯氏针固定，而这些固定方式虽重视恢复肩锁关节正常骨性解剖的对应关系，却忽视了肩关节周围的韧带和软组织修复，必然导致韧带和软组织逐渐失去正常的弹性和生理张力，这也是部分患者术后肩关节功能恢复满意，但取出内固定物后出现肩锁关节再脱位或半脱位的主要原因。锁骨钩钢板内固定治疗锁骨远端骨折和肩锁关节脱位可取得满意的临床疗效，但是也存在肩峰撞击综合征、异物感、疼痛等并发症，患者难以进行早期功能锻炼，因此建议尽早取出内固定物以减少上述并发症发生[10]。我们采用重建锁定钢板联合锁定锁骨钩钢板内固定治疗锁骨中段骨折合并同侧肩锁关节脱位，重建锁定钢板放置于锁骨前方固定的依据有以下几点：①锁骨钩钢板可分为锁定锁骨钩钢板和非锁定锁骨钩钢板，而锁定锁骨钩钢板因更好的稳定性和更小的骨折端应力刺激而被广泛应用，目前 8 孔锁定锁骨钩钢板的长度最长，一般情况下无法固定锁骨中段骨折，即使可以固定骨折也会因为螺钉数量不够而导致固定强度不足，因此无法单独采用锁定锁骨钩钢板内固定治疗锁骨中段骨折合并同侧肩锁关节脱位；②锁骨的长度决定了无法将重建锁定钢板和锁定锁骨钩钢板同时置于锁骨上方，如果试图通过减少钢板孔数来实现则可能会造成内固定失败，因此将重建锁定钢板置于锁骨前方可以解决上述问题[11]。

手术注意事项[12]：①锁骨前缘固定骨折时需预弯重建锁定钢板，使钢板尽量贴伏锁骨正常弧度；②保护软组织和断端血运，尽量减少骨膜剥离；③预弯锁骨钩钢板以减少“杠杆”应力；④肩锁和喙锁韧带是否修复仍存在争议。文献报道采用 2 块带袢钛板（Endobutton）钢板联合 2 根 5 号 Ethibond 缝线重建喙锁韧带可获得满意疗效[4]，也有文献报道采用锁骨锁定钢板联合 Endobutton 技术修复 1 例肩锁、喙锁韧带取得良好疗效[13]。本病例术中均未进行韧带修复，需进一步随访观察。

参考文献

[1] Melenevsky Y, Yablon CM, Ramappa A, et al. Clavicle and acromio-clavicular joint injuries: a review of imaging, treatment, and complications[J]. Skeletal Radiol, 2011, 40(7): 831-842.

[2] Chillemi C, Franceschini V, Dei Giudici L, et al. Epidemiology of isolated acromioclavicular joint dislocation[J]. Emerg Med Int, 2013: 171609.

[3] Psarakis SA, Savvidou OD, Voyaki SM, et al. A rare injury of ipsilateral mid-third clavicle fracture with acromioclavicular joint dislocation[J]. Hand (N Y), 2011, 6(2): 228-232.

[4] 陈羽，宋烜，俞思明. 双 Endobutton 钢板结合锁骨钢板治疗锁骨中段骨折合并肩锁关节脱位[J]. 中国组织工程研究，2013，17(52)：9005-9010.

[5] Constant CR, Murley AH. A clinical method of functional assessment of the shoulder[J]. Clin Orthop Relat Res, 1987, 214: 160-164.

[6] Neer CS. Fractures of the distal third of the clavicle[J]. Clin Orthop Relat Res, 1968, 58: 43-50.

[7] Lancourt JE. Acromioclavicular dislocation with adjacent clavicular fracture in a horseback rider: a case report[J]. Am J Sports Med, 1990, 18(3): 321-322.

[8] Wurtz LD, Lyons FA, Rockwood CA Jr. Fracture of the middle third of the clavicle and dislocation of the acromioclavicular joint: a report of four cases[J]. J Bone Joint Surg Am, 1992, 74(1): 133-137.

[9] Heinz WM, Misamore GW. Mid-shaft fracture of the clavicle with grade Ⅲ acromioclavicular separation [J]. J Shoulder Elbow Surg, 1995, 4(2): 141-142.

[10] 郭飞，刘军，胡传亮，等. 双 Endobutton 带袢钛板与锁骨钩钛板内固定治疗 Rockwood Ⅲ型肩锁关节脱位的疗效比较[J]. 中国骨与关节损伤杂志，2020，35(1)：85-87.

[11] Woolf SK, Valentine BJ, Barfield WR, et al. Middle-third clavicle fracture with associated type Ⅳ acromioclavicular separation: case report and literature review[J]. J Surg Orthop Adv, 2013, 22(2): 183-186.

[12] 彭方成，王贤月，王鹏，等. 双钢板内固定治疗锁骨骨折合并肩锁关节脱位[J]. 临床骨科杂志，2018，21(2)：256.

[13] Gao Z, Cai P, Yao K, et al. Mid-clavicle fracture with dislocation of the ipsilateral acromioclavicular joint treated with Endobutton system: a case report and review of the literature[J]. Medicine (Baltimore), 2021, 100(47): e27894.

二、Ideberg Ⅱ型肩胛盂骨折病例

引言

由于肩胛骨周围多层肌肉和软组织的包绕，肩胛骨骨折在临床上相对少见[1]，发生率占全身各部位骨折的0.4%～1%[2]。肩胛盂骨折是肩胛骨的关节内骨折，约占肩胛骨骨折的10%，在临床上更为少见，多数由高能量损伤下肱骨头撞击关节盂所致[3]。Ideberg根据骨折线的位置将肩胛骨骨折分成5型，其中Ⅱ型为肩胛盂下缘包括部分肩胛盂颈峭部的骨折，约占肩胛骨折的3%[4]。对于移位明显的肩胛盂骨折应及时行手术治疗，否则可能出现关节畸形、不稳定和肱骨关节炎，最终导致肩部活动受限和持续疼痛[5]。由于肩胛盂特殊的生理结构影响手术显露和固定，因此充分显露骨折断端并行有效牢固的固定一直是困扰骨科医生的难题。近年来有学者建议采用关节镜下辅助复位治疗肩胛盂骨折[6]，但这种治疗方案主要针对Ideberg Ⅰa型或Ⅲ型骨折，很难应用于Ideberg Ⅰb型或Ⅱ型骨折[7]。本节介绍了2例经腋窝入路显露、加压螺钉结合支撑钢板固定治疗的病例，均取得了良好的临床疗效，现报道如下。

诊疗过程

患者1：男性患者，52岁，因"外伤致左肩部疼痛、畸形、活动障3 h"于2019-01-14入院，患者诉3 h前不慎从约5 m高处摔下，左肩部着地，伤后感左肩部疼痛、畸形、活动障碍。查体：左肩部稍肿胀，皮肤无破溃，手指末梢血运良好，左肩部压痛明显，轴向叩击痛阳性，左上肢感觉正常，左肩关节活动度：前屈0°～20°，外展0°～20°，外旋（中立位）0°～15°，内旋（中立位）0°～10°，双上肢大致等长。辅助检查：CR示"左侧肩胛盂骨折"（图1-2-1 A），诊断：左侧肩胛盂骨折（Ideberg Ⅱ型），完善术前相关检查，行三维CT明确肩胛盂骨折情况（图1-2-1 B，C），术前检查未见明显手术禁忌证，于2019-01-18行"经腋窝入路左侧肩胛盂骨折复位固定术"，常规全麻，取健侧卧位，患肢极度外展位固定（图1-2-2 A）。常规2%碘酊、75%酒精消毒肩部至前臂，铺巾；取患侧腋窝入路，起自腋窝皱褶的前上缘，向后沿着背阔肌的前缘延伸，一般长8～10 cm（图1-2-2 B），术中可以根据具体情况适当延长切口。

切开皮肤、皮下组织及筋膜(图 1-2-2 C),仔细分离腋神经、旋肱后动脉及旋肩胛动脉,用橡皮条标记,并轻轻向一侧牵拉(图 1-2-2 D),暴露肩关节囊,紧贴肩胛骨关节盂下缘及肩胛骨外侧缘剥离,清晰显露肩胛骨关节盂下缘骨块;复位肩关节盂骨折端骨块,克氏针临时固定,导针引导下钻孔测深拧入 1 枚空心钉固定,选取一块合适长度接骨板,放置于肩胛盂外侧交接区(图 1-2-2 E),透视见钢板高度合适,依次钻孔、测深,拧入长度合适的锁定螺钉固定,检查骨折块固定牢固,肩关节活动正常。术顺。全麻清醒后,可立即检查患者上肢血运、感觉;常规留置引流管,引流量<30 mL/d 可拔除;镇痛方案:5%葡萄糖注射液+氟比洛芬酯注射液 50 mg bid+盐酸曲马多缓释片 0.1 g bid;康复锻炼:术后第 1~3 d 患侧手充分做握拳运动,肘关节全范围活动;术后第 4~10 d 患侧在颈腕吊带保护下做钟摆运动,仰卧位肩关节被动前屈、外展、外旋,以疼痛能耐受为度,3 次/d,10 min/次;术后 11 d~4 周,继续上述项目训练,肩关节训练模式调整为主动加助动模式,可采取爬墙法、画圈法锻炼,训练量不变。术后即刻复查(图 1-2-1 D),术后 3 个月(图 1-2-1 E)、术后 12 个月复查(图 1-2-1 F),见骨折愈合,手术切口外观良好(图 1-2-1 G),关节活动度基本正常,前屈 0°~175°,外展 0°~175°,外旋(中立位)0°~85°,内旋(中立位)0°~65°(图 1-2-1 H, I)。

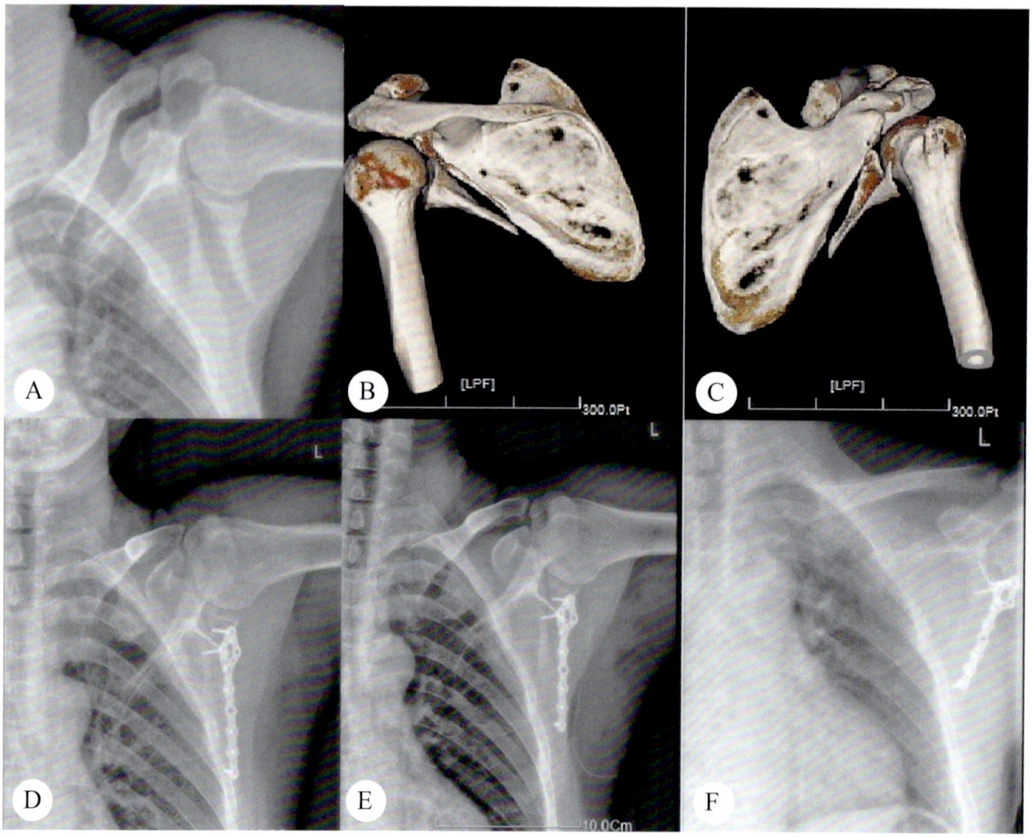

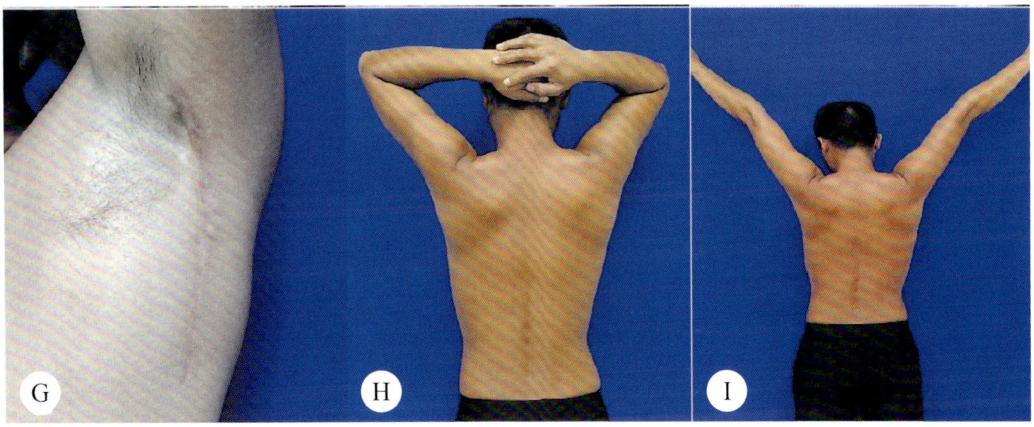

图 1-2-1 术前 X 线片及三维 CT(A，B，C)；术后即刻 X 线片(D)；术后 3 个月 X 线片(E)；术后 12 个月 X 线片(F)；术后手术切口外观，手术切口愈合良好(G)；末次随访时肩关节活动良好(H，I)

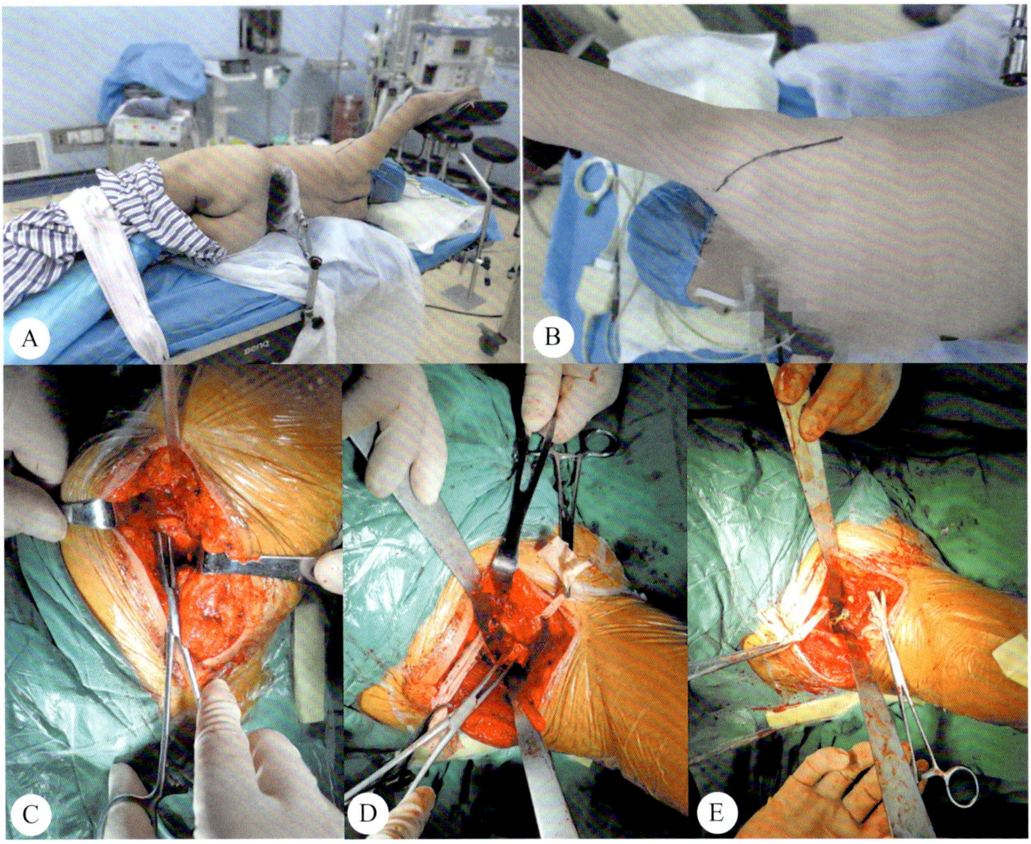

图 1-2-2 手术体位(A)；手术切口(B)；术中显露情况，可见腋神经、旋肱后动脉及旋肩胛动脉(C，D)；放置钢板(E)

患者 2：男性患者，34 岁，因“车祸致左肩部疼痛、畸形、活动障 5 h”于 2022-09-12 入院。查体：左肩部稍肿胀，皮肤无破溃，手指末梢血运良好，左肩部压痛明显，轴向叩击痛阳性，左上肢感觉正常，左肩关节活动度：前屈 0°～15°，外展 0°～25°，外旋（中立位）0°～20°，内旋（中立位）0°～10°，双上肢大致等长。辅助检查：CR 示“左侧肩胛盂骨折”（图 1-2-3 A）。完善术前相关检查，行三维 CT 明确肩胛盂情况（图 1-2-3 B，C），术前检查未见明显手术禁忌证，于 2022-09-15 行“经腋窝入路左侧肩胛盂骨折复位固定术”，手术入路、方法及术后处理同患者 1，术后即刻复查（图 1-2-3 D，E，F），术后 6 个月（图 1-2-3 G）、术后 10 个月复查（图 1-2-3 H，I），末次随访时见骨折愈合良好。肩关节活动度：前屈 0°～175°，外展 0°～175°，外旋（中立位）0°～85°，内旋（中立位）0°～65°。

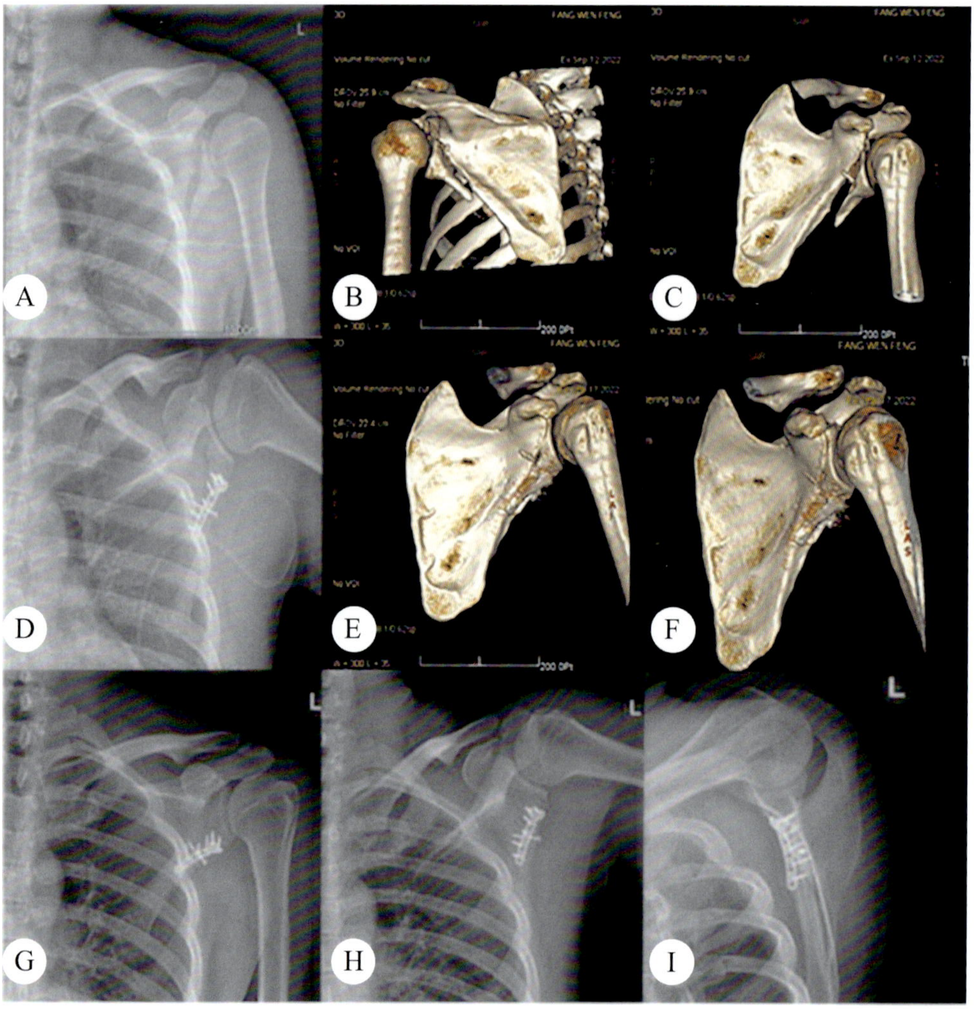

图 1-2-3　术前 X 线片及三维 CT（A，B，C）；术后即刻 X 线片及三维 CT，可见骨折复位良好（D，E，F）；术后 6 个月 X 线片（G）；术后 10 个月 X 线片，骨折愈合良好，内固定在位（H，I）

讨论

根据 Ideberg 对肩胛盂骨折的分型，Ⅱ型骨折是肩胛盂下缘的骨折，临床较少见，发生率约占肩胛骨折的 3%[4]。其受伤机制是暴力经肱骨头传递撞击肩胛盂，作用点位于肩胛盂外下方，引起自盂窝处斜向下方走行，贯通肩胛骨体的骨折线。骨折块一般向下向外移位，关节面不平整并伴有关节囊破损，部分存在肱骨头脱位。众所周知，肩关节是人体活动度最大的关节，也是典型的多轴球窝关节，特点是肱骨头大，肩胛盂比较小，其关节面仅占肱骨头关节面的 1/4～1/3，这样才能让肩关节完成大范围的三轴运动。肩胛盂作为盂肱关节的一部分起着肱骨头活动支撑点的作用，对于肩关节活动至关重要。而肩胛盂的骨折移位会影响肩关节的活动，严重者可能出现关节畸形、不稳定和肱骨关节炎，最终导致肩部活动受限和持续疼痛，因此移位明显的肩胛盂骨折需行手术治疗以恢复关节面平整，减少创伤性关节炎及慢性疼痛发生[8,9]。然而对于移位多少需行手术目前尚无统一说法。Königshausen 等[10]认为肩胛骨骨折的手术相对适应证为关节面移位＞5 mm，而绝对适应证为关节面移位＞10 mm。部分学者[11,12]认为肩胛盂骨折断端移位＞5 mm 或关节面台阶＞4 mm 为手术的相对适应证。亦有文献报道肩胛盂骨折关节面移位＞5 mm，骨折不愈合、骨折畸形愈合、创伤性骨关节炎的发生率明显较高，建议行切开复位内固定术[13,14]。

目前肩胛盂骨折的传统手术入路主要有以下几种：Pires 等[15]认为肩胛盂窝前 20%以上的骨折和前盂缘撕脱性骨折可以选择前侧入路手术，该入路有利于术中暴露和固定。作为经典的传统入路，Judet 入路也被用于处理肩胛骨盂窝骨折。还有部分学者选择肩胛骨后外侧缘入路治疗肩胛盂骨折，并认为该入路创伤较小、疗效可靠[16,17]。前入路通过三角肌、胸大肌间隙进入，能较充分暴露前方结构，但是需要切断肩胛下肌肌腱，破坏肩袖结构，对肩关节前方稳定性有影响。Judet 入路可以充分显露肩胛骨，但需做较大切口、软组织剥离较广，且有损伤肩胛上神经和腋神经风险，术后还存在皮瓣血肿坏死风险[18]。肩胛骨后外侧缘微创入路的创伤虽然相对 Judet 入路较小，但其需切断部分三角肌，且只能显露后方骨质，术野有限。因此，急需寻找一种新的入路克服上述 3 种传统入路的不足。田耘及吴丹凯等提出了经腋窝入路治疗肩胛骨骨折的观点并应用于临床，证明其可以充分暴露肩胛盂前下部、肩胛颈及肩胛骨外侧缘，且具有创伤小、内固定牢固、切口隐蔽等优点[19]。腋窝入路是经皮肤、背阔肌前缘，暴露、分离出四边形手术区域，具有以下优点：①该入路选择从肌肉、神经、血管间隙进入，对周围结构损伤小；②显露范围大，可以清晰显露肩胛盂下方骨折块，向上延长可显露关节囊，向下延长可显露肩胛骨外侧缘；③切口隐蔽，位于腋下，皮肤松软皱褶多，瘢痕不易见；④直视下复位，垂直骨折端置入内固定物，固定可靠；⑤无需离断任一肩袖组织，符合当前肩袖豁免的手术改良趋势[20]。

肩胛盂骨折常用的内固定物主要包括解剖型钢板、T 型钢板、微型钢板、空心钉等，骨折的类型和医生的倾向性是内固定物选择的关键因素。王锟等[21]使用腋窝入路专用钢板固定，他们认为该钢板与肩胛骨解剖结构更贴合，术后骨折均愈合良好。姜刚强等[22]认为肩胛盂骨折块较小时可用直径 3.0 mm 空心钉进行固定，而骨折块较大或骨折块累及肩胛骨外侧缘则应采用单纯微型锁定钢板或微型锁定钢板联合空心钉进行固定。也有学者选择多枚 Herbert 螺钉固定治疗 Ideberg Ⅱ型肩胛骨骨折，也取得了良好的临床疗效[23]。在我们遇到的病例中，选用加压螺钉复位骨折，结合支撑钢板辅助固定。钢板在此可起到对肩胛盂下缘的“Buttress”作用，防止术后复位丢失，术后随访骨折均愈合良好，未见复位丢失和内固定失效。

经腋窝入路暴露固定骨折虽然直接有效，但也存在相应的并发症。①感染：感染是外科医生经常要面对的挑战，而腋窝入路的感染风险相较其他入路稍高，主要与其位置有关。腋窝入路是经腋窝处做切口，腋窝皮肤松弛，汗腺丰富，脂肪组织厚，且毛发密集，细菌容易寄存[21]。②损伤周围血管及神经：经腋窝入路需暴露腋神经、旋肱后动脉、肱动脉、肩胛下动脉等主干，粗暴的操作容易引起医源性损伤，姜刚强等[22]报道 1 例损伤肩胛下动脉，术中予行结扎处理。因此，采用该入路治疗肩胛盂骨折时需熟悉局部解剖，严格执行无菌流程，仔细进行分离操作。

参考文献

[1] Hu Y, Shi H, Wang F, et al. Functional outcomes of extraarticular scapula fracture fixation with distal humeral Y-type locking plate: a retrospective study[J]. J Orthop Surg Res, 2019, 14(1): 176.

[2] Tucek M, Chochola A, Klika D, et al. Epidemiology of scapular fractures[J]. Acta Orthop Belg, 2017, 83(1): 8-15.

[3] 涂学招，米萌，查晔军，等. 经肩胛下肌入路治疗 Ideberg Ⅰa 型肩胛盂骨折的疗效分析[J]. 中华创伤骨科杂志，2022，24(2)：132-137.

[4] 严亮，蔡强强，赵红阳，等. 经腋窝入路治疗肩胛盂骨折[J]. 临床骨科杂志，2022，25(4)：605.

[5] Bartoníček J, Naňka O. History of diagnostics and treatment of scapular fractures in children and adolescents and its clinical importance[J]. Arch Orthop Trauma Surg, 2022, 142(6): 1067-1074.

[6] Tucker A, Donnelly K, Murphy L, et al. Percutaneous arthroscopic-assisted glenoid fixation: a novel surgical technique[J]. J Orthop Case Rep, 2018, 8(4): 3-6.

[7] Park JK, Jeong HS. Clinical and radiologic outcomes of open reduction and internal fixation without capsular incision for inferior glenoid fossa fractures[J]. Clin Orthop Surg, 2023, 15(2): 175-181.

[8] Seidl AJ, Joyce CD. Acute fractures of the glenoid[J]. J Am Acad Orthop Surg, 2020, 28(22): 978-987.

[9] Strom P. Glenoid fractures of the shoulder[J]. EFORT Open Rev, 2020, 5(10): 620-623.

[10] Königshausen M, Coulibaly MO, Nicolas V, et al. Results of non-operative treatment of fractures of the glenoid fossa[J]. Bone Joint J, 2016, 98(8): 1074-1079.

[11] Frich LH, Larsen MS. How to deal with a glenoid fracture[J]. EFORT Open Rev, 2017, 2(5): 151-157.
[12] Fandridis E, Anastasopoulos PP, Alexiadis G, et al. Posterior subdeltoid and external rotators preserving approach for reduction and fixation of displaced extra-articular fractures of the scapula[J]. Eur J Orthop Surg Traumatol, 2018, 28(4): 585-591.
[13] Joscelyn MT, Jeffrey AG, Lisa KS, et al. Five to ten-year outcomes of operatively treated scapular fractures[J]. J Bone Joint Surg Am, 2018, 100(10): 871-878.
[14] Limb D. Scapula fractures: a review[J]. EFORT Open Rev, 2021, 6(6): 518-525.
[15] Pires RE, Giordano V, de Souza FSM, et al. Current challenges and controversies in the management of scapular fractures: a review[J]. Patient Saf Surg, 2021, 15(1): 6.
[16] 吴义刚,李银山,吴鹏,等. 后侧入路微创内固定治疗不稳定肩胛骨骨折的疗效[J]. 中华创伤杂志,2018,34(5):415-419.
[17] 杨栋,把小荣,张晨鹏. 肩胛骨外侧缘入路及 Judet 入路治疗肩胛骨骨折的对照研究[J]. 创伤外科杂志,2020,22(11):836-839.
[18] 米萌,黄东宁,杨凯星,等. 采用改良 Judet 入路治疗肩胛盂骨折的疗效分析[J]. 中华创伤骨科杂志,2021,23(11):991-994.
[19] 张子言,邢永,丁坚,等. 腋窝后缘入路治疗部分肩胛骨骨折的初步疗效分析[J]. 中华创伤骨科杂志,2022,24(5):414-420.
[20] 邢永,张子言,郭琰,等. 腋窝入路肩胛盂前缘骨折复位固定的应用解剖学及临床研究[J]. 中华骨科杂志,2022,42(1):18-25.
[21] 王锟,公茂琪,王爱国,等. 经腋窝入路治疗肩胛盂骨折的疗效分析[J]. 中华创伤骨科杂志,2022,24(8):687-692.
[22] 姜刚强,焦福德,虞天明,等. 经腋窝入路内固定治疗 Ideberg Ⅰ、Ⅱ型肩胛骨骨折疗效观察[J]. 中国骨与关节损伤杂志,2023,38(1):71-73.
[23] Ding H, Bao YG, Yin B, et al. Efficacy analysis of axillary approach in the treatment of Ideberg type Ⅰ and Ⅱ scapular glenoid fractures: case series[J]. Medicine(Baltimore), 2023, 102(28): e34333.

三、Eyres Ⅴ型喙突骨折病例

引言

喙突骨折在临床中较少见，发生率占肩胛骨骨折的3%～13%，占肩部骨折的5%，占全身骨折的1%[1]，由于喙突位于肩部深处，被胸壁及周围肌肉环绕，因此该部位的骨折往往由高能量损伤所致，常伴有锁骨下窝上外侧区域的疼痛和压痛。此外，喙突复杂的解剖关系决定了其在肩关节活动中的重要性。喙突上方的喙肩韧带及喙锁韧带和下方的胸小肌、肱二头肌短头、喙肱肌共同维系了其稳定性[2,3]。喙突位于肱骨关节内侧，因此在X线片图像上，喙突的图像与肱骨头部和肩胛骨重叠，这可能会增加漏诊率[4]。近年来，三维CT成像和重建的应用显著提高了喙突骨折的诊断率。喙突骨折的治疗目的在于恢复其稳定性，但目前最佳的治疗方法仍存在争议[5-8]。有研究表明，Eyres Ⅰ型、Ⅱ型和Ⅲ型喙突骨折的非手术治疗可以取得满意的效果，但Ⅳ型和Ⅴ型喙突骨折通常需要手术治疗来恢复喙突的稳定性。此外，对于合并肩锁关节脱位、锁骨骨折或肩关节复位的患者，手术治疗是最佳选择[9]。Ogawa和Ikegami建议，对于Ogawa Ⅱ型的患者应行早期的物理治疗和简单的悬吊保护[10]。然而，保守治疗喙突骨折不愈合或假关节形成的发生率较高。综合文献报道，目前喙突骨折的手术指征主要包括：①喙突骨折合并肩锁关节脱位；②Eyres Ⅳ型和Ⅴ型骨折合并肩胛盂骨折；③喙突基底部骨折合并肩关节悬吊复合体组成部分的骨折。需要特别注意的是，喙突基底部骨折非常复杂，常合并肩锁关节脱位和肩胛骨上1/3的关节盂骨折。根据Goss对悬肩复合体断裂的描述，喙突基底不仅是喙突、肩胛骨上关节和肩峰的关节，也是喙突、喙锁韧带和锁骨的连接处[11]。由于Eyres Ⅴ型的喙突骨折通常合并悬肩复合体双重断裂，病情更为复杂，手术治疗难度也较大。本节介绍了我们采用肩峰截骨入路治疗的2例患者，1例骨折愈合良好，1例出现术后骨不连，现报道如下。

诊疗过程

患者1：男性患者，48岁，因“车祸致右肩部疼痛、活动受限4 h”于2011-05-14入院。否认高血压病、糖尿病等病史，无吸烟、饮酒等不良嗜好。查体见：右肩部前侧明显瘀斑，皮肤无破溃，右肩喙突处压痛明显，可触及骨擦感及异常活动。右肩关节活动受限。入院后X线检查及CT检查提示：右侧喙突骨折(Eyres Ⅴ型)(图1-3-1 A，B，C，D，E)。入院后予完善相关检查，未见明显手术禁忌证，于2011-05-17在臂丛麻醉+全麻下行“右侧肩峰截骨+喙突骨折切开复位内固定术”。术前标记肩胛骨、喙突及肩峰解剖标志(图1-3-2 A)。全身麻醉后患者取俯卧位，沿肩胛冈向外侧延伸至肩峰后角处作一长约18 cm的直线切口(图1-3-2 B)，切开皮肤、皮下组织、深筋膜后，沿肩胛冈及肩峰上下缘剥离肌肉组织，贴肩胛上窝骨面将冈上肌锐性剥离向上牵开，注意保护肩胛上动脉及神经，显露肩胛冈及肩峰(图1-3-2 C)。沿肩峰下约5 cm处用线锯整齐切断肩峰(图1-3-2 D)，将肩峰端向外侧牵开，显露喙突基底部及肩胛颈(图1-3-2 E)，复位骨折端，用重建钢板折弯后置于肩胛冈上，伏贴肩胛冈，固定喙突基底部骨折断端(图1-3-2 F)；自肩胛冈外上缘向外下缘用1枚松质骨螺钉固定肩胛颈，检查肩胛颈骨折处固定牢靠(图1-3-2 G)；复位截骨处肩峰端，先用1枚2.0 mm克氏针固定断端(图1-3-2 H)，再用重建钢板折弯后置于肩胛冈下缘，固定截骨断端(图1-3-2 I)；C臂机透视钢板、螺钉及骨块位置是否恰当；适度外展、外旋活动肩关

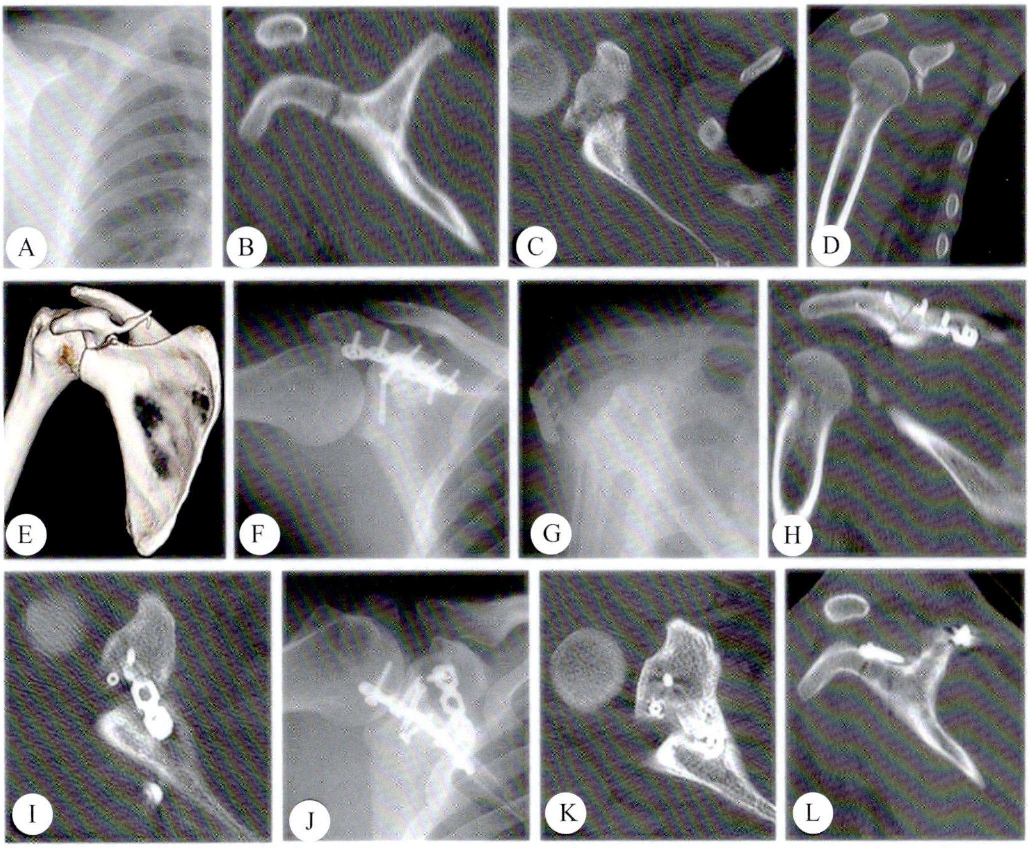

图1-3-1 术前X线片及三维CT(A，B，C，D，E)；术后即刻X线片及三维CT，可见骨折复位良好(F，G，H，I)；术后6个月X线片及三维CT，骨折愈合良好，内固定在位(J，K，L)

节，检查肩胛骨固定是否牢靠，肩关节活动是否正常。术后即刻复查(图 1-3-1 F, G, H, I)，术后切口愈合良好出院，术后前臂吊带保护，并加强肘、腕关节主动功能锻炼，1 周后肩关节在保护下进行适量被动功能锻炼。术后 15 d 患肢肩关节在保护下进行主动功能锻炼，术后 4～6 周开始逐步恢复日常活动。术后 6 个月(图 1-3-1 J, K, L)返院复查，见骨折愈合良好，内固定位置无丢失。

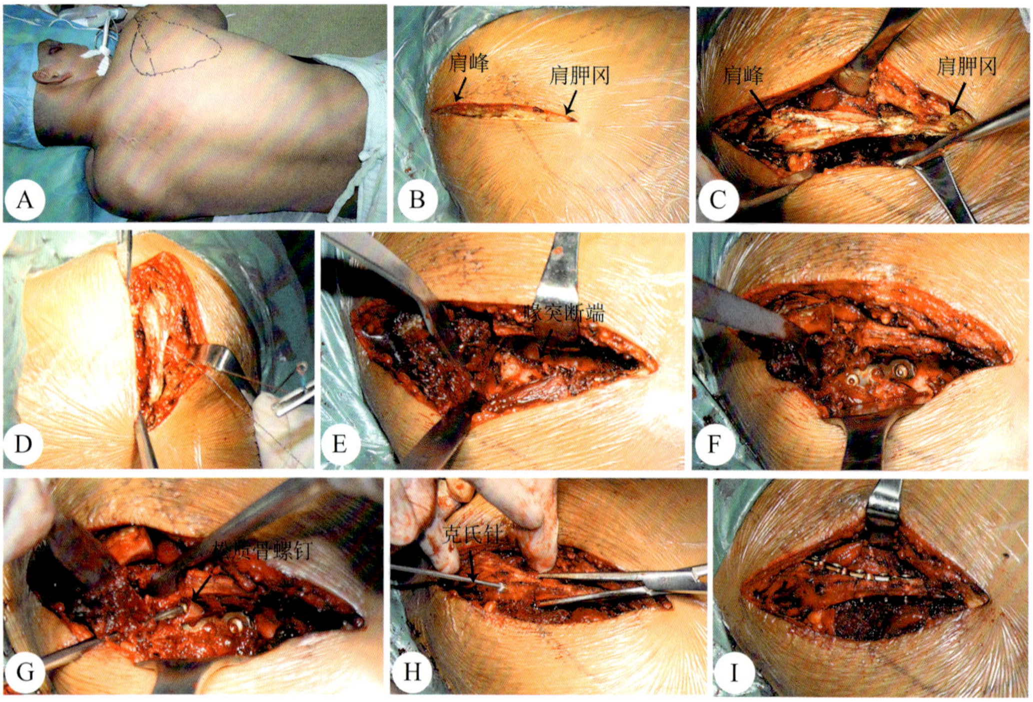

图 1-3-2　术前标记肩胛骨、喙突及肩峰解剖标志(A)；手术切口至肩胛冈向外侧延伸至肩峰后角(B)；显露肩胛冈及肩峰(C)；沿肩峰下约 5 cm 处用线锯整齐切断肩峰(D)；喙突断端可清晰显露(E)；用重建钢板折弯后置于肩胛冈上伏贴肩胛冈，固定喙突基底部骨折断端(F)；自肩胛冈外上缘向外下缘用 1 枚松质骨螺钉固定肩胛颈(G)；用 1 枚 2.0 mm 克氏针临时固定复位的肩峰截骨断端(H)；重建钢板折弯后置于肩胛冈下缘，固定截骨断端(I)

患者 2：女性患者，55 岁，因“车祸致左肩部疼痛、活动障碍 3 h”于 2012-01-20 入院，否认高血压病、糖尿病等病史，无吸烟饮酒等不良嗜好。查体见：左肩部前侧明显瘀斑，皮肤无破溃，左肩喙突处压痛明显，可触及骨擦感及异常活动。左肩关节活动受限。入院后 X 线检查提示：左侧喙突骨折(Eyres Ⅴ型)(图 1-3-3 A)。入院后予完善相关检查，未见明显手术禁忌证，于 2012-01-24 在臂丛麻醉 + 全麻下行“左侧肩峰截骨 + 喙突骨折切开复位内固定术”，手术入路、方法及术后康复锻炼同病例 1，术后即刻复查(图 1-3-3 B, C)，术后切口愈合良好出院，分别于术后 6 周(图 1-3-3 D)、术后 3 个月(图 1-3-3 E)、术后 6 个月(图 1-3-3 F,G)、术后 9 个月(图 1-3-3 H)返院复查，末次随访时见肩峰截骨处骨不连。

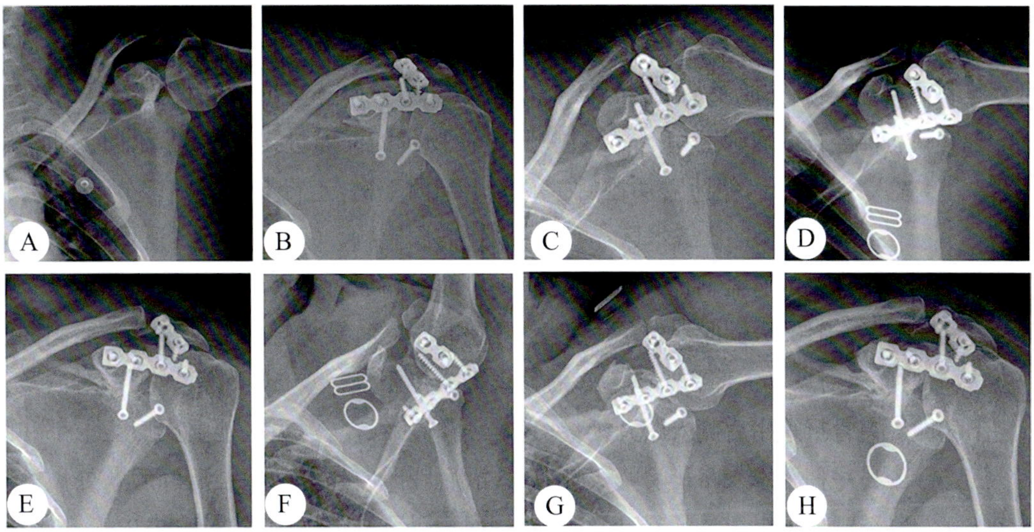

图 1-3-3　术前 X 线片(A);术后即刻 X 线片(B, C);术后 6 周 X 线片(D);术后 3 个月 X 线片(E);术后 6 个月 X 线片(F);术后 9 个月 X 线片,见肩峰截骨处骨不连(G, H)

讨论

喙突是喙锁韧带、喙肩韧带、肱二头肌短头和喙肱肌的附着点,韧带和肌腱的牵引力导致了喙突骨折,临床上骨折常见于喙突基底部。喙突是肩部生物力学结构的重要组成部分,在维持前上肱盂关节稳定性中起着重要作用。Eyres 等将喙突骨折分为 5 型,其中Ⅳ型或Ⅴ型骨折中,喙突尖向前外下翻转,骨折端斜向上翘起。由于喙突受肱二头肌短头和喙肱肌联合腱猛烈收缩、牵拉致撕脱骨折,骨折块向下移位。喙突骨折发生移位,造成上述肌肉韧带抵止点和起始点移位,肌肉收缩过程力线发生改变,导致邻近关节尤其是肩肱关节和肩锁关节稳定性改变,从而导致肩关节活动功能障碍。此外,Eyres Ⅳ型为喙突基底部骨折波及肩胛骨上部,Ⅴ型还波及肩胛盂。

肩胛骨呈中间薄边缘厚,其体部边缘前后径为 5~8 mm,肩盂部最厚,而肩峰、喙突、肩胛冈结构相对坚固,适用于放置内固定物,以固定骨折[12]。总结文献,Eyres Ⅴ型喙突骨折的手术入路选择标准包括:①充分暴露手术野和骨折附近的骨骼,以便放置内固定器;②尽量减少对肩袖、其他肩背部肌肉以及关键血管和神经的损伤;③手术操作简便,手术时间短,术中出血少。常用的手术入路如下:①前方入路(三角肌胸大肌间隙入路):适用于喙突和盂缘前部骨折。但这种入路术中外侧方显露不充分,易损伤深层血管神经。本例患者骨折位置深,喙突尖向前外下翻转,联合肩胛骨上缘撕脱骨折,如采用此入路无法充分显露骨折断端,骨折复位困难,易损伤深层的血管神经。因此,当喙突骨折骨块移位直接压迫臂丛神经或肱二头肌短头和喙肱肌直接卡压臂丛神经，可采用前方入路。②后上入路：用于处理肩峰、肩峰基底及肩胛、盂窝上半或中央横行骨折。按后入路显露肩盂，分离锁骨和肩胛冈之间的间隙，并沿斜方肌及其下方冈上肌肌腱的纤维方向分离，显露肩盂上部和喙突基底部。肩胛上神经行至肩胛上切迹，通过肩胛上横韧带的深面进入冈上窝，于冈上肌深面行向外下，继入肩胛下孔，绕冈盂切迹后折向内下到冈下窝，走行期间有很多分支。可见，此入路易损伤神经血管，且显露术区小，不易放置内固定物。③后方入路：适用于肩胛冈、肩胛颈及除前缘以外的肩盂、肩胛体部外缘骨折。此入路能对肩胛骨骨折部分提供充分的固定空间，对肩袖损伤小，同时保护了肩胛上神经和腋神经，最关键在于减少了对肌肉的损伤。然而，此入路对肩盂上部和喙突基底的显露存在局限性。Anavian 等[13]报道对波及关节窝上部的喙突骨折采用后侧入路并延长切口至肩峰后缘，能够更好地显露肩盂上部和喙突基底部。④另一种手术入路是肩峰截骨入路，沿肩胛冈向外侧延伸至肩峰后角处做一直线切口，切开皮肤、皮下组织、深筋膜后，显露冈上肌、冈下肌于肩胛冈止点，由内侧开始，紧贴肩胛骨骨面将大小圆肌、冈下肌向下侧剥离并向下牵开，从而清晰地显露肩胛骨体、肩胛冈颈部。沿肩峰下约 5 cm 处用线锯整齐切断肩峰行肩峰截骨后清晰显露术区。手术入路有充分的固定空间，对肩袖肌肉组织损伤小，能够保护肩胛上神经，最主要的优点在于减少了对肌肉的损伤，从而增加肩关节术后稳定性以及减少术后并发症。此入路显露方便，操作简单，可满意显露肩胛冈上窝、喙突基底部及肩胛颈而行骨折复位内固定。但该术式也存在术后并发症，如患者 2 所示，该患者术后出现骨不连情况，这可能与术中操作粗暴、软组织及骨膜剥离太多有关。

本手术入路的体会：①只需要剥离斜方肌中外 1/3、三角肌后侧、小部分冈上肌及冈下肌附丽点，不涉及韧带的剥离，对肌肉韧带损伤小。斜方肌及三角肌的剥离应从肩胛冈附着处锐性剥离，多保留肌肉起点的纤维组织有利于缝合重建。②肩胛骨骨膜非常明显，除肩胛骨边缘及前面粗糙处外骨膜容易剥离，肩胛颈部应骨膜下剥离，冈上肌止点剥离不超过肩胛切迹。手术操作勿粗暴，能够暴露骨折处即可，勿过度牵拉。这样可避免损伤肩胛上神经。③肩峰外侧可不必完全剥离，能翻开即可。喙突基底部剥离勿损伤肱二头肌长头肌起点。

参考文献

[1] Ogawa K, Yoshida A, Takahashi M, et al. Fractures of the coracoid process[J]. J Bone Joint Surg Br, 1997, 79(1): 17-19.

[2] Duan X, Zhang H, Zhang H, et al. Treatment of coracoid process fractures associated with acromioclavicular dislocation using clavicular hook plate and coracoid screws[J]. J Shoulder Elbow Surg, 2010, 19(2): e22-e25.

[3] Beitzel K, Obopilwe E, Chowaniec DM, et al. Biomechanical comparison of arthroscopic repairs for

acromioclavicular joint instability: suture button systems without biological augmentation[J]. Am J Sports Med, 2011, 39(10): 2218-2225.

[4] Sudkamp NP, Jaeger N, Bornebusch L, et al. Fractures of the scapula[J]. Acta Chir Orthop Traumatol Cech, 2011, 78(4): 297-304.

[5] Pedersen V, Prall WC, Ockert B, et al. Non-operative treatment of a fracture to the coracoid process with acromioclavicular dislocation in an adolescent[J]. Orthop Rev (Pavia), 2014, 6(3): 5499.

[6] Hill B W, Jacobson AR, Anavian J, et al. Surgical management of coracoid fractures: technical tricks and clinical experience[J]. J Orthop Trauma, 2014, 28(5): e114-e122.

[7] Güleç A, Kütahya H, Göncü RG, et al. Isolated fracture of the coracoid process[J]. Case Rep Orthop, 2014, 2014: 482130.

[8] Ogawa K, Matsumura N, Ikegami H. Coracoid fractures: therapeutic strategy and surgical outcomes[J]. J Trauma Acute Care Surg, 2012, 72(2): e20-e26.

[9] Eyres KS, Brooks A, Stanley D. Fractures of the coracoid process[J]. J Bone Joint Surg Br, 1995, 77(3): 425-428.

[10] Ogawa K, Ikegami H, Takeda T, et al. Defining impairment and treatment of subacute and chronic fractures of the coracoid process[J]. J Trauma, 2009, 67(5): 1040-1045.

[11] Goss TP. Double disruptions of the superior shoulder suspensory complex[J]. J Orthop Trauma, 1993, 7(2): 99-106.

[12] Ebraheim NA, Xu R, Haman S P, et al. Quantitative anatomy of the scapula[J]. Am J Orthop (Belle Mead NJ), 2000, 29(4): 287-292.

[13] Anavian J, Wijdicks CA, Schroder LK, et al. Surgery for scapula process fractures: good outcome in 26 patients[J]. Acta Orthop, 2009, 80(3): 344-350.

第二章 复杂肘关节骨折病例

一、肘关节恐怖三联征病例

引言

肘关节恐怖三联征由 Hotchkiss 等[1]于 1996 年首次提出，是指肘关节后脱位伴有桡骨头和冠状突骨折，是复杂肘关节骨折脱位中损伤较重的一种，因其预后差，常可导致复发性肘关节不稳定、僵硬、创伤性关节炎和慢性疼痛等并发症。随着对肘关节病理解剖学和骨与韧带结构稳定性的生物力学方面的深入认识，此种损伤的预后得到了明显的改善[2]。本节展示了 1 例左侧肘关节三联征的病例，治疗过程报道如下。

诊疗过程

男性患者，24 岁，因“外伤致左肘部疼痛、活动受限 3 h”于 2019-11-09 入院。患者诉 3 h 前不慎从 2 m 高处摔下，左手撑地，伤后感左肘疼痛、活动受限。查体：左肘部肿胀、畸形，肘后三角关系异常，桡骨头及肘前方压痛阳性，可触及骨擦感及骨擦音，纵向叩击痛（+），肘关节活动受限，桡动脉搏动好，左手皮肤感觉及运动正常，末梢血运好。辅助检查：X 线检查示左桡骨头骨折，左尺骨冠状突骨折，左肘关节后脱位（图 2-1-1 A，B）。诊断：左肘关节恐怖三联征。完善术前相关检查，行三维 CT 及 MRI 检查明确骨折移位及韧带损伤情况（MRI 提示外侧副韧带断裂）（图 2-1-1 C，D）。术前检查无明显手术禁忌证，于 2019-11-15 在臂丛麻醉下行“左肘关节骨折切开复位内固定 + 外侧副韧带修复术”。麻醉满意后，仰卧位，常规消毒铺巾，取左肘关节外侧长约 5 cm 的切口，纵行劈开伸肌总腱，切开暴露桡骨头，见桡骨头粉碎，移位明显，将骨折复位，使关节面平整，用克氏针临时固定，C 臂机透视复位满意，钻孔、测深，拧入 4 枚长度合适的埋头加压螺钉固定劈裂骨块，于肱骨外上髁处置入 1 枚锚钉，将断裂的外侧副韧带尺侧束及环状韧带缝合修复。再行肘关节前内侧切开，长约 8 cm，逐层切开皮肤、皮下组织、肱二头肌腱膜，沿旋前圆肌与肱二头肌间隙进入，注意保护肱动脉及正中神经，切开肘肌及关节囊，探查见尺骨冠突撕脱 1.5 cm×1.0 cm 骨片，部分与关节囊相连，将骨折复位，使用克氏针在骨折断端两侧钻孔，通过硬膜外针将爱惜邦线套锁住冠突，于尺骨背侧打结固定，再辅以 1 枚埋头加压螺钉固定，术中透视见骨折复位及固定满意。活动肘关节见骨折固定牢靠，内外翻应力试验见肘关节稳定性良好，冲洗伤口，清点纱布器械无误，外侧切口留置引流管 1 条，缝合关节囊，逐层关闭伤口。术后复查 X 线及三维 CT，见骨折复位良好，肘关节对位良好(图 2-1-1 E，F，G，H)。术后定期随访，术后 6 个月左侧肘关节活动功能良好。

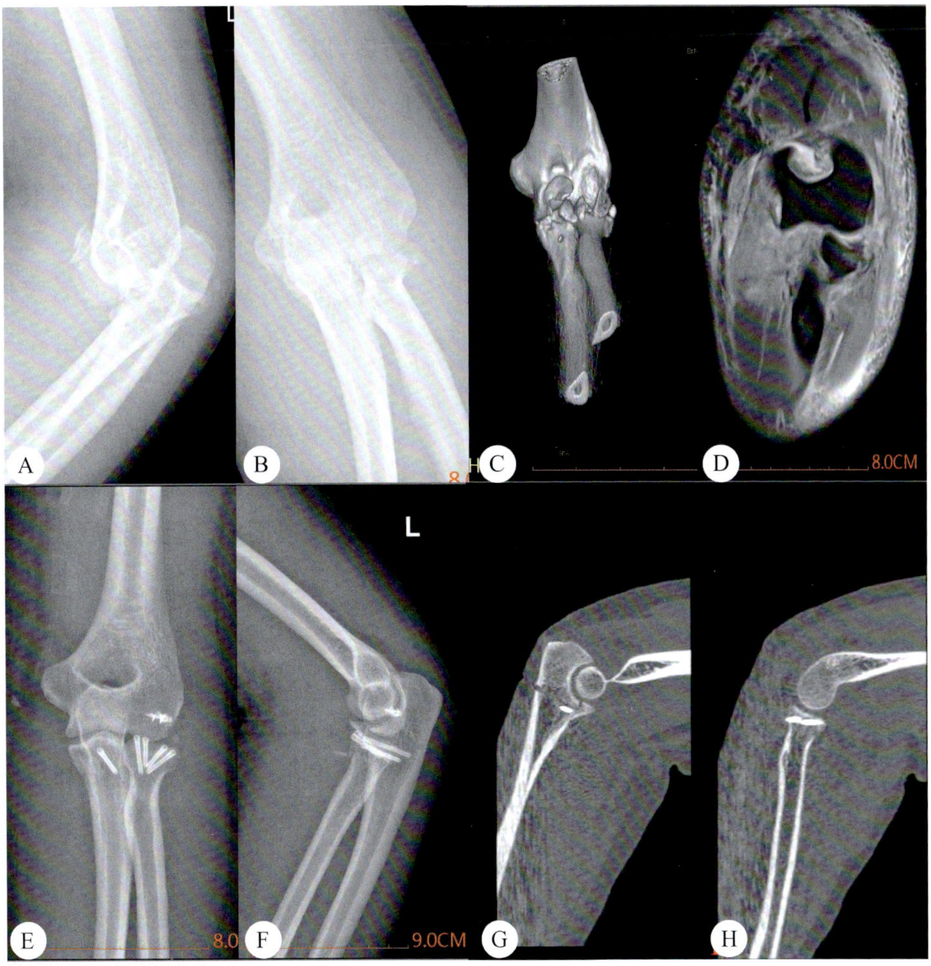

图 2-1-1　术前 X 线片、三维 CT 和 MRI 检查结果，提示桡骨头、尺骨冠状突骨折，外侧副韧带断裂和肘关节脱位(A，B，C，D)；术后 X 线及三维 CT 检查结果，提示桡骨头和尺骨冠状突骨折复位良好，肘关节恢复正常对位对线(E，F，G，H)

讨论

肘关节恐怖三联征多发生于高能量损伤，通常认为是摔倒引起的暴力作用于伸直的肘关节，受到旋后外翻和轴向的应力[1]。O'Driscoll 等[3]引入了 Horii 环的概念，以解释从外侧到内侧逐渐发生的软组织和骨损伤顺序，即从外侧开始，向后旋转至内侧。损伤过程分 3 个阶段：第 1 阶段，外尺侧副韧带被破坏；第 2 阶段，其他外侧韧带结构以及前、后关节囊被破坏；第 3 阶段，内侧副韧带的后束及前束的损伤。大多数该类型损伤的患者需进行手术治疗以获得肘部稳定，治疗的目标是重建骨性结构，恢复关节的同轴稳定性，修复损伤的软组织结构，术后早期进行功能锻炼。

随着对肘关节恐怖三联征损伤机制、稳定结构等的进一步认识，McKee 等[4]于 2005 年提出了针对该类型损伤患者的一套流程化的治疗方案，以实现早期运动和更快的功能恢复。该方案通过单纯的外侧入路，先对冠状突骨折（不论大小）进行复位固定，修复前关节囊，然后处理桡骨头、外侧副韧带和伸肌总腱起点。之后检查肘关节稳定性，如出现持续不稳定的情况，建议修复内侧副韧带或应用铰链式外固定辅助固定。虽然这个方案取得了良好的临床疗效，但关于肘关节恐怖三联征最佳的治疗方案目前仍存在争议。

大部分肘关节恐怖三联征患者涉及的冠状突骨折按 O'Driscoll 分型为Ⅰ型，冠状突尖部的骨折在影像学上可能看起来很小，但因其有软骨帽的存在，实际大小通常比其在 X 线片上显示的大。Doornberg 等[5]研究显示冠状突尖部骨折的平均高度为 7 mm，这相当于冠状突平均总高度的 35%。它在肘部稳定性方面非常重要，首先提供了前方骨性阻挡防止肘关节后脱位；其次冠状突为前关节囊止点，可以提高肘关节稳定性。大多数学者认为在肘关节不稳定的情况下，不论冠状突骨折块的大小，都应该予以固定。但由于冠状突位置深在，周围血管、神经丰富，解剖关系较为复杂，手术显露及固定相对困难。目前常用的手术入路有后路、外侧入路、前内侧入路、内侧入路及前路[6,7]。根据骨折块的大小，其固定方法有套索缝合、锚钉、螺钉或微型钢板固定。因为单纯的外侧入路固定冠状突较为困难，我们通常采取前内侧入路或前路固定。对于 Regan-Morrey Ⅰ型的患者，使用套索缝合或空心加压螺钉固定冠状突，对于 Regan-Morrey Ⅱ型的患者则使用微型钢板或空心加压螺钉固定。通过从前向后固定，可在直视下判断固定的稳定性，而稳定牢靠的固定有利于患者术后进行早期关节功能锻炼。

桡骨头是对抗外翻应力和后脱位的重要结构，肘关节外翻稳定性的 30%由桡骨头提供。在该类型损伤中，由于内侧副韧带撕裂的比例高，桡骨头对肘关节的外翻稳定更为重要，不能轻易切除。当桡骨头骨折<25%时，因骨折块太小或因骨质疏松而无法固定，可考虑切除骨折块。对于 Mason Ⅰ、Ⅱ型的骨折块，应采用 Herbert 钉或结合微型钢板等进行

牢靠的固定。而对于 Mason Ⅲ型的粉碎骨折，如无法实现牢靠的固定，应一期行桡骨头假体置换[8]。

治疗该类型损伤时，需更重视对软组织损伤的修复。外侧韧带复合体是最重要的稳定结构之一，其损伤多发生于肱骨外侧髁的起点，体部和止点处撕裂较少见。修复方法有经骨打孔修复和锚钉缝合修复[9,10]，目前尚无生物力学研究和临床对照研究证实哪种方法更好。若内侧副韧带保持完整，则在前臂旋前位修复外侧韧带复合体；若内侧副韧带亦受到损伤，则在前臂旋后位修复外侧韧带复合体，以避免修复过紧导致肘关节内侧"张口"。目前，对于是否需要修复内侧副韧带一直存有争议。O'Driscoll 等[3]认为，由于肘关节脱位之前桡骨头及冠状突骨折吸收了大部分的暴力，大部分患者的内侧副韧带前束仍保持完整。因此，通过修复外侧副韧带和恢复桡骨头及冠状突的骨性结构，可以有效地确保肘关节的稳定性，但临床和影像学研究报道了肘关节恐怖三联征中内侧副韧带损伤的高发生率。Schreiber 等[11]通过对受伤视频的研究发现，肘关节恐怖三联征患者最常见的损伤机制是暴力发生时肘关节处于内翻伸直位，这表明内侧副韧带是最先损伤的。2012 年，Rhyou 和 Kim[12]提出了逆 Horii 环损伤理论，认为损伤始于内侧。Robinson 等[13]也描述了一个类似的顺序。2018 年，Luokkala 等[14]提出了另一种潜在的损伤顺序，涉及后外侧脱位并且软组织损伤以螺旋模式进行，亦从内侧开始。最近，Jung 等[15]发现未修复断裂的内侧副韧带会显著增加肘关节创伤性关节炎发生的风险。尽管临床研究在短期至中期随访中并未发现未修复内侧副韧带对肘关节功能有明显影响，但一些学者认为修复内侧副韧带可能会减少肘关节创伤性关节炎的长期风险。我们的经验倾向于通过术前 MRI 检查的评估及术中稳定性情况决定是否修复内侧副韧带。

参考文献

[1] Hotchkiss RN. Fractures and dislocations of the elbow[M]// Rockwood CA, Green DP, Bucholz RW, et al. Rockwood and Green's fractures in adults. 4th ed. Philadelphia: Lippincott-Raven., 1996: 929-1024.

[2] Chen HW, Liu GD, Wu LJ. Complications of treating terrible triad injury of the elbow: a systematic review[J]. PLoS One, 2014, 9(5): 97476.

[3] O'Driscoll SW, Jupiter JB, Cohen MS, et al. Difficult elbow fractures: pearls and pitfalls[J]. Instr Course Lect, 2003, 52: 113-134.

[4] McKee MD, Pugh DM, Wild LM, et al. Standard surgical protocol to treat elbow dislocations with radial head and coronoid fractures. Surgical technique[J]. J Bone Joint Surg Am, 2005, 87 (Suppl 1): 22-32.

[5] Doornberg JN, van Duijn J, Ring D. Coronoid fracture height in terrible-triad injuries[J]. J Hand Surg Am, 2006, 31(5): 794-797.

[6] Rodriguez-Martin J, Pretell-Mazzini J, Andres-Esteban EM, et al. Outcomes after terrible triads of the elbow treated with the current surgical protocols: a review[J]. Int Orthop, 2011, 35(6): 851-860.

[7] 陈红卫，王子阳，李军，等. 前内侧入路治疗尺骨冠状突骨折[J]. 中华手外科杂志，2015，31(4)：276-279.

[8] Ring D, Jupiter JB, Zilberfarb J. Posterior dislocation of the elbow with fractures of the radial head and coronoid[J]. J Bone Joint Surg Am, 2002, 84(4): 547-551.

[9] Duckworth AD, Kulijdian A, McKee MD, et al. Residual subluxation of the elbow after dislocation or fracture-dislocation: treatment with active elbow exercises and avoidance of varus stress[J]. J Shoulder Elbow Surg, 2008, 17(2): 276-280.

[10] Guss MS, Hess LK, Baratz ME. The naked capitellum: a surgeon's guide to intraoperative identification of posterolateral rotatory instability[J]. J Shoulder Elbow Surg, 2019, 28(5): e150-e155.

[11] Schreiber JJ, Warren RF, Hotchkiss RN, et al. An online video investigation into the mechanism of elbow dislocation[J]. J Hand Surg Am, 2013, 38(3): 488-494.

[12] Rhyou IH, Kim YS. New mechanism of the posterior elbow dislocation[J]. Knee Surg Sports Traumatol Arthrosc, 2012, 20(12): 2535-2541.

[13] Robinson PM, Griffiths E, Watts AC. Simple elbow dislocation[J]. Shoulder Elbow, 2017, 9(3): 195-204.

[14] Luokkala T, Temperley D, Basu S, et al. Analysis of magnetic resonance imaging-confirmed soft tissue injury pattern in simple elbow dislocations[J]. J Shoulder Elbow Surg, 2019, 28(2): 341-348.

[15] Jung SW, Kim DH, Kang SH, et al. Risk factors that influence subsequent recurrent instability in terrible triad injury of the elbow[J]. J Orthop Trauma, 2019, 33(5): 250-255.

二、陈旧性孟氏骨折病例

引言

成人陈旧性孟氏骨折是指受伤时间超过4周的孟氏骨折，多由早期治疗不当引起，常造成上肢功能障碍，如肘关节疼痛、活动受限、肘关节不稳定等情况。因发病率低，目前其治疗相关文献少，手术方法并无统一规范。本节展示了1例陈旧性孟氏骨折的病例，治疗过程报道如下。

诊疗过程

女性患者，39岁，因"左尺骨骨折术后1个月，左肘疼痛、活动受限半个月"于2023-09-06入院。患者4个月前因"摔伤致左前臂疼痛、活动受限2h"于我院就诊，行X线及三维CT检查提示"左孟氏骨折"(图2-2-1 A，B，C，D)。患者要求保守治疗，遂行左前臂手法整复石膏固定术(图2-2-1 E，F)，术后定期来我院复诊。复查X线示左尺骨近端骨折断端成角，左桡骨头脱位，建议行手术治疗，患者因惧怕手术，要求继续保守治疗，其间多次调整石膏，但骨折脱位仍无法复位(图2-2-1 G，H，I，J，K)。石膏固定术后3个月，患者左肘关节功能差，为了恢复左肘关节功能，要求手术治疗，遂于1个月前在我院行"左尺骨骨折切开复位内固定"治疗，术后患者自觉左肘关节功能仍欠佳，伴旋转受限，为进一步治疗，再次来我院就诊。查体：左前臂背侧切口瘢痕愈合观，左桡骨头压痛，左肘屈伸活动及左前臂旋转功能均受限，左手皮肤感觉及运动正常。入院后行X线及CT检查，诊断：①陈旧性孟氏骨折(Bado Ⅰ型)；②左尺骨骨折术后(图2-2-2 A，B，C，D)。

完善术前检查，无禁忌证后于2023-09-11在臂丛麻醉+强化下行"左尺骨内固定取出+骨折复位固定+环状韧带探查修复术"。麻醉生效后，取尺骨背侧原切口长约12 cm，切开皮肤后充分显露钢板，钝性剥离钢板及螺钉周围软组织，取出螺钉及钢板，凿开并清理骨折断端。沿肱骨外侧弧形切口切开约5 cm，于Kocher间隙切开环状韧带，显露肱桡关节，清除瘢痕组织，直视下复位桡骨头。持骨钳钳夹复位骨折断端，加大尺骨断端背侧角，

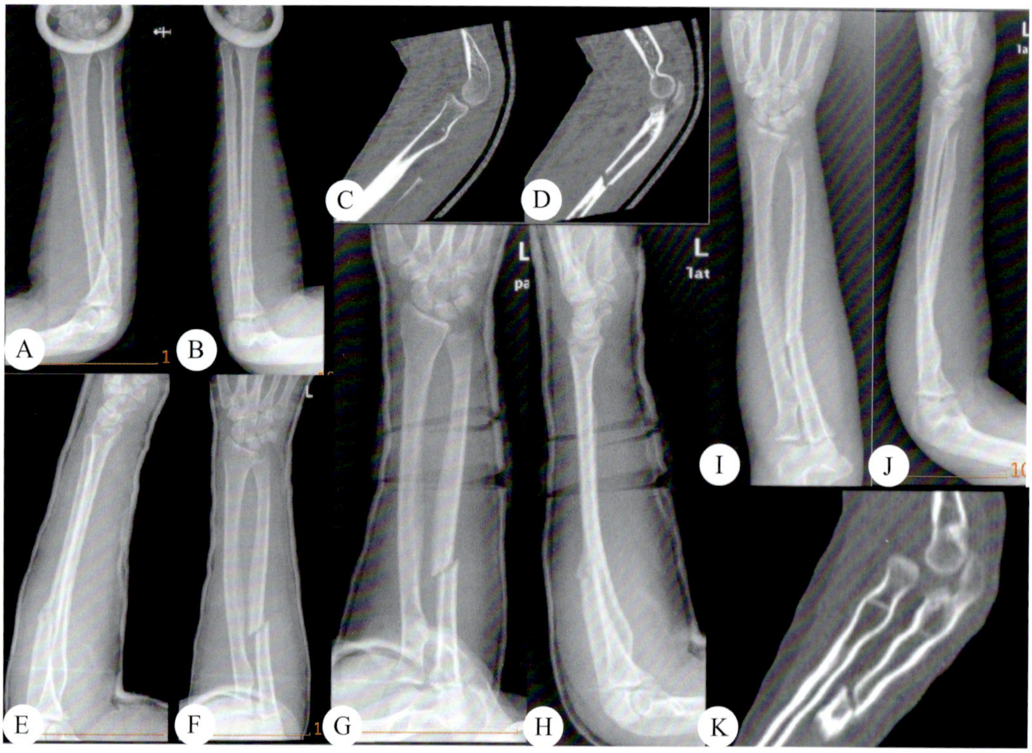

图 2-2-1　患者入院时 X 线片和 CT 检查结果(A, B, C, D)；第一次石膏固定后 X 线片(E, F)；第一次石膏调整 X 线片(G, H)；石膏固定 3 个月后 X 线片和 CT 检查结果，尺骨骨折未愈合，肱桡关节仍脱位(I, J, K)

选取两块长度合适的钢板并适当预弯，分别置于尺骨的两侧，分别钻孔、测深，拧入长度合适的螺钉。左肘屈伸活动及前臂旋转见肱桡关节未脱位。于肱骨外上髁置入一枚锚钉，加强缝合环状韧带。清洗切口，于切口内放置引流管 1 条，分层缝合切口。术后肘关节屈曲 90°，前臂稍旋后卡盘支具固定 3 周。术后 X 线及三维 CT 复查提示尺骨骨折对位对线良好，肱桡关节恢复正常对位(图 2-2-2 E, F, G, H)。

讨论

Monteggia[1] 于 1814 年首次描述了尺骨近段骨折合并桡骨头前脱位这一骨折类型并将其命名为孟氏骨折。Bado 根据尺骨骨折的角度和桡骨头脱位的方向进一步将孟氏骨折分为 4 种类型[2]。孟氏骨折发病率较低，大约占前臂骨折的 5%。目前关于陈旧性孟氏骨折的治疗报道多集中于儿童[3,4]，对于成人陈旧性孟氏骨折的报道较少[5,6]。

目前认为对于年轻患者，且伤后时间相对较短，通过手术可取得良好的功能恢复[6]。手术治疗的核心是纠正尺骨短缩及成角畸形，恢复肱桡关节的解剖对位。单纯依靠环状韧

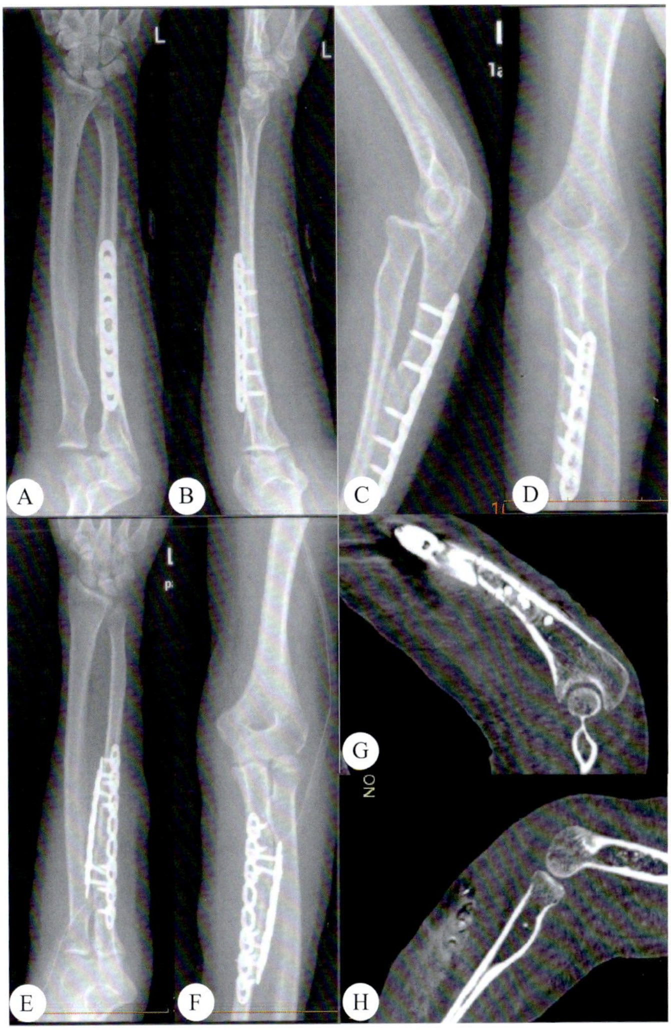

图 2-2-2　行尺骨骨折切开复位内固定术后，肱桡关节仍处于脱位状态（A, B, C, D）；翻修术后，尺骨骨折对位对线良好，肱桡关节恢复正常对位关系（E, F, G, H）

带修复或强行复位肱桡关节后穿针固定是无法成功的，且容易造成关节僵硬。尺骨长度是否恢复被视为影响该类型损伤患者功能的一个非常重要的因素。在前臂旋前和旋后过程中，桡骨和尺骨起着一个整体的作用，其中骨间膜在维持前臂长度的稳定性及桡骨头位置的稳定方面具有重要作用[7]，因此在前臂陈旧性损伤中可通过恢复尺骨的长度来恢复骨间膜的完整性。Miyake 等[8]研究了Ⅰ型和Ⅳ型孟氏骨折中桡骨头脱位的三维运动学，结果发现由于骨间膜的等长性，Ⅰ型孟氏骨折的桡骨头比Ⅳ型的稳定。因此，对于单纯矫形复位后桡骨头无法复位的患者，应行截骨延长恢复长度[5,6]，且大都需行植骨填充骨缺损。为减少创伤，有学者应用单臂外固定架缓慢延长尺骨[9]，在恢复长度的同时应加大尺骨的向后成角度，有利于桡骨头的稳定性。然而，许多患者即使经过适当的手术治疗，也可能伴有许多并发症，临床结果不佳[10,11]，可能的原因之一是尺骨仍有残余畸形。环形韧带重建在陈旧性孟氏骨折的处理中一直存在争议。一项行环形韧带重建和未行环形韧带重建的对比研究结果认为不需要重建环状韧带[12]。我们的观点亦是只要纠正尺骨短缩和成角畸形，若术中检查桡骨头是稳定的，肘关节在各平面上均可获得满意的运动范围，可以不重建环状韧带。在本案例中，因骨折断端无明显短缩，我们在加大背侧成角及清理肱桡关节后，桡骨头自行复位。

综上，对于成人陈旧性孟氏骨折，伤后时间短而活动度差的患者可重新复位固定，恢复尺骨长度，加大尺骨向后成角是手术的关键。而伤后时间长（一般认为半年以上的），功能良好或症状轻微者不建议手术治疗；功能受限明显的患者可行桡骨头切除以改善功能。

参考文献

[1] Monteggia GB. Lussazioni delle ossa delle estremita superiori [M]//Monteggia GB. Instituzioni Chirurgiches. 2nd. Milan: Maspero, 1814: 131-133.

[2] Bado JL. The Monteggia lesion[J]. Clin Orthop Relat Res, 1967, 50: 71-86.

[3] Bhaskar A. Missed Monteggia fracture in children: is annular ligament reconstruction always required? [J] Indian J Orthop, 2009, 43(4): 389-395.

[4] Goyal T, Arora SS, Banerjee S, et al. Neglected Monteggia fracture dislocations in children: a systematic review[J]. J Pediatr Orthop B, 2015, 24(3): 191-199.

[5] 肖军华，赖志军，谢惠缄，等.尺骨植骨延长治疗陈旧性孟氏骨折[J].中华创伤骨科杂志，2006，8(4)：377-378.

[6] Jepegnanam TS. Salvage of the radial head in chronic adult Monteggia fractures: report of four cases[J]. J Bone Joint Surg Br, 2006, 88(5): 645-648.

[7] Hirayama T, Takemitsu Y, Yagihara K, et al. Operation for chronic dislocation of the radial head in children: Reduction by osteotomy of the ulna[J]. J Bone Joint Surg Br, 1987, 69(4): 639-642.

[8] Miyake J, Moritomo H, Kataoka T, et al. In vivo three-dimensional motion analysis of chronic radial head dislocations[J]. Clin Orthop Relat Res, 2012, 470(10): 2746-2755.

[9] Exner GU. Missed chronic anterior Monteggia lesion: closed reduction by gradual lengthening and angulation of the ulna[J]. J Bone Joint Surg Br, 2001, 83(4): 547-550.

[10] Bryan RS. Monteggia fracture of the forearm[J]. J Trauma, 1971, 11(12): 992-998.

[11] Wiley JJ, Galey JP. Monteggia injuries in children[J]. J Bone Joint Surg Br, 1985, 67(5): 728-731.

[12] Delpont M, Jouve JL, Sales de Gauzy J, et al. Proximal ulnar osteotomy in the treatment of neglected childhood Monteggia lesion[J]. Orthop Traumatol Surg Res, 2014, 100(7): 803-807.

三、创伤性肘关节后外侧旋转不稳定病例

引言

肘关节后外侧旋转不稳定(posterolateral rotatory instability，PLRI)由 O'Driscoll 等[1]于 1991 年首次提出，是一种不损伤近端尺桡关节的外尺侧韧带复合体(lateral ulnar collateral ligament，LUCL)损伤，临床表现主要为肘关节疼痛、弹响、活动不利及前臂伸直旋后位受应力时的脱位感，部分患者表现为肘关节反复脱位[2]，其致病机制包括急、慢性机械损伤及医源性操作所致肘关节不稳等[3-6]。此前因缺乏对疾病的认识，导致许多患者没有及时接受医治，影响了患者的生活质量，但随着对疾病认识的不断加深，该病的报道不断涌现[7-9]。本节展示了 1 例右肘关节 PLRI 的病例，治疗过程报道如下。

诊疗过程

男性患者，47 岁，2019-08-09 因外伤导致右肘关节脱位，于外院行外侧副韧带探查修复术，术后给予石膏托固定 2 个月，逐渐进行功能锻炼时，仍有屈曲外旋时桡骨小头脱位的恐惧感，遂就诊于我院。既往史：儿时因外伤导致右肱骨髁上骨折，行保守治疗后逐渐出现右肘内翻畸形，但关节活动正常，无明显不适。查体见右肘内翻畸形，肘关节后侧饱满、局部压痛，活动肘关节可触及桡骨小头；右肘外侧可见手术瘢痕；右上肢末梢血运正常。外侧轴移试验和撑桌试验阳性。X 线示内翻应力位右肘关节肱桡关节间隙变化大，MRI 示外侧副韧带连续性中断、断端回缩(图 2-3-1 A，B，C)。入院后询问病史，完善相关辅助检查等，临床诊断为创伤性右肘关节外侧及后外侧旋转不稳定。

2019-10-13 在臂丛麻醉下手术。患者仰卧位，患肢外展，患肢术野常规消毒、铺巾，扎止血带。选择同侧腕掌侧正中 2 cm 纵行切口，切开皮肤、皮下组织，暴露掌长肌腱，切断掌长肌腱，取腱器取出完整的 10 cm×0. 5 cm 肌腱，清除肌腱附着的肌肉，聚酯不可吸收缝线编织肌腱备用。选择改良的 Kocher 入路，纵行切口长度约 12 cm，切开皮肤、皮下组织，暴露桡侧腕屈肌、肘肌和外侧副韧带，清除松脱的缝线及关节周围瘢痕组织；于尺骨近端用克氏针钻孔，骨隧道适当前移，增加对桡骨小头的后外侧阻挡作用，用克氏针在尺骨前后方向钻一

直径 3 mm 的 V 字形隧道，将肌腱穿过尺骨的孔洞，将肘关节放置旋前屈曲位，桡骨小头复位。先紧缩缝合关节囊及环状韧带，然后于肱骨外侧副韧带止点处，钻直径约 1 cm 的隧道，将两束肌腱并联拉入隧道，拧入 1 枚挤压螺钉，拧紧后活动肘关节，侧方应力试验检查恢复正常，肘关节外旋功能正常，桡骨小头无再次脱出(图 2-3-1 D，E，F)。术后肘关节石膏固定于屈曲、旋前位 6 周，注意避免内翻应力的刺激，逐渐加强右上肢无负重功能锻炼。术后 6 个月随访患者肘关节疼痛基本消失，无脱位感，一般情况良好，外侧轴移恐惧试验和后外侧旋转抽屉试验阴性，MOYA 评分 90 分，屈伸 0°～135°。此病例为长期肘内翻畸形，关节不稳定且前一次韧带修复手术失败患者，采用外侧尺副韧带重建加关节囊紧缩术治疗，纠正内翻畸形，恢复肘关节 PLRI 稳定性，达到患者和临床医生满意结果(图 2-3-1 G，H，I)。

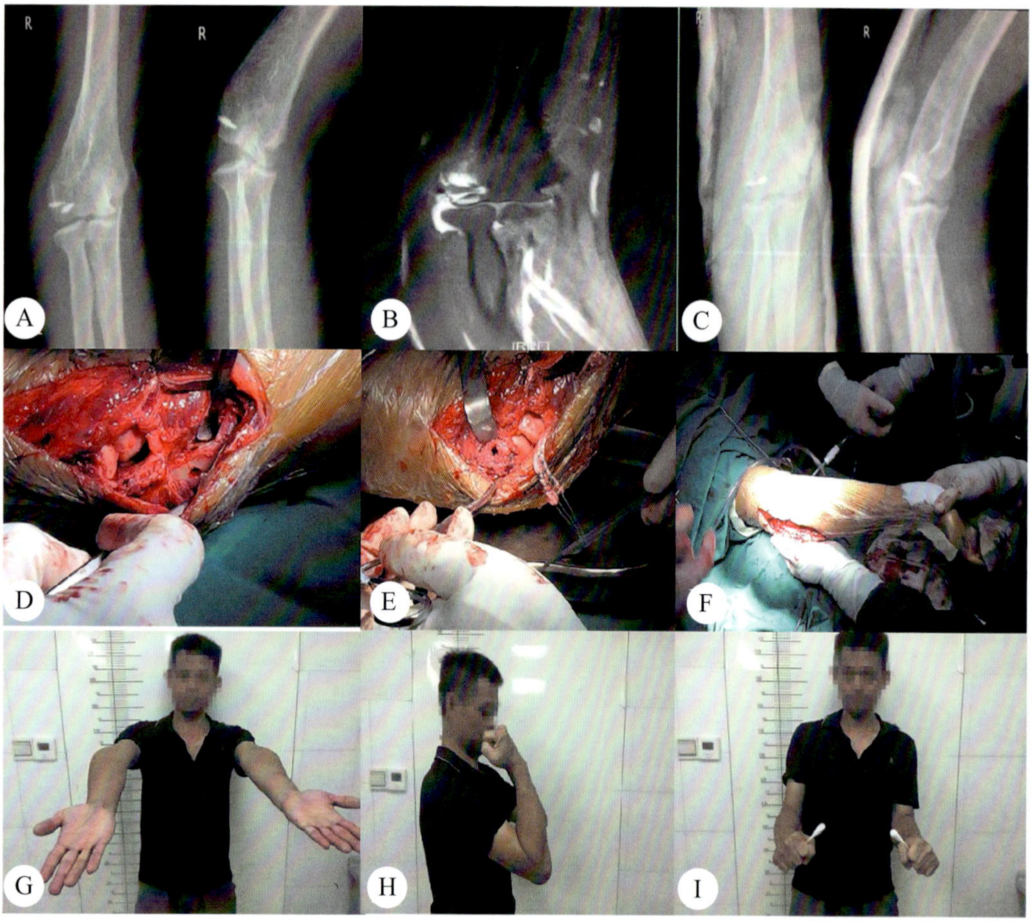

图 2-3-1　术前 X 线片和 MRI 检查结果(A，B，C)；手术过程及术中稳定性检查(D，E，F)；末次随访时肘关节活动功能良好(G，H，I)

讨论

肘关节不稳定常由创伤导致，其中最常见的为肘关节PLRI，其临床表现为伴有肘关节活动疼痛及当手臂伸直肘关节屈曲40°时出现明显弹响、麻木、交锁、半脱位等[10]。因其临床表现不典型，可出现于其他类型肘关节损伤中，所以要结合其他辅助诊断。PLRI诊断主要通过询问病史、查体以及影像学辅助检查。肘关节PLRI查体主要包括横向枢轴移位试验（也称PLRI试验）[1]、后外侧旋转轴移试验[11]、撑桌试验[12]、撑椅征[13]、俯卧撑试验[13]、激惹试验[14]等。其中，后外侧轴移试验评估肘关节PLRI最敏感、可靠，但需在麻醉下进行，故临床上需各项查体相结合[15]。影像学检查包括X线、B超、MRI等，X线检查可以检查是否骨折，正侧位片上关节间隙是否增宽；MRI检查韧带是否受损，关节间隙情况，但在慢性PLRI中不易显像[16]；韧带在B超检查中有较好显像[17]。近年来微创骨科不断发展，关节镜亦可用于检查PLRI[18]。临床诊断肘关节PLRI可结合上述方法确保诊断准确性，为手术提供参考。

肘关节由3个骨关节、肌腱及韧带等共同维持动态和静态稳定。动态稳定由肌肉和肌腱维持，关节囊包裹的冠突及桡骨头等骨性结构和前方的屈肌群及后方的伸肌群共同使滑车关节的肱骨与尺骨相互紧贴[19]。静态稳定结构由肘关节内外侧韧带复合体（lateral collateral ligament complex，LCLC）和周围骨性结构（肱尺关节、肱桡关节和桡尺近侧关节）组成。肘关节PLRI的起因常为患者摔倒时，手臂受到轴向力，肘关节承受外翻力，前臂受到相对旋后力，三力结合导致肘关节半脱位或全脱位[20]。远端肱骨骨折、肘关节不稳等导致长期肘内翻[21]。医源性致病机制包括类固醇激素注射、桡骨头切除[22]、手术对LUCL及肌腱修复不足[23]。

LCLC包括LUCL、环状韧带（annular ligament，AL）、外侧副韧带（lateral collateral ligament，LCL）以及桡侧副韧带（radial collateral ligament，RCL），共同稳定关节[24-26]。LUCL利于维持关节稳定并阻止外翻，国外学者研究认为LUCL损伤时引起肘关节PLRI[1,27]。RCL利于稳定桡骨小头，一些研究认为RCL在肘关节稳定中起重要作用[28,29]。AL具有弹性并包绕桡骨小头，能够保持桡骨小头稳定性[30]，RCL起自肱骨外上髁，至桡骨头近端与AL汇合，LUCL远端附着在尺骨旋后嵴上汇合到AL。本例患者4个月前于外院行肘关节外侧副韧带修复术，既往有肱骨外上髁骨折史。患者慢性肘关节不稳定，韧带松弛，且肘关节受到外旋的力，两者同时作用导致肘关节PLRI。

近端桡尺关节由3层结构组成，最深层为关节囊，中间为环状韧带，最外层为外侧韧带。有关生物力学研究显示[31]，关节囊在伸直时可以对抗70%的牵张力（38%外翻力，32%内翻力），屈曲90°时关节囊可以对抗13%外翻力和8%内翻力。胡海洋等[32]对8例肘关节恐怖三联征患者进行关节囊修复并取得良好的效果。Kamineni 等[33]研究认为无论是急性损伤还是陈旧性损伤，韧带修复时都需修复关节囊。因此，在肘关节 PLRI 手术修复韧带同时修复关节囊有一定必要性。

肘关节的肱尺关节、肱桡关节是防止肘关节 PLRI 的重要结构，其桡骨头和肱骨头是维持 LCLC 张力的重要骨性结构，有利于保持肘关节的稳定性。Schneeberger 等认为切除桡骨头会使肘关节松弛度增加 13.2°，加重肘关节 PLRI，而后多位学者[20,34,35]也证实了这一点。肱骨头的损伤会使其位置丢失导致 LCLC 松弛，从而导致肘关节 PLRI，Jeon 等[36]在肱骨头受损研究中发现均存在肘关节 PLRI。严重骨性结构合并韧带损伤需同时修复两者才能取得好的效果。

尺骨冠状突不仅是肱尺关节的重要组成部分，也是肘关节内侧副韧带前束、LCLC、前关节囊、肱肌的附着点，具有阻止肱肌牵拉尺骨向后移位，维持肘关节稳定性的作用。Regan 等[37]将尺骨冠状突骨折分为 3 型，Ⅱ～Ⅲ型骨折在修复骨缺损同时需修复韧带才能保证肘关节稳定性。Hartzler 等[38]认为冠状突骨折高度超过 50%会导致关节不稳定。尺骨冠状突骨折往往伴有内侧副韧带、关节囊、LCLC 的损伤，手术中修复这些结构可防止肘关节 PLRI。

肘关节动态稳定性由内侧屈曲-旋转肌群（肱肌、肱二头肌、肱桡肌、肱三头肌、旋后肌等）和后外侧肘肌维持。解剖位置决定功能，由于大多数内侧屈曲-旋转肌群的起止点跨越肘关节，当肘关节运动时，关节周围结构之间应力增加了关节面接触，使肘关节稳定。Kenneth 等[39]体外研究发现在韧带受损时内侧屈曲-旋转肌群能维持肘关节稳定性。Pereira 等[40]认为肘肌在维持肘关节后外侧稳定性方面起着重要作用。

肘关节 PLRI 的治疗方法取决于患者症状严重程度及自身需求。对于症状较轻、自身需求低、肘关节脱位 LCLC 损伤但无韧带撕裂也无止点撕脱的患者，通常情况下采用保守治疗，复位后采取石膏或者支具将肘关节固定于功能位 4～6 周。对于病情严重、影响日常生活、对关节活动要求高、长时间肘关节不稳定、保守治疗无效患者需尽早进行手术。

Seo 等[41]对 22 例肘内翻畸形患者行截骨矫形术，术后 5 例出现 PLRI。对于已有肘内翻合并肘关节 PLRI 患者，可截骨矫形加重建外侧副韧带；对于肘内翻畸形未出现肘关节 PLRI 患者，截骨矫形会增加肘关节 PLRI 的风险。目前最常用的自体肌腱为掌长肌腱，其他肌腱和人工合成材料也见于文献报道[42]。手术方式多种多样，“Yoke”技术[43]和“Docking”技术[42]都通过建立尺骨和肱骨骨性隧道，利用锚钉将自体肌腱固定来模拟韧带作用，以达到稳定肘关节目的。由于进一步改良的技术在调整肌腱张力上有一定的难度，建立的骨性隧道较大，有骨折的风险，只重建了外尺侧副韧带较为局限，取自体肌腱也会增加创伤，所以均很少被采用[44]。另外，关节镜技术应用于治疗肘关节 PRLI 取得了较好的临床疗效[45,46]，但相关文献报道需术前评估修复韧带起止点的损伤程度，所以条件较为苛刻[47]，需要大量病例及随访研究来证实。

掌长肌腱起于肱骨内上髁屈肌总腱及深筋膜，以扁长肌腱止于屈肌支持带。主要作用为协助屈腕，肌腱细长浅在，切除后对手功能无影响，其次是掌长肌在术区附近，取材方便。Joes 等[42]通过改良的 Kocher 入路取同侧掌长肌腱重建外侧副韧带，具体手术步骤如下：在尺骨上钻两孔建立骨性隧道且保留 2 cm 的骨桥防止骨质破坏，一个在旋后肌嵴结节，另一个靠近环状韧带的近尺侧 2 cm 处，确定等距点并在肱骨上钻间距为 1 cm、深度为 15 mm 的骨性隧道，并用 Krackow 方式在骨性隧道缝合掌长肌腱，调整好张力，肘关节屈曲内旋 30°～40°来消除移植物内在紧张度。6 例患者平均随访 7.1 年，Mayo 评分 85 分，所有患者均满意。康汇等[48]同样取掌长肌腱重建外侧副韧带：在尺骨旋后肌嵴结节后钻两孔建立骨性隧道，相距 1 cm 以防骨质破裂，用缝线穿过骨性隧道，通过屈伸肘关节以确定外侧副韧带在肱骨外上髁处等长点，以等长点为顶点建立“V”形骨隧道。将掌长肌穿过 2 个骨隧道，调整好张力，以肌腱编织线编织缝合重建外侧韧带复合体肌腱，肘关节屈曲 30°前臂极度旋前位置依次缝合各层组织。通过对 20 例患者随访平均 16 个月，VAS 和 HSS 评分均高于术前。本例患者采取同样方法用掌长肌腱重建外尺侧副韧带，考虑到未纠正肘内翻，术中将骨隧道适当前移增加桡骨小头的后外侧阻挡作用，同时紧缩关节囊，术中应力试验及轴移试验证实重建后肘关节稳定，功能良好，屈伸无明显障碍。

上述治疗肘关节 PLRI 的手术关键在于重建外尺侧副韧带。Gong 等[49]用肱三头肌肌腱重建外尺侧副韧带，1 例患者 1 年后随访 X 线片示关节稳定。Savoie 等[50]在关节镜下修复外尺侧副韧带，17 例患者随访 33 个月，Andrews-Carson 评分从 146 分上升到 176 分，但缺少随访。Rhyou 等[51]则重建了外桡侧副韧带和外尺侧副韧带，3 例患者随访疗效满意，但是缺少随访。Jung[52]对 21 例患者进行双侧副韧带重建，术后平均随访 27 个月，MEPS 评分从 70 分提高到 85 分，DASH 评分从 38.6 分降到 11.4 分，并指出双侧副韧带重建与单外尺侧副韧带重建疗效相仿且手术简单，若尺骨隧道建立失败可考虑此手术。

自 O'Driscoll 等于 1991 年首次提出肘关节 PLRI 后，临床工作者对此疾病的认识不断加深。临床工作者根据病史、辅助检查、特殊查体等总结出如下经验：①肘关节稳定性由 LCLC、周围的骨性结构及肌肉共同维持。②LCLC 复合体损伤是导致肘关节 PLRI 的主要因素，肘关节关节囊、环状韧带为次要结构。③周围骨性结构是维持肘关节稳定性的主要结构，包括肱骨头、肱骨小头、尺骨冠状突，周围肌肉是维持肘关节稳定的次要结构。④肘关节 PLRI 的手术方法主要是重建外尺侧副韧带，术者可根据其严重程度来确定治疗方式，症状较轻、不影响生活、肘关节脱位但无韧带撕裂也无止点撕脱的 LCLC 损伤，可采用保守治疗。手术治疗对于无骨性损伤者主要是重建韧带并将骨性隧道适当前移，增加桡骨小头对后外侧的阻挡，对于长期肘内翻合并肘关节 PLRI 可选择截骨矫形加韧带解剖重建，若建立尺骨隧道失败可行双侧副韧带重建；有骨性损伤时大多采用内固定，纠正畸形，维持关节稳定。随着微创骨科的发展和进步，关节镜技术将越来越多被采用，术者可结合自身和患者情况选择更多合适的术式。

参考文献

[1] O'Driscoll SW, Bell DF, Morrey BF. Posterolateral rotatory instability of the elbow[J]. J Bone Joint Surg Am, 1991, 73(3): 440-446.

[2] Karbach LE, Elfar J. Elbow instability: anatomy, biomechanics, diagnostic maneuvers, and testing[J]. J Hand Surg Am, 2017, 42(2): 118-126.

[3] Cheung EV. Chronic lateral elbow instability[J]. Orthop Clin North Am, 2008, 39(2): 221-228.

[4] Charalambous CP, Stanley JK. Posterolateral rotatory instability of the elbow[J]. J Bone Joint Surg Br, 2008, 90(3): 272-279.

[5] Dzugan SS, Savoie FH, Field LD, et al. Acute radial ulno-humeral ligament injury in patients with chronic lateral epicondylitis: an observational report[J]. J Shoulder Elbow Surg, 2012, 21(12): 1651-1655.

[6] Kalainov DM, Cohen MS. Posterolateral rotatory instability of the elbow in association with lateral epicondylitis: a report of three cases[J]. J Bone Joint Surg Am, 2005, 87(5): 1120-1125.

[7] Cheung EV, Sarkissian EJ. Complications of Elbow Trauma[J]. Hand Clin, 2015, 31(4): 683-691.

[8] Fedorka CJ, Oh LS. Posterolateral rotatory instability of the elbow[J]. Curr Rev Musculoskelet Med, 2016, 9(2): 240-246.

[9] Kang H, Wang W, Li HC, et al. Diagnosis and treatment for posterolateral rotatory instability of the elbow [J]. Zhongguo Gu Shang, 2017, 30(11): 1004-1007.

[10] Anakwenze OA, Kancherla VK, Iyengar J, et al. Posterolateral rotatory instability of the elbow[J]. Am J Sports Med, 2014, 42(2): 485-491.

[11] O'Driscoll SW, Jupiter JB, King GJ, et al. The unstable elbow[J]. Instr Course Lect, 2001, 50: 89-102.

[12] Arvind CH, Hargreaves DG. Tabletop relocation test: a new clinical test for posterolateral rotatory instability of the elbow[J]. J Shoulder Elbow Surg, 2006, 15(6): 707-708.

[13] Regan W, Lapner PC. Prospective evaluation of two diagnostic apprehension signs for posterolateral instability of the elbow[J]. J Shoulder Elbow Surg, 2006, 15(3): 344-346.

[14] Fedorka CJ, Oh LS. Posterolateral rotatory instability of the elbow[J]. Curr Rev Musculoskelet Med, 2016, 9(2): 240-246.

[15] Camp CL, Smith J, O'Driscoll SW. Posterolateral rotatory instability of the elbow: part Ⅰ mechanism of injury and the posterolateral rotatory drawer test[J]. Arthrosc Tech, 2017, 6(2): e401-e405.

[16] Hackl M, Wegmann K, Ries C, et al. Reliability of magnetic resonance imaging signs of posterolateral rotatory instability of the elbow[J]. J Hand Surg, 2015, 40(7): 1428-1433.

[17] O'Brien MJ, Savoie FH. Arthroscopic and open management of posterolateral rotatory instability of the elbow[J]. Sports Med Arthrosc Rev, 2014, 22(3): 194-200.

[18] Goodwin D, Dynin M, Macdonnell JR, et al. The role of arthroscopy in chronic elbow instability[J]. Arthroscopy, 2013, 29(12): 2029-2036.

[19] Shukla DR, Thoreson AR, Fitzsimmons JS, et al. The effect of capitellar impaction fractures on

radiocapitellar stability[J]. J Hand Surg, 2015, 40(3): 520-525.
[20] O'Driscoll SW, Morrey BF, Korinek S, et al. Elbow subluxation and dislocation: a spectrum of instability [J]. Clin Orthop Relat Res, 1992, 280: 186-197.
[21] Hall JA, McKee MD. Posterolateral rotatory instability of the elbow following radial head resection[J]. J Bone Joint Surg Am, 2005, 87(7): 1571-1579.
[22] Schneeberger AG, Sadowski MM, Jacob HA. Coronoid process and radial head as posterolateral rotatory stabilizers of the elbow[J]. J Bone Joint Surg Am, 2004, 86(5): 975-982.
[23] Cohen MS, Hastings H 2nd. Rotatory instability of the elbow. The anatomy and role of the lateral stabilizers[J]. J Bone Joint Surg Am, 1997, 79(2): 225-233.
[24] Shawn W. O'Driscoll, Horii E, et al. Anatomy of the ulnar part of the lateral collateral ligament of the elbow [J]. Clinical Anatomy, 1992, 5(4): 296-303.
[25] 张军威,高石军,杨新明,等.肘关节内侧副韧带前束重建的生物力学研究[J].中国修复重建外科杂志,2012,26(8):930-933.
[26] Dunning CE, Zarzour ZD, Patterson SD, et al. Ligamentous stabilizers against posterolateral rotatory instability of the elbow[J]. J Bone Joint Surg Am, 2001, 83(12): 1823-1828.
[27] Dargel J, Boomkamp E, Wegmann K, et al. Reconstruction of the lateral ulnar collateral ligament of the elbow: a comparative biomechanical study[J]. Knee Surg Sports Traumatol Arthrosc, 2017, 25(3): 943-948.
[28] Moritomo H, Murase T, Arimitsu S, et al. The in vivo isometric point of the lateral ligament of the elbow [J]. J Bone Joint Surg Am, 2007, 89(9): 2011-2017.
[29] Seki A, Olsen BS, Jensen SL, et al. Functional anatomy of the lateral collateral ligament complex of the elbow: configuration of Y and its role[J]. J Shoulder Elbow Surg, 2002, 11(1):53-59.
[30] Anderson A, Werner FW, Tucci ER, et al. Role of the interosseous membrane and annular ligament in stabilizing the proximal radial head[J]. J Shoulder Elbow Surg, 2015, 24(12): 1926-1933.
[31] Edwards DS, Arshad MS, Luokkala T, et al. The contribution of the posterolateral capsule to elbow joint stability: a cadaveric biomechanical investigation[J]. J Shoulder Elbow Surg, 2018, 27(7): 1178-1184.
[32] 胡海洋,巨积辉,金光哲,等.修复前关节囊在"肘关节恐怖三联征"手术治疗中的疗效观察[J].中华肩肘外科电子杂志,2019,7(4):360-364.
[33] Kamineni S, Hirahara H, Neale P, et al. Effectiveness of the lateral unilateral dynamic external fixator after elbow ligament injury[J]. J Bone Joint Surg Am, 2007, 89(8): 1802-1809.
[34] Jensen SL, Olsen BS, Tyrdal S, et al. Elbow joint laxity after experimental radial head excision and lateral collateral ligament rupture: efficacy of prosthetic replacement and ligament repair[J]. J Shoulder Elbow Surg, 2005, 14(1): 78-84.
[35] Deutch SR, Jensen SL, Tyrdal S, et al. Elbow joint stability following experimental osteoligamentous injury and reconstruction[J]. J Shoulder Elbow Surg, 2003, 12(5): 466-471.
[36] Jeon IH, Micic ID, Yamamoto N, et al. Osborne-cotterill lesion: an osseous defect of the capitellum associated with instability of the elbow[J]. American Journal of Roentgenology, 2008, 191(3): 727-729.
[37] Regan W, Morrey B. Fractures of the coronoid process of the ulna[J]. J Bone Joint Surg Am, 1989, 71(9): 1348-1354.
[38] Hartzler RU, Llusa-Perez M, Steinmann SP, et al. Transverse coronoid fracture: when does it have to be

fixed? [J]. Clin Orthop Relat Research, 2014, 472(7): 2068-2074.

[39] Seiber K, Gupta R, McGarry MH, et al. The role of the elbow musculature, forearm rotation, and elbow flexion in elbow stability: an in vitro study[J]. J Shoulder Elbow Surg, 2009, 18(2): 260-268.

[40] Pereira BP. Revisiting the anatomy and biomechanics of the anconeus muscle and its role in elbow stability [J]. Ann Anat, 2013, 195(4): 365-370.

[41] Seo SG, Gong HS, Lee YH, et al. Posterolateral rotatory instability of the elbow after corrective osteotomy for previously asymptomatic cubitus varus deformity[J]. Hand Surg, 2014, 19(2): 163-169.

[42] Jones KJ, Dodson CC, Osbahr DC, et al. The docking technique for lateral ulnar collateral ligament reconstruction: surgical technique and clinical outcomes[J]. J Shoulder Elbow Surg, 2012, 21(3): 389-395.

[43] Stein JA, Murthi AM. Posterolateral rotatory instability of the elbow: our approach [J]. Operative Techniques in Orthopaedics, 2009, 19(4): 251-257.

[44] Mehta JA, Bain GI. Posterolateral rotatory instability of the elbow[J]. J Am Acad Orthop Surg, 2004, 12 (6): 405-415.

[45] Argo D, Trenhaile SW, Savoie FH, et al. Operative treatment of ulnar collateral ligament insufficiency of the elbow in female athletes[J]. Am J Sports Med, 2006, 34(3): 431-437.

[46] Spahn G, Kirschbaum S, Klinger HM, et al. Arthroscopic electrothermal shrinkage of chronic posterolateral elbow instability: good or moderate outcome in 21 patients followed for an average of 2.5 years[J]. Acta Orthop, 2006, 77(2): 285-289.

[47] Arrigoni P, D'Ambrosi R, Nicoletti S, et al. Arthroscopic reinsertion of lateral collateral ligament, anterior capsular plication, and coronoid tunneling technique for chronic elbow posterolateral rotatory instability [J]. Arthrosc Tech, 2016, 5(3): e471-e475.

[48] 康汇,王微,李红川,等.肘关节后外侧旋转不稳的诊断及治疗[J].中国骨伤,2017,30(11):1004-1007.

[49] Gong HS, Kim JK, Oh JH, et al. A new technique for lateral ulnar collateral ligament reconstruction using the triceps tendon[J]. Tech Hand Up Extrem Surg, 2009, 13(1): 34-36.

[50] Savoie FH, O'Brien MJ, Field LD, et al. Arthroscopic and open radial ulnohumeral ligament reconstruction for posterolateral rotatory instability of the elbow[J]. Clin Sports Med, 2010, 29(4): 611-618.

[51] Rhyou IH, Park MJ. Dual reconstruction of the radial collateral ligament and lateral ulnar collateral ligament in posterolateral rotator instability of the elbow[J]. Knee Surg Sports Traumatol Arthros, 2011, 19(6): 1009-1012.

[52] Jung HS, Lee JS, Rhyou IH, et al. Dual reconstruction of lateral collateral ligament is safe and effective in treating posterolateral rotatory instability of the elbow[J]. Knee Surg Sports Traumatol Arthros, 2019, 27 (10): 3284-3490.

四、肘关节骨折术后关节僵硬病例

引言

肘关节僵硬是指肘关节活动时达不到屈伸 30°～130°、旋转 100°(内、外旋各 50°)且影响日常生活的疾病,是肘关节骨折术后常见并发症[1,2],主要是术后长期固定、关节弧的破坏、关节囊的挛缩及异位骨化的产生所致[3]。临床可采取肘关节松解治疗,但由于术后疼痛、松解范围较大易引起肘关节不稳等原因,单纯肘关节松解极易导致肘关节僵硬复发。肘关节外固定架按照肘关节生理结构,轴心模拟了肘关节正常旋转活动中心,可以让患者术后早期在被动辅助下行肘关节康复锻炼[4],降低肘关节僵硬复发率,在临床得到了广泛的应用。本节展示了 1 例采用肘关节松解联合镶嵌式外固定架治疗肘关节僵硬病例,获得了较好的疗效,报道如下。

诊疗过程

男性患者,27 岁,因"右肘关节术后半月余,疼痛、活动受限 2 周"于 2018-09-25 入院。半月余前因"摔伤致右肘关节疼痛、活动受限 4 h"于外院就诊,诊断为"右肘关节恐怖三联征",完善术前检查未见明显手术禁忌证,予行手术治疗,2 周前再次出现肘关节疼痛、活动受限,无发热、皮肤红肿等不适,予行石膏固定,为进一步治疗转诊至我院,查体:右上肢石膏外固定,拆除石膏见右肘部轻度肿胀,肘后三角关系异常;右肘压痛明显,局部关节空虚,肘关节活动度受限。入院后 X 线检查及 CT 检查提示:右肘关节恐怖三联征术后肘关节脱位(图 2-4-1 A, B, C, D)。诊断:①右肘关节恐怖三联征术后肘关节脱位;②右肘关节内侧副韧带断裂;③右肘关节外侧副韧带断裂。

完善各项术前常规检查,于 2018-09-29 在臂丛麻醉 + 强化下行"取左腓骨长肌腱 + 右肘关节内外侧副韧带重建术",麻醉起效后,常规消毒铺巾,于左小腿中下段外侧做切口,找到腓骨长肌腱,挑出肌腱,将约 1/3 宽度肌腱切断取出,修整后形成一长约 20 cm 肌腱,将肌腱折叠后,两端用 1-0 不可吸收缝合线进行 Krackow 型鞭样缝合,形成一股长为 10 cm 的肌腱,直径为 8 mm。将肌腱进行约 20N,15 min 预牵张后,用生理盐水纱布包裹待用。选择右肘关节后外侧做长约 12 cm 纵弧形切口，依次切开皮肤、皮下组织、筋膜，暴露肘关节骨性结构。于肱骨远端及尺骨近端用克氏针分别穿 2 个孔道，将肌腱穿过孔道，锚钉缝合肌腱固定于尺骨近端，挤压螺钉固定另一侧肌腱于肱骨远端，重建内外侧副韧带，屈伸、旋转肘关节见活动度良好。清洗切口及缝合创面。术后复查如图所示（图 2-4-1 E，F，G，H）。待切口愈合良好后于 2018-10-07 出院。出院后嘱其佩戴卡盘支具进行功能锻炼，防止关节僵硬。术后约 1 个月（2018-10-28）因“右肘关节术后僵硬、活动受限”来我院就诊，拍片示：右肘关节脱位状态（图 2-4-1 I，J）。查体：右肘部稍肿胀，后侧可见手术瘢痕，皮肤无破溃，右肘部局部轻微压痛，右肘关节活动明显受限，活动范围 75°～95°（图 2-4-2 A，B）。诊断：①右肘关节脱位；②右肘关节创伤后僵硬。

完善三维 CT 检查（图 2-4-1 K，L），术前检查未见明显手术禁忌证，于 2018-10-30 行“右肘关节松解复位 + 外固定架固定术”，麻醉起效后，取平卧位，常规消毒铺巾，取肘关节后正中做长约 8 cm“S”形切口（图 2-4-2 C），切开皮肤、皮下组织、筋膜，暴露尺侧时注意保护及避免损伤尺神经；暴露肘关节可见肱尺关节脱位，松解外侧及后侧软组织，复位肱尺关节，于尺骨干、肱骨干下段各打入 2 枚骨圆针，连接尺寸合适的嵌入式外固定架（图 2-4-2 D），术中在外固定架固定情况下活动肘关节可见肘关节活动范围 30°～150°，然后维持固定肘关节于功能位。清洗切口，清点器械纱布无误后，切口内留置 1 根引流管，分层缝合切口。术后即刻复查如图 2-4-1 M，N 所示。

康复锻炼分为 3 个时期。①第一时期为术后 2 周内，以主动运动为主，包括肌肉主动收缩锻炼和肘关节主动活动锻炼，肌肉主动锻炼可以通过握拳、伸指动作完成，每个动作分别保持 10 s，每组 5 次，锻炼组数根据疲劳程度逐渐增加。肘关节进行主动功能锻炼前，需先达到有效镇痛，然后先从屈曲 60°角度范围开始锻炼，2 h 内 10～15 次，逐渐增加角度范围，直至达术中最大屈曲角度及伸直角度，若疼痛明显，予加强镇痛。夜晚则将肘关节固定于最大伸直位。康复锻炼过程中，需注意是否出现尺神经受压症状。②第二时期为术后 6 周。主动 + 被动锻炼，每小时 20～30 次，每个动作保持 10 s；其余康复锻炼同第一阶段。③第三时期为术后 10 周，此时肘关节通常进入愈合稳定期，需加强肘关节力量和功能锻炼。术后 6 周根据功能锻炼复查情况决定是否拆除外固定支架。术后 2 个月复查功能情况，根据功能情况予拆除外固定架（图 2-4-1 O，P）。末次随访活动度如图 2-4-2 E，F，G 所示。

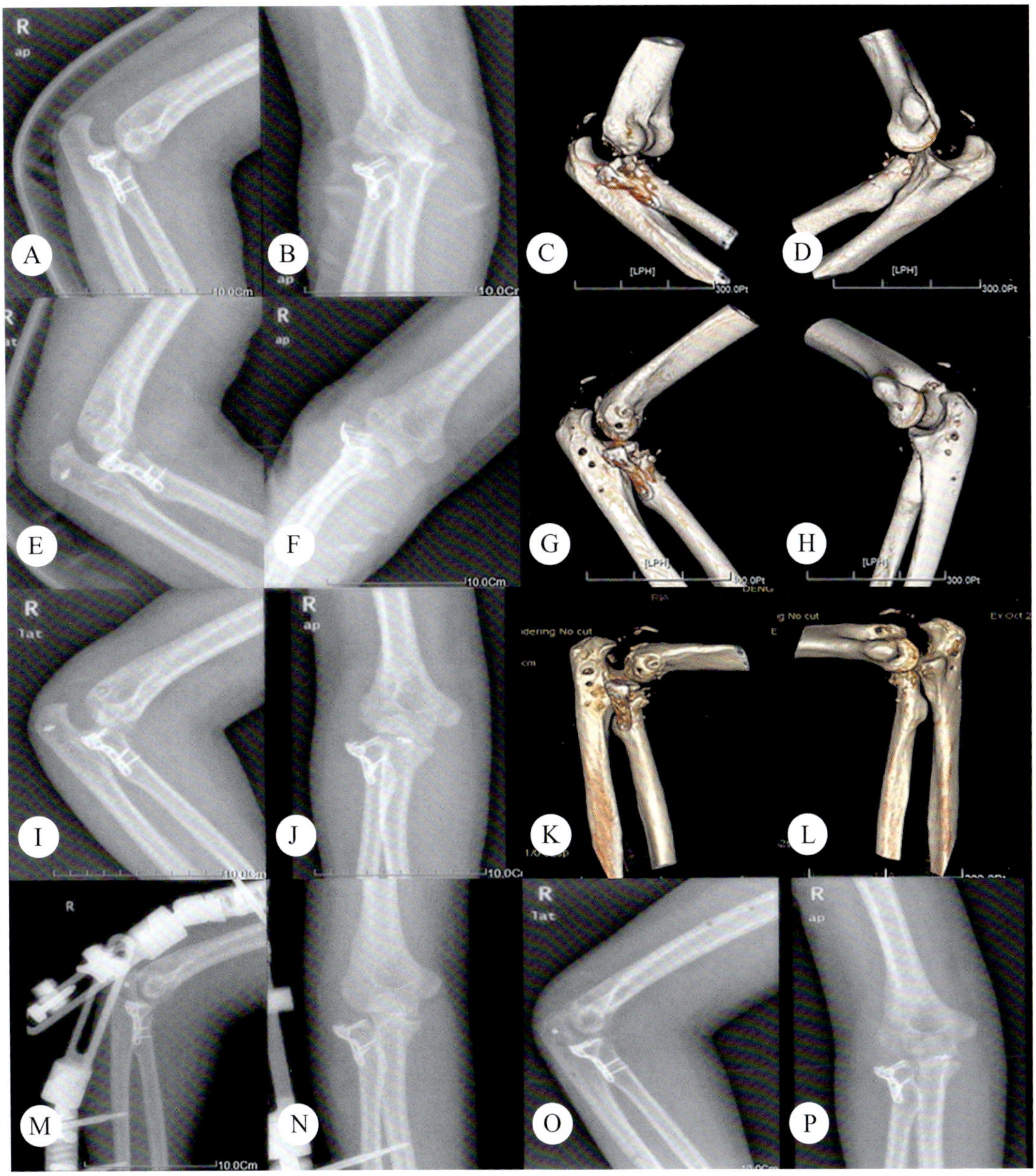

图 2-4-1　术前 X 线及三维 CT(A，B，C，D)；第 1 次术后即刻 X 线及三维 CT，可见关节复位良好(E，F，G，H)；第 2 次术前 X 线及三维 CT，关节再次脱位(I，J，K，L)；第 2 次术后即刻 X 线(M，N)；第 2 次术后 2 个月拆除外固定架复查 X 线(O，P)

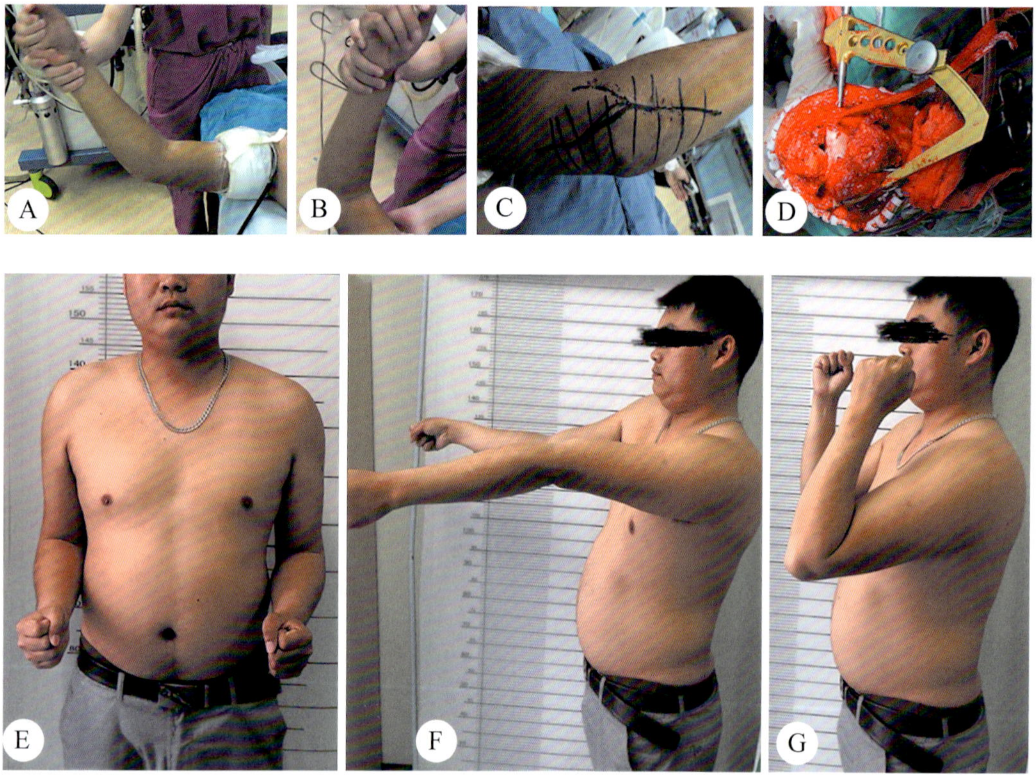

图 2-4-2　术前活动度外观照(A, B);术前切口计划(C);术中操作情况(D);末次随访时活动度(E, F, G)

讨论

肘关节由肱尺关节、肱桡关节、桡尺近侧关节组成,正常活动范围为屈曲约 145°,伸直约 10°,旋前约 90°,旋后约 90°[6]。Morrey 等[7]认为 100°的屈伸和 100°的旋转才能满足大多数日常活动的需要,当不能达到该活动范围则可诊断为肘关节僵硬。肘关节僵硬常见于肘关节骨折经非手术治疗、外固定长期制动后,也可发生于感染性病变如化脓性肘关节炎治疗后。甄相周等[8]把致病因素分成内源性和外源性两部分,内源性病因包括关节内骨折的后遗症,外源性病因包括关节囊或侧副韧带挛缩,关节外的骨不连接和异位骨化。唐明杰等[9]认为肘关节是异位骨化及骨化性肌炎的好发部位,多因素导致肘关节周围骨折术后关节僵硬的发生率远远高于其他部位。有文献报道 10%～15%的肘部创伤中会出现肘关节僵硬,大部分与制动时间不合适有关系,一旦制动时间超过 2 周就会导致肘部僵硬[10]。肘关节僵硬的病理改变主要为瘢痕增生、粘连、关节囊及周围组织挛缩及异位骨化形成。有学者发现肘关节僵硬的发病机制与肌成纤维细胞聚集、释放 α-平滑肌动蛋白、导致肌成纤维细胞恶性增多有关[11]。

对于肘关节僵硬患者，重建肘关节的功能是一个难题。传统肘关节开放松解术可以改善肘关节僵硬，但患者术后因切口疼痛、关节不稳等，不能早期进行规范的康复功能锻炼，容易导致关节囊再次挛缩和异位骨化形成，术后疗效欠佳。Tan 等[12]认为传统肘关节粘连松解术需要去除周围骨赘、显露及切开周围韧带，操作不仅可能造成术后肘关节的不稳，而且可能加重异位骨化。Chen 等[13]认为铰链式外固定架的使用可以增强彻底松解后的关节稳定性，有助于韧带修复，允许患者进行早期康复锻炼。部分学者研究[14-16]发现肘关节松解术后应用外固定支架的效果优于单纯行松解术。外固定架的优点在于稳定性较好，能中和应力，提供稳定环境，有利于韧带修复及关节活动；且活动性较高，能够允许肘关节早期进行功能锻炼，减少瘢痕和粘连。

肘关节僵硬程度可分为极重度、重度、中度及轻度。一般对于轻、中度肘关节僵硬，我们建议采用康复锻炼来改善活动度，大部分患者能恢复到满足日常活动的活动度。对于重度及极重度肘关节僵硬，非手术治疗较难达到期望值，故以手术治疗为主。有学者认为出现以下情况应采用肘关节松解术治疗[17]：①经过 3 个月锻炼后肘关节活动度未改善；②肘关节屈曲挛缩＞60°或屈肘＜100°；③影像学资料证实异位骨化形成。现在主流观点提倡早期行肘关节松解术[18]。Sun 等[19]认为肘关节损伤后 6～10 个月选择手术治疗效果最好。何大炜等[20]认为伤后 6 个月行肘关节松解是个较为合适的时机。King 等[21]认为由异位骨化引起的肘关节功能障碍者在伤后 6 个月可行松解，因为 6 个月后异位骨化基本成熟，可安全切除，对于特殊的颅脑损伤及烧伤者可适当延迟手术。郑小龙等[22]认为在成骨活性正常的时机下进行手术可能会减少术后异位骨化复发率。本病例根据肘关节僵硬情况、随访观察异位骨化范围变化以及患者主观要求等因素，综合考虑是否进行手术，对于部分不能配合的患者需慎重考虑手术。

肘关节松解手术入路有前、后、内、外侧入路[23]，我们常用后正中入路或内外侧联合入路手术，两者显露面积大，后正中入路手术可兼顾后方及两侧，对单纯后侧结构阻挡原因引起的肘关节僵硬效果好。内外侧联合入路手术既能够较完整而广泛地显露肘内外前后侧情况，做到广泛松解，又能松解尺神经及去除后内外侧异位骨化，而且内侧入路手术还能在尽量不损伤内侧副韧带前束的情况下切断影响屈曲的内侧副韧带后斜部。前侧入路手术因肘前侧有重要的神经及血管通过，容易造成损伤，且在关节显露方面存在一定的局限性，在临床上基本很少应用。关节松解术目前尚无统一的方法，通常根据关节的挛缩增生情况选择手术入路，彻底的松解手术是保障疗效的关键。何大炜等[20]认为手术入路选择需综合考虑僵硬原因、尺神经是否需松解等诸多因素，对于极重度肘关节僵硬推荐行联合入路手术。甄相周等[5]根据初次手术切口位置决定手术入路，若为后正中入路，则依然选择后方入路手术；若不是后正中入路，则选择内外侧入路手术。吴加东等[16]推荐使用联合入路手术，在顾及原始损伤切口的基础上，再额外做 1 个切口，如此可达到广泛松解。本病例大部分采用后正中入路手术，部分采取内外侧入路手术。手术入路的影响因素为原始损伤切口情况，如为后正中入路，则依然选择后正中入路手术；反之，选择内外侧联合入路手术。如果初次损伤未行手术治疗，则根据僵硬原因选择手术入路。

肘关节松解需到位，根据患者活动度情况，需将影响关节屈伸功能的因素尽可能去除，达到彻底松解，并维持肘关节的稳定。一般边松解边活动关节，根据活动度去除阻挡因素，对于不影响活动度的异位骨化可不予清除。松解的过程中需保护内侧副韧带前束的起点及外侧副韧带尺侧束，避免损伤，若出现损伤需及时使用锚钉修复，避免后期关节不稳。吴加东等[16]认为冠突窝骨赘较多导致内侧副韧带前束损伤的概率大于外侧副韧带尺侧束。为了防止术后血肿形成，术中需彻底止血，并放置引流管，避免血肿机化及造成关节粘连。确定肘关节的中心点是外固定架放置合理与否的关键，查晔军等[14]认为外固定架旋转中心轴与肘关节中心偏离 5 mm 或成角超过 1/2，则应力将增大 4 倍，容易导致外固定针断裂。我们一般根据术中透视确定中心轴的位置，自外侧向内侧置入克氏针，确保该克氏针与肘关节的屈伸旋转轴一致。术中应注意保护尺神经，对内侧行松解时，应首先找到尺神经并进行游离保护，然后视肘关节屈伸活动时的尺神经松紧度决定是否将其前置。

参考文献

[1] Morrey BF. Post-traumatic contracture of the elbow: Operative treatment, including distraction arthroplasty[J]. J Bone Joint Surg Am, 1990, 72(4): 601-618.

[2] Qian Y, Yu S, Shi Y, et al. Risk factors for the occurrence and progression of posttraumatic elbow stiffness: a case-control study of 688 cases[J]. Front Med (Lausanne), 2020, 7: 604056.

[3] 李仁斌，付刚，林凤飞. 创伤后肘关节僵硬诊疗展望[J]. 中华肩肘外科电子杂志，2021，9(3)：196-199.

[4] 郭林新，郭志民. 铰链式肘关节外固定架操作技术[J]. 中国骨与关节损伤杂志，2004，19(11)：791-792.

[5] Morrey BF, An KN, Chao EYS. Functional evaluation of the elbow[M]// Morrey BF. The elbow and its disorders. 4th ed. Philadelphia: W. B. Saunders, 1993: 86-97.

[6] 陈孝平，石应康，邱贵兴，等. 外科学[M]. 2 版. 北京：人民卫生出版社，2010：880-881.

[7] Morrey BF, Sanchez-Sotelc J, Morrey BF, et al. The elbow and its disorders [M]. Philadelphia: Saunders, 2009.

[8] 甄相周，陈宏峰，王亮. 肘关节松解术结合铰链式外固定架固定治疗创伤后肘关节僵硬 23 例疗效分析[J]. 中国骨与关节损伤杂志，2014(5)：500-501.

[9] 唐明杰，王建华，周欣，等. 创伤后肘关节僵硬的外固定支架松解术[J]. 中华手外科杂志，2008，24(2)：125-126.

[10] Issack PS, Egol KA. Posttraumatic contracture of the elbow: current management issues[J]. Bull Hosp Jt Dis, 2006, 63(3-4): 129-136.

[11] 刘胜平，刘国强. 切开松解联合铰链式外固定支架修复极重度肘关节僵硬[J]. 中国组织工程研究，2015，19(4)：578-583.

[12] Tan V, Daluiski A, Simic P, et al. Outcome of open release for post-traumatic elbow stiffness[J]. J

Trauma, 2006, 61(3): 673-678.
[13] Chen NC, Julka A. Hinged external fixation of the elbow[J]. Hand Clin, 2010, 26(3):423-433.
[14] 查晔军,蒋协远,王满宜,等.可活动铰链式外固定支架在肘关节松解术中的应用[J].中华创伤骨科杂志,2010,12(11):1014-1020.
[15] 高鹏,李翰鹏,姜磐.肘关节开放松解术联合外固定支架治疗肱骨骨折术后肘关节僵硬疗效的前瞻性研究[J].中国骨与关节杂志,2017,6(11):806-809.
[16] 吴加东,卞化,成兴海,等.广泛松解联合铰链式外支架固定治疗复杂肘关节创伤术后僵硬的疗效分析[J].中华肩肘外科电子杂志,2018,6(2):115-119.
[17] Peter JE, Sumon N, Steven M, et al. Prevention and treatment of elbow stiffness[J]. J Hand Surg Am, 2009, 34(4): 769-778.
[18] Vardakas DG, Varitimidis SE, Goebel F, et al. Evaluating and treating the stiff elbow[J]. Hand Clin, 2002, 18(1): 77-85.
[19] Sun C, Zhou X, Yao C, et al. The timing of open surgical release of post-traumatic elbow stiffness[J]. Medicine (Baltimore), 2017, 96(49): 9121.
[20] 何大炜,蒋协远,公茂琪,等.开放松解术结合铰链式外固定支架治疗极重度创伤后肘关节僵硬[J].中华创伤骨科杂志,2015,17(10):832-837.
[21] King G J, Faber KJ. Posttraumatic elbow stiffness[J]. Orthop Clin North Am, 2000, 31(1): 129-143.
[22] 郑小龙,杨明宇,穆米多,等.肘关节松解联合铰链式外固定架治疗异位骨化所致肘关节屈伸功能障碍的中期疗效[J].中国修复重建外科杂志,2019,33(10):1299-1304.
[23] 郑和平,徐达传.肘关节的解剖结构与常用手术入路[J].中华关节外科杂志(电子版),2008,2(3):311-321.

第 三 章

复杂腕关节骨折病例

一、老年陈旧性尺桡骨远端骨折合并神经损伤病例

引言

桡骨远端骨折是指距桡骨远端关节面 3 cm 以内的骨折，是老年人最常见的骨折之一，常伴有尺骨远端骨折或下尺桡关节损伤。桡骨远端骨折合并的下尺桡关节损伤多为背侧脱位，少数为掌侧脱位，常由手旋后位着地等引起[1,2]。开放骨折、合并血管神经损伤是尺桡骨远端骨折的绝对手术指征之一[3]。临床上老年桡骨远端骨折并发正中神经损伤比较常见，总体发生率约 8.5%，手术组与非手术组各自的正中神经病变发生率分别为 6.2%和 11%[4,5]。但并发尺神经损伤比较少见，主要是因为尺神经受到压迫的时候，会产生退让性，其受到损伤的概率较小。当存在桡骨远端尺侧柱骨折后局部组织充血水肿，形成瘢痕，或者腕骨骨折脱位，或者是下尺桡关节掌侧脱位都有可能对尺神经形成局部压迫，造成损伤。腕部尺神经损伤主要影响手内在肌功能，需尽早手术治疗。老年患者常伴有严重的骨质疏松或内科基础性疾病，且软组织条件较差，皮肤较薄，增加了手术治疗的难度和风险。本节介绍了掌侧钢板联合克氏针及石膏固定治疗 1 例老年陈旧性尺桡骨远端骨折合并正中神经和尺神经损伤的病例，取得良好疗效，现报道如下。

诊疗过程

女性患者，66 岁，因"右腕部骨折术后麻痛、活动受限 54 d"于 2021-7-26 入院。54 d 前该患者因骑车时不慎摔倒导致右腕关节疼痛、活动受限就诊于当地医院。诊断为"①右腕

部开放性骨折并下尺桡关节损伤；②2 型糖尿病”，予行“右腕清创 + 骨折复位 + 下尺桡关节克氏针固定 + 外固定架固定术”。受伤后及术后患者感手部麻痛无缓解，进行性加重，且手指背伸障碍，手臂旋转受限，遂至我院就诊。入院后查体：右腕部尺侧可见 4 cm 瘢痕伤口，外固定架及克氏针固定在位，右手掌弓弧度消失呈平掌，右手大小鱼际肌及手内在肌均萎缩明显，第 3～5 指指间关节屈曲畸形，手腕部压痛明显，腕关节尺掌侧可触及明显突起，正中神经和尺神经 Tinel 征阳性；除拇指、示指能轻度屈伸活动，余手指主被动活动受限。手腕掌侧皮肤以及手指感觉减退，以小指感觉减退明显。X 线检查示：右尺桡骨骨质疏松明显，桡骨远端骨折外固定架固定在位，可见明显骨折线，右下尺桡关节克氏针固定，下尺桡关节掌侧脱位。CT 检查示：右尺桡骨骨质疏松明显，骨皮质变薄，桡骨远端尺侧柱塌陷（AO/OTA 23 C2.3 型），背侧骨块明显移位，下尺桡关节掌侧脱位（图 3-1-1 A，B，C，D）。

入院后拆除克氏针和外固定架，控制血糖，完善术前检查未见明显手术禁忌证，于 2021-08-01 在臂丛麻醉 + 强化下行“右尺桡骨远端骨折、下尺桡关节复位钢板克氏针固定 + 尺神经正中神经松解 + 石膏固定术”。腕掌侧切口为扩大桡掌侧和尺掌侧入路，扩大桡掌侧入路可分别从桡动脉与桡侧腕屈肌腱之间和从桡侧腕屈肌腱和掌长肌腱间隙进入，先从桡动脉与桡侧腕屈肌腱之间进入，切开旋前方肌，清理骨折断端瘢痕组织，再从桡侧腕屈肌腱和掌长肌腱间隙进入，切开部分腕管，松解正中神经，暴露桡骨远端尺侧柱，清理下尺桡关节掌侧瘢痕组织；从尺掌侧尺侧腕屈肌腱和尺动脉神经处间隙进入，松解尺侧腕管，可触及尺骨茎突，松解尺骨远端周围软组织瘢痕。联合腕背侧 lister 结节入路，Z 字切开伸腕支持带，通过第 3 伸肌腱间隙底部显露尺侧柱背侧，松解背侧软组织，清理骨折瘢痕。环形松解骨质瘢痕与软组织黏连后，从桡掌侧入路进行牵引适当用骨剥撬拨复位，因骨质疏松明显，需避免过度用力。取掌侧锁定钢板置于掌侧合适位置，远端尺侧柱和近端各置入 2 枚螺钉进行固定维持长度，考虑远端钢板的螺钉孔位于骨折端，用单枚克氏针从桡骨茎突置入辅助固定骨折端，从背侧入路置入 2 枚克氏针固定背侧骨块，再利用关节囊和部分伸肌支持带缝合避免背侧骨块移位。取背侧切口，从尺侧伸肌腱和小指伸肌腱间隙进入，松解下尺桡关节背侧间隙，从尺掌侧入路进入后，将下尺桡关节复位后用 1 枚克氏针从桡骨远端向尺侧远端固定于中立位，检查固定可靠，用 2 枚克氏针固定尺骨远端骨折。冲洗术野，检查正中神经和尺神经松解彻底，屈伸活动手指及腕关节，逐层闭合切口。

术后给予石膏托保护，继续控制血糖，预防性应用抗生素至术后 3 d，并应用营养神经及抗骨质疏松药物进行治疗。术后第 3 d 复查 X 线可见骨折复位良好，内固定位置良好（图 3-1-1 E，F）。术后手腕部疼痛较术前明显缓解，手指可轻度活动，术后 5 d 伤口疼痛缓解后即进行手指主被动屈伸活动及手部握力球训练，术后 2 周伤口愈合良好后出院。术后 1 个月拆除石膏托，并拔除下尺桡固定克氏针（图 3-1-1 G，H），进行屈伸腕关节及旋转训练，循序渐进。术后 3 个月复查可见骨质疏松较术后明显改善，骨折复位及内固定位置良好，手指活动及腕关节活动明显改善，抓握力量增强，手掌尺侧及小指仍感麻木，手术瘢痕愈合良好(图 3-1-2)。术后半年、术后 1 年(图 3-1-1 I，J)返院复查，见骨折愈合良好，内固定位置无丢失，于术后 1 年取出内固定物(图 3-1-1 K，L)，Quick-DASH 评分为 6 分，Dienst 腕关节功能评估功能良好(图 3-1-1 M，N，O，P)。

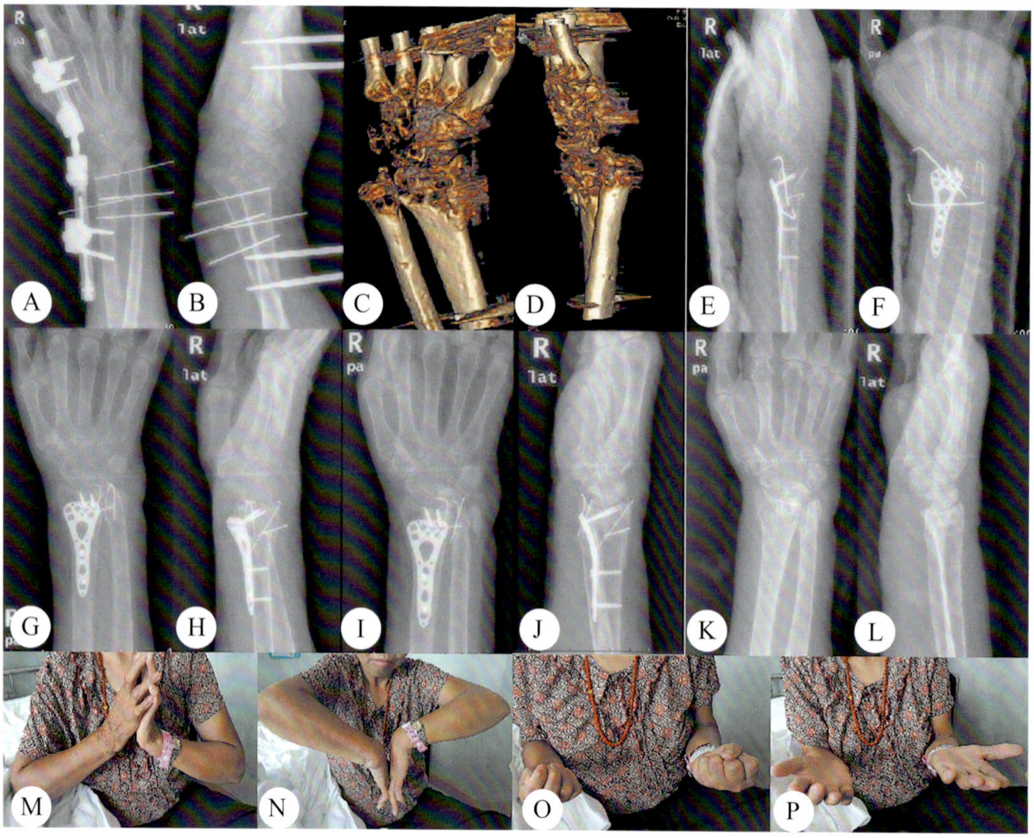

图 3-1-1　术前 X 线片和 CT 检查结果，可见骨质疏松明显(A，B，C，D)；术后 3 d X 线示复位良好，加石膏托固定(E,F)，术后半年可见骨量较前增加(G，H)，术后 1 年(I，J)返院复查，见骨折愈合良好，取出内固定物(K，L)；腕关节功能评估(M，N，O，P)

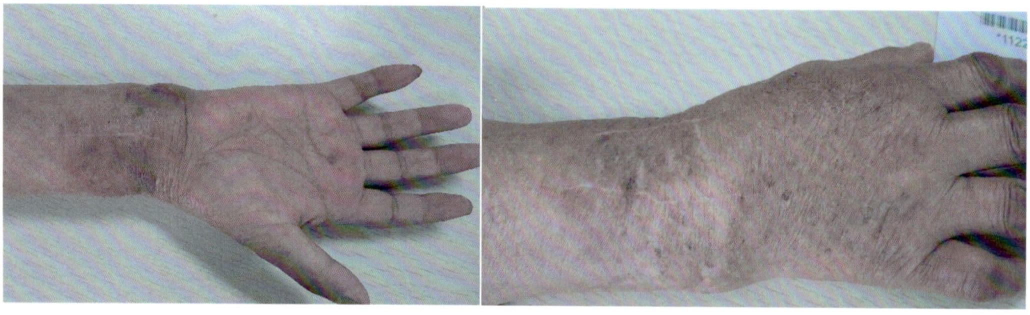

图 3-1-2　术后 3 个月，手术瘢痕愈合良好

讨论

老年桡骨远端骨折的最佳治疗方案仍存在争议，采用保守治疗和手术治疗均有临床证据支持，但治疗目标始终是帮助患者恢复至受伤前活动水平[6]，因此临床询问病史及查体需仔细，注意患者的受伤机制以及主诉，包括疼痛的部位、功能活动情况以及畸形的程度。同时需要了解患者的优势手，包括患者受伤前活动水平，是否存在骨性关节炎或影响患肢功能活动的后遗症等情况，患者平时的爱好以及患者的职业、精神状态及生活状态，是否需要使用拐杖，日常生活是否能够自理等，同时需了解存在哪些内科疾病即脆弱指数[7]。临床查体时需要对患者的手腕部从远至近进行系统全面的检查，注意患者皮肤伤口的情况以判断是否为开放骨折，通过毛细血管充盈试验以及桡尺侧的脉搏了解手腕部的血供情况，通过两点分辨试验和轻触觉试验了解正中神经、尺神经和桡神经的感觉情况。根据临床问诊、查体及影像学指标来决定老年患者的治疗计划，其中比较公认的绝对手术指征是合并开放骨折或合并重要神经血管损伤。

桡骨远端骨折伴有正中神经损伤较为常见。因正中神经在桡骨远端部位移动范围非常有限，仅为 2～3 mm，可能由于桡骨远端骨折断端明显移位造成正中神经牵拉损伤，也可能因尖锐的骨折断端刺伤正中神经导致轴索断裂或神经断裂，也可能是血肿造成腕管内局部压力增高所致。桡骨远端骨折合并尺骨神经损伤比正中神经损伤少见，尺骨远端骨折移位相对较小，而且 Guyon 管比腕管松弛，容积相对较大，尺神经在尺管内具有较大的移动空间，尺神经因此种特殊解剖位置，发生损伤、压迫的概率小。尺神经本身遭受的挫伤、牵拉伤是其损伤的主要原因，例如合并腕骨骨折或下尺桡关节脱位等。同时合并正中神经和尺神经损伤更是鲜有报道。目前认为继发性神经损伤是原发骨折后出现的，骨折出血形成血肿、周围组织水肿、软组织张力增加、骨折对位不良、局限性肿胀或掌侧钢板内放置过高压迫腕管或 Guyon 管等形成机械压迫致神经麻痹以及损伤后瘢痕组织形成，加重神经损伤症状。一项比较经皮克氏针固定与保守治疗的 Cochrane 回顾性研究发现，正中神经病变发生率在 0%～8%[8]。也有研究报道，和其他固定方法相比，掌侧钢板固定组患者的神经病变发生率较高，在 5%～7%[9]。鉴于神经病变的发生率较高，对 AO/OTA 23C2 型桡骨远端骨折，术中常规进行腕管松解可以减少正中神经并发症的发生率，减少二次手术的概率[10]。由于尺神经深支所支配的手内在肌功能二期恢复非常困难，应特别重视尺神经损伤的术前诊断。治疗后应密切观察神经恢复情况及可能出现的继发性或迟发性神经损伤，如有此类神经损伤情况出现，应及时手术行神经探查并减压。

掌侧钢板内固定是老年桡骨远端骨折最常用的治疗方法，详细的术前计划有助于手术顺利进行。术前需了解原始骨折线（对确定钢板固定位置非常重要）、关节面累及程度、骨折块数量和大小情况、骨折塌陷或压缩的程度和位置、干骺端是否有骨缺损、缺损长度多少、尺骨和远端尺桡关节的损伤情况如何[11]。陈旧性桡骨远端骨折因长时间固定，功能受限会导致骨量的进一步丢失，骨质疏松更明显，骨折端常有瘢痕组织，难以辨认原有骨折线，只有彻底清除骨折端瘢痕后才能进行，原有骨折的短缩畸形会导致组织的瘢痕挛缩，因存在严重的骨质疏松，撬拨复位会导致骨质压缩缺损，单纯牵引又无法彻底复位，因此需要彻底将软组织和骨质松解后，进一步牵引复位才能恢复桡骨长度。在使用经典的掌侧桡侧腕屈肌入路时，暴露掌侧-尺骨关节粉碎性骨折仍然是一个挑战[12]。本例患者采用桡掌侧切口和尺掌侧切口，避免皮肤的过度牵拉，从而提供掌侧的双窗口。桡侧柱间隔是通过经典的掌侧桡侧腕屈肌入路，并进一步从掌长肌下松解正中神经，而尺柱间隔通过尺神经血管束和腕管之间的间隔进一步显露下尺桡关节。本例患者骨质疏松明显，很难提供钢板螺钉的把持力，我们采用掌侧钢板合并克氏针进行固定，钢板远端螺钉尽量在尺侧柱近风水岭骨质较硬的位置固定，增加把持力，同时应用克氏针和伸肌支持带等软组织阻挡背侧骨折移位，达到桡骨远端复位的有限固定，术后再给予辅助石膏固定以提供关节稳定性并促使神经恢复。

老年桡骨远端骨折患者发生髋部骨折或其他部位骨质疏松骨折的概率也较高，可能与骨量以及患者活动方式有关[11]。因此，可以将桡骨远端骨折作为预测因素，指导患者改变生活方式或进行一定的预防治疗，以减少后期骨质疏松性骨折的发生风险。术后需增加抗骨质疏松治疗，避免术后长时间关节制动，因此我们建议术后尽早进行手指功能锻炼，鼓励使用伤肢进行轻微功能活动，使用腕关节功能患者自评量表或上肢功能评分来评定腕关节功能。

参考文献

[1] Dabas V, Bhatia N, Agrawal G. Both bone forearm fracture with complex DRUJ dislocation: what are the odds? [J]. J Wrist Surg, 2021, 12(1): 81-85.

[2] Gulbrandsen MT, Putnam JG, Watson JT, et al. Irreducible volar DRUJ dislocation with distal radius fracture dislocation[J]. J Wrist Surg, 2020, 9(2): 156-159.

[3] DeGeorge BR Jr, Van Houten HK, Mwangi R, et al. Outcomes and complications in the management of distal radial fractures in the elderly[J]. J Bone Joint Surg Am, 2020, 102(1): 37-44.

[4] Satake H, Hanaka N, Honma R, et al. Complications of distal radius fractures treated by volar locking plate fixation[J]. Orthopedics, 2016, 39(5): e893-e896.

[5] McEntee RM, Tulipan J, Beredjiklian PK. Risk factors and outcomes in carpal tunnel syndrome following distal radius open reduction internal fixation[J]. J Hand Surg Am, 2023, 48(11): 1157.

[6] Levin LS, Rozell JC, Pulos N. Distal radius fractures in the elderly[J]. J Am Acad Orthop Surg, 2017, 25(3): 179-187.

[7] Wilson JM, Holzgrefe RE, Staley CA, et al. Use of a 5-item modified frailty index for risk stratification in patients undergoing surgical management of distal radius fractures[J]. J Hand Surg Am, 2018, 43(8): 701-709.

[8] Glickel SZ, Catalano LW, Raia FJ, et al. Long-term outcomes of closed reduction and percutaneous pinning for the treatment of distal radius fractures[J]. J Hand Surg Am, 2008, 33(10): 1700-1705.

[9] Chaudhry H, Kleinlugtenbelt YV, Mundi R, et al. Are volar locking plates superior to percutaneous K-wires for distal radius fractures? a meta-analysis[J]. Clin Orthop Relat Res, 2015, 473(9): 3017-3027.

[10] Medici A, Meccariello L, Rollo G, et al. Does routine carpal tunnel release during fixation of distal radius fractures improve outcomes? [J]. Injury, 2017, 48(Suppl 3): S30-S33.

[11] Gutiérrez-Espinoza H, Araya-Quintanilla F, Olguín-Huerta C, et al. Effectiveness of surgical versus conservative treatment of distal radius fractures in elderly patients: a systematic review and meta-analysis [J]. Orthop Traumatol Surg Res, 2022, 108(5): 103323.

[12] Gianakos A, Patel P, Athens CM, et al. Single incision, dual window approach for a comminuted distal radius fracture[J]. J Wrist Surg, 2021, 11(1): 84-88.

二、陈旧性月骨周围骨折脱位病例

引言

月骨周围骨折脱位是指桡月关节相对正常，月骨周围的腕骨相对于月骨发生脱位，多数情况下向背侧脱位，掌侧脱位罕见。大部分月骨周围脱位或骨折脱位是由于腕关节强力背伸，腕掌侧张力和背侧的压力超过了韧带或骨所承受的极限。损伤时肢体的位置，内在韧带张力及损伤力量强度等决定了骨折脱位的类型。此类损伤并不常见，占所有腕部损伤的3%～7%[1,2]，X线表现复杂，早期易漏诊和误诊[3]。若治疗不当可引起腕部无力、关节活动障碍、正中神经损伤及进行性腕关节不稳定和创伤性关节炎的发生[4]。此类损伤早期治疗的效果优于晚期治疗[5]，故应及早诊断和治疗。本节介绍了采用单臂外固定架联合克氏针治疗1例陈旧性经桡骨茎突月骨周围脱位伴桡骨远端骨折的病例，取得良好疗效，现报道如下。

诊疗过程

男性患者，40岁，因“外伤后右手腕疼痛麻木活动受限4个月”于2022-07-27入院。4个月前该患者因骑自行车时不慎摔倒，导致右手腕疼痛、活动受限。未及时就诊，自行绷带包扎固定，疼痛无明显缓解，故来我院就诊。入院后予完善X线检查：桡骨远端陈旧性骨折，月骨周围陈旧性脱位（图3-2-1 A，B，C，D）。查体：大小鱼际肌肉较对侧萎缩，腕部压痛，腕部握力下降，掌心及拇指、示指、中指麻木，腕关节掌屈、背伸活动受限。诊断为“①右腕月骨周围脱位；②右正中神经损伤；③右桡骨远端陈旧骨折”。完善术前检查未见明显手术禁忌证，于2022-07-29在臂丛麻醉+强化下行“右腕骨切开复位克氏针内固定+外固定架固定术”，手术采用掌背侧入路，掌侧入路为腕管切口，先进行腕管松解，牵拉屈肌腱和正中神经，暴露腕管底部，可见关节囊局部破裂、隆起的月骨，清理月骨周围关节囊，再以背侧入路，腕背正中略偏桡侧做小“S”形切口，切开腕背韧带，将指总伸肌拉向尺侧，拇长伸肌和桡侧腕长短伸肌拉向桡侧，纵向切开背侧关节囊，暴露头状骨软骨面，清理肉芽组织和瘢痕，先牵引，同时将小骨膜剥离器直视下沿头状骨软骨面插入头状骨与月骨之间撬拨复位，拇指按压头状骨，维持腕关节轻度掌屈复位，于头月、月三角、舟月间隙各用1.5 mm克氏针固定，将桡骨远端背侧关节面截骨抬高后用 1 枚克氏针固定。行 X 线检查见复位良好后，于桡骨骨干和第 3 掌骨各穿入 1 枚固定钉，均穿过两层骨皮质，安装外固定架。术后复查见内固定物良好(图 3-2-1 E，F，G，H)，术后麻痛缓解明显，术后切口愈合良好出院。术后 6 周拆除外固定架进行功能锻炼，术后 3 个月(图 3-2-1 I，J)返院复查，复位良好，固定良好，腕关节功能活动好，握力恢复 4+级，术后 15 个月给予取出内固定后(图 3-2-1 K，L)复查，腕骨无脱位。

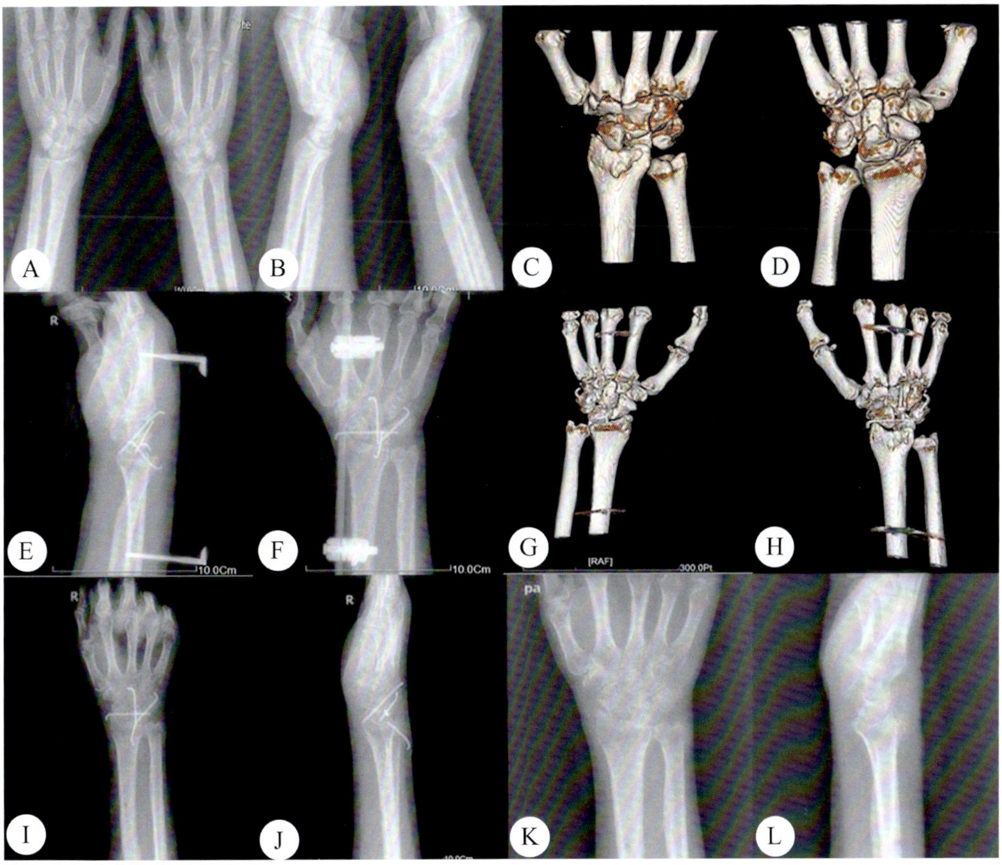

图 3-2-1 术前患侧、健侧 X 线片(A，B)和患侧的三维 CT(C，D)；术后即刻 X 线片(E，F)和三维 CT(G，H)；术后 3 个月 X 线片(I，J)；术后 15 个月取出内固定物后 X 线片，腕骨位置良好(K，L)

讨论

月骨周围骨折脱位的诊断包括多种形式的腕关节损伤，可能是单纯性韧带损伤，抑或是韧带损伤合并月骨周围骨折。Mayfield 等[6]描述了月骨周围骨折脱位的损伤机制为腕部背伸、尺骨偏移和腕间旋后。随着对该类损伤的进一步研究，“进行性月骨周围不稳定”

的概念被提出，分为4期：1期，舟月分离或舟骨骨折；2期，头月关节脱位；3期，月三角分离或三角骨骨折；4期，月骨脱位。部分病例在致伤时应力分布在邻近的骨质造成桡骨茎突或桡骨远端骨折，因此也将月骨周围骨间韧带损伤称为“小弧”，主要包括舟月韧带和月三角韧带；而月骨周围可能发生骨折的部位为“大弧”，包括舟骨、三角骨和桡骨远端[7]。

月骨周围骨折脱位并不常见，漏诊率可高达25%[8]。Guly等[9]报道了4年内934例患者的953个月骨周围骨折脱位的漏诊和延迟诊断，79.7%的骨折是漏诊，最常见的原因是误导性的X线检查(77.8%)和未能进行X线检查(13.4%)，而且大多数错误是由接诊医生经验不足造成的。需要注意的是，桡骨茎突骨折和腕骨脱位常同时发生[10]，特别是桡骨茎突骨折时骨折线延伸至舟状骨和月骨窝之间的嵴时，可能出现更加严重的损伤，临床碰到此种情况，需意识到腕骨脱位的可能性高。Çolak等[11]认为缺乏经验是漏诊月骨周围骨折脱位或孤立脱位的重要因素，并指出在正确诊断和误诊组中，同侧肢体的多发性创伤和伴随性创伤的发生率没有显著差异。月骨周围脱位的临床表现常为腕部肿痛、活动受限，部分患者可能伴有正中神经损伤症状，仔细查体、询问受伤经过，结合影像学检查可以明显降低漏诊和延迟诊断率。因此，对于外伤后腕部肿痛患者，临床医师需详细询问患者受伤经过，仔细分析受伤机制、疼痛部位等与诊断相关的重要信息，进行全面的影像学评估，必要时需拍摄健侧对照X线片和腕关节CT进一步明确诊断。

与新鲜损伤相比，慢性月骨周围骨折脱位的预后更差[12]，如慢性腕骨不稳、缺血性坏死、腕关节活动受限、创伤性关节炎等的发生率明显升高。目前对于月骨周围骨折脱位急性期(7 d内)和延迟期(7～45 d)的治疗，临床上还是建议早期切开复位和内固定，可以获得较满意的结果[8,12,13]。但慢性期(45 d后)的治疗目前仍存在争议，其手术方案包括切开复位内固定，或近排腕骨切除或腕关节融合等挽救手术。Mahmut等[14]报道了6例迟发性背侧经舟骨骨折月骨周围脱位(平均损伤与手术时间间隔3.7周)，采用切开复位内固定治疗，获得1例功能不良、1例功能一般、4例功能良好的结果。Takami等[15]报道了4例采用开放复位治疗的慢性月骨周围骨折脱位(平均损伤和手术时间间隔12周)的患者，均取得了良好结果。在Inoue等[16]的研究中，6例慢性月骨周围骨折脱位患者采用切开复位内固定治疗(平均损伤与手术时间间隔16周)，3例功能良好，1例功能一般，2例功能不良。Kailu等[3]报道采用开放性复位、螺钉内固定治疗舟状骨骨折、植骨、韧带修复、腕部外固定器外固定治疗25周的延迟和慢性损伤的病例，取得了良好的效果。总结文献报道，我们认为缓解疼痛、恢复腕骨的正常解剖结构和腕骨间的稳定是帮助恢复握力的主要因素，而腕中关节创伤后关节炎发展取决于腕中关节的软骨状态。因此，我们建议术前应准备几种手术方案，最终的手术方案应根据术时腕中关节的软骨状况来确定。本例患者为经桡骨远端骨折的月骨周围骨折脱位的慢性期(损伤与手术时间间隔16周)，术中松解关节囊后发现腕中关节的软骨面损伤分级为ICRS Ⅰ级，故给予积极手术切开复位联合克氏针、外固定架固定。

尽管大弧型损伤是属于经月骨周围骨折脱位的损伤，其腕骨间韧带较小弧形损伤较轻，但有研究认为经桡骨远端骨折的月骨周围脱位可能是桡骨周围损伤和桡腕骨脱位之间混合损伤机制的产物，也可能存在腕骨间脱位。因此，为了防止腕关节慢性不稳定和创伤后关节炎的发展，治疗重点是修复桡舟头韧带、月三角、舟月或桡骨远端周围相关韧带[17]。但切开复位修复月三角和舟月韧带，与闭合复位没有修复月三角和舟月韧带相比似乎并没有明显的差异[18]。我们术中采用掌背侧联合入路，掌侧行腕管减压，评估掌侧桡腕韧带的完整性，只进行了常规的缝合，背侧行月三角之间的韧带修复，因桡骨远端背侧的塌陷进行撬拨复位抬高恢复腕关节的稳定性以及腕背关节囊韧带的缝合。在此基础上，辅助应用单侧超腕关节外固定，利用外固定支架独特的撑开作用，维持正常的关节间隙，在维持撑开的情况下早期行功能锻炼，阻断损伤腕近端软骨的轴向负荷，抵消了月骨嵌入后压力对桡骨远端背侧垫高骨质的影响，并能缓解关节面之间的压力，减少关节僵硬和关节软组织挛缩，给腕周韧带修复一定的空间和时间，同时避免关节早期活动加重对关节软骨的磨损。

综上，月骨周围骨折脱位漏诊率或延迟诊断率高，治疗时机对功能恢复而言极其重要。早期干预，充分的暴露、稳定的骨折固定、获得足够的腕关节对齐和恢复韧带的完整性，可以为患者提供腕部的功能性活动度，降低早期关节炎的发生率，提高患者生活质量。患者入院后需进行系统全面的查体和影像学检查以避免漏诊或延迟诊断，并需根据分期制订完善的手术计划，结合软骨损伤情况评估是否行挽救手术。同时，对于慢性期患者的功能恢复而言，外固定架辅助较石膏固定是一种更好的选择。

参考文献

[1] Malovic M, Pavic R, Milosevic M. Treatment of trans-scaphoid perilunate dislocations using a volar approach with scaphoid osteosynthesis and temporary Kirschner wire fixation[J]. Mil Med, 2011, 176(9): 1077-1082.

[2] Muppavarapu RC, Capo JT. Perilunate dislocations and fracture dislocations[J]. Hand Clin, 2015, 31(3): 399-408.

[3] Kailu L, Zhou X, Fuguo H. Chronic perilunate dislocations treated with open reduction and internal fixation: results of medium-term follow-up[J]. Int Orthop, 2010, 34(8): 1315-1320.

[4] Wilke B, Kakar S. Delayed avascular necrosis and fragmentation of the lunate following perilunate dislocation[J]. Orthopedics, 2015, 38(6): 539-542.

[5] Trumble T, Verheyden J. Treatment of isolated perilunate and lunate dislocations with combined dorsal and volar approach and intraosseous cerclage wire[J]. J Hand Surg Am, 2004, 29(3): 412-417.

[6] Mayfield JK, Johnson RP, Kilcoyne RK. Carpal dislocations: pathomechanics and progressive perilunar instability[J]. J Hand Surg Am, 1980, 5(3): 226-241.

[7] van der Oest MJW, Duraku LS, Artan M, et al. Perilunate injury timing and treatment options: a systematic review[J]. J Wrist Surg, 2021, 11(2): 164-176.

[8] Herzberg G, Comtet JJ, Linscheid RL, et al. Perilunate dislocations and fracture-dislocations: a

multicenter study[J]. J Hand Surg Am, 1993, 18(5): 768-779.

[9] Guly HR. Diagnostic errors in an accident and emergency department[J]. Emerg Med J, 2001, 18(4): 263-269.

[10] Reichel LM, Bell BR, Michnick SM, et al. Radial styloid fractures[J]. J Hand Surg Am, 2012, 37(8): 1726-1741.

[11] Çolak I, Bekler HI, Bulut G, et al. Lack of experience is a significant factor in the missed diagnosis of perilunate fracture dislocation or isolated dislocation[J]. Acta Orthop Traumatol Turc, 2018, 52(1): 32-36.

[12] Siegert JJ, Frassica FJ, Amadio PC. Treatment of chronic perilunate dislocations[J]. J Hand Surg Am, 1988, 13(2): 206-212.

[13] Inoue G, Imaeda T. Management of trans-scaphoid perilunate dislocations. Herbert screw fixation, ligamentous repair and early wrist mobilization[J]. Arch Orthop Trauma Surg, 1997, 116(6-7): 338-340.

[14] Komurcu M, Kürklü M, Ozturan KE, et al. Early and delayed treatment of dorsal transscaphoid perilunate fracture-dislocations[J]. J Orthop Trauma, 2008, 22(8): 535-540.

[15] Takami H, Takahashi S, Ando M, et al. Open reduction of chronic lunate and perilunate dislocations[J]. Arch Orthop Trauma Surg, 1996, 115(2): 104-107.

[16] Inoue G, Shionoya K. Late treatment of unreduced perilunate dislocations[J]. J Hand Surg Br, 1999, 24(2): 221-225.

[17] Sgromolo NM, Mullikin IA, Rhee PC. Perilunate injury with concomitant short radiolunate ligament disruption: prevalence and surgical outcomes "An unusual perilunate injury variant"[J]. J Wrist Surg, 2020, 9(4): 312-320.

[18] van der Oest MJW, Duraku LS, Artan M, et al. Perilunate injury timing and treatment options: a systematic review[J]. J Wrist Surg, 2021, 11(2): 164-176.

三、桡骨远端畸形愈合病例

引言

桡骨远端畸形愈合是桡骨远端骨折最常见的并发症之一，非手术治疗者的畸形愈合率明显高于手术治疗者[1,2]，典型表现是桡骨高度、掌倾角和尺偏角减小或丧失。根据主要畸形部位可大致分为 3 类：①以干骺端成角和桡骨长度变短为特点的关节外畸形；②以桡腕关节和(或)桡尺远侧关节破坏为主的关节内畸形；③关节内外并存的畸形[3]。畸形愈合明显改变桡腕关节、桡尺远侧关节负荷的分布与传导以及两关节的运动状况。因此，对于桡骨远端畸形愈合存在症状者可以考虑手术治疗，但计划手术时需考虑患者运动能力，症状的严重程度以及功能受限程度。本节介绍了采用桡骨远端掌侧楔形截骨、髂骨移植合并掌侧钢板内固定治疗 1 例桡骨远端畸形愈合病例，取得良好疗效，现报道如下。

诊疗过程

男性患者，56 岁，因“外伤致左腕部肿痛畸形活动受限半年余”于 2020-02-25 入院。半年前患者不慎摔伤导致左手腕疼痛、活动受限。未及时就诊，伤后 2 周至当地诊所就诊，给予石膏固定 4 周后拆除石膏。经功能锻炼后仍感腕部疼痛活动受限，遂来我院就诊。入院后 X 线及 CT 检查示：左桡骨远端畸形愈合，下尺桡关节脱位(图 3-3-1 A，B，C，D)。查体：左腕部稍畸形，背伸 15°，掌屈 20°，旋前 40°，旋后 30°，抓握无力，活动时疼痛明显。结合病史、查体及影像学检查结果诊断为“左桡骨远端畸形愈合”。

完善术前检查未见明显手术禁忌证，于 2020-02-28 在臂丛麻醉 + 强化下行“左桡骨远端掌侧截骨矫形 + 取髂骨植骨 + 钢板内固定术”。首先通过腕关节正侧位片及 CT 制订术前计划，测量桡骨远端高度和角度参数，根据畸形情况测定截骨大小。术中患者取仰卧位，患肢置于外展旋后位，同时消毒对侧髂前上棘准备术中取骨植骨。选取掌侧入路，在桡侧腕屈肌腱和桡动脉之间，向深处显露并锐性“L 形”切开旋前方肌。术中注意保护掌侧桡腕韧带，该韧带对维持腕关节稳定非常重要。沿桡骨茎突肱桡肌止点，仔细操作剥离显露桡骨远端，避免损伤邻近的肌腱。桡骨远端畸形部位完全暴露后准备进行截骨手术。通过透视桡骨远端侧位片，确定截骨部位并进行截骨，然后使用撑开器撑开截骨间隙。通过活动桡骨远端骨块，以调整力线和矫形位置。从掌侧入路对背侧成角畸形愈合进行截骨术最困难的部分是松解背侧骨质与肌腱，使用延长的桡侧腕屈肌腱切口可通过 Z 字形延长肱桡肌暴露松解背侧，无菌尺测量骨缺损大小，从而进行合适大小的髂骨移植。根据畸形角度和位置调整移植髂骨的形状（梯形或矩形）和大小，使之达到最大面积的接触面，并在骨移植周围填入之前截骨时产生的松质骨屑，以利于骨的愈合。植骨完成后选择合适长度的掌侧锁定钢板进行稳定固定。最后缝合旋前方肌或肱桡肌以覆盖钢板，可吸收缝线缝合桡侧腕屈肌腱。

术后 3 d 复查示截骨复位良好，内固定可靠（图 3-3-1 E，F，G，H）。术后腕关节夹板固定 4 周，肘关节可行屈曲伸直锻炼。4 周后指导患者进行手腕和前臂的伸展运动，夜间继续夹板固定。术后 6～8 周后根据情况进行主被动腕关节功能锻炼。患者分别于术后 3 个月（图 3-3-1 I，J），术后半年（图 3-3-1 K，L）和术后 1 年（图 3-3-1 M，N）返院复查复位。术后 1 年给予取出内固定后（图 3-3-1 O）复查桡骨高度恢复，下尺桡关系良好，腕关节功能良好。

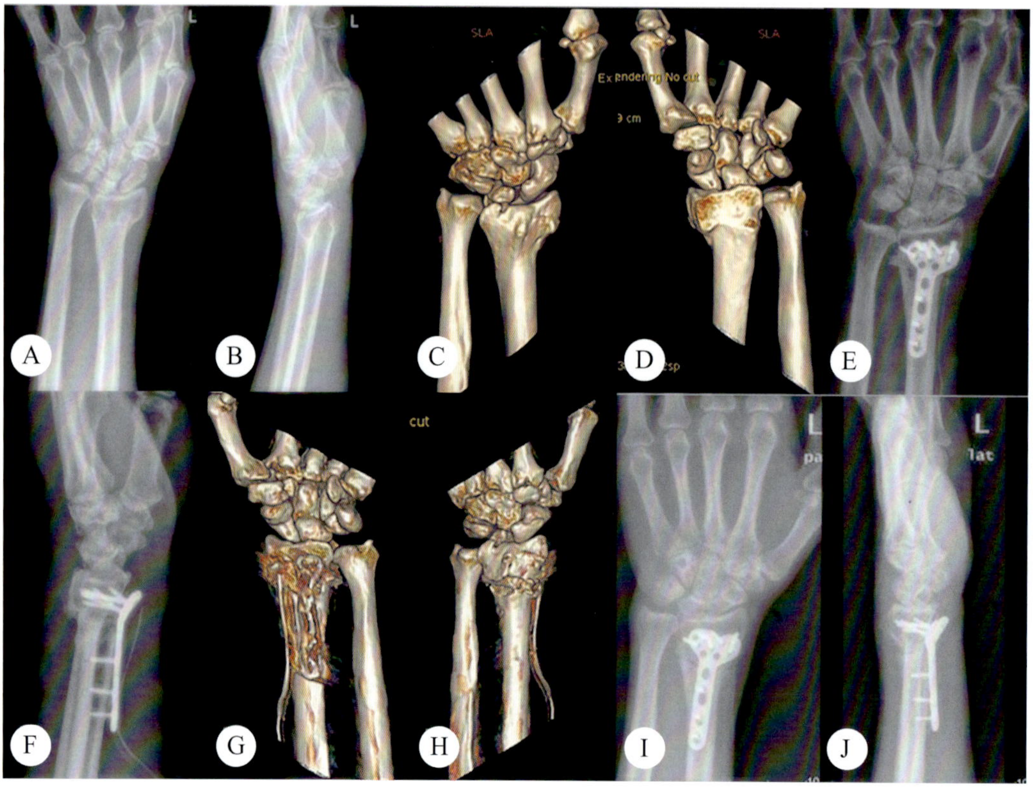

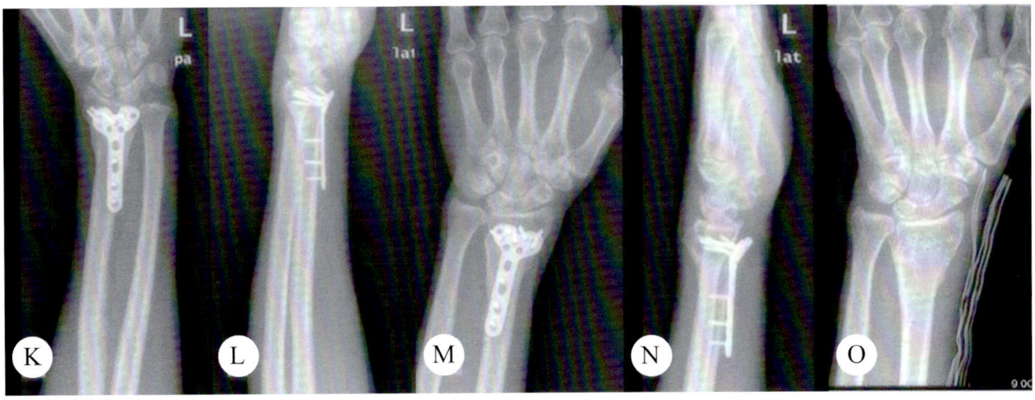

图 3-3-1 术前检查示左桡骨远端畸形愈合，桡骨远端短缩后倾，下尺桡关节脱位(A, B, C, D)；术后 3 d X 线和 CT 示复位良好(E, F, G, H)；术后 3 个月 X 线片(I, J)，术后半年(K, L)，术后 1 年(M, N)示复位良好，内固定稳定良好；术后 1 年给予取出内固定后桡骨高度恢复，下尺桡关系良好(O)

讨论

桡骨远端骨折是临床中最常见的骨折之一，但不恰当或失败的治疗引起并发症的概率仍然很高，畸形愈合是最常见的并发症之一。对于畸形愈合的诊断是基于评估和比较正常的掌倾角、尺偏角、桡骨远端干骺端高度的放射学参数，即桡骨短缩高度损失＞10 mm，掌侧或背侧成角＞20°，关节间隙或台阶＞2 mm，骨折横向移位，或桡尺远侧关节半脱位[4]。这些畸形改变了正常的负荷传递，可在桡腕、腕中和远端桡尺关节(distal radioulnar joint, DRUJ)产生生物力学的改变，伴有适应性腕不稳定和尺骨嵌塞综合征，从而引起疼痛、活动障碍、桡腕关节炎和握力下降等主要问题，晚期可能引起正中神经损害和肌腱磨损断裂[5,6]。根据畸形部位可大致分为关节外畸形、关节内畸形、关节内外并存的畸形。对于有症状的桡骨远端畸形愈合患者，制订治疗方案时需考虑畸形的解剖结构、关节面的匹配关系、骨的质量、患者功能需求等。大概可分为 4 类：①重建解剖关系的手术，主要包括通过各种截骨术来重建关节面匹配，纠正桡骨短缩成角异常旋转以及 DRUJ 关节面的关系[7]；②重建 DRUJ 的手术；③出现腕关节炎时以减轻疼痛为目标的补救性手术如关节成形或关节融合术、近排腕骨切除术等[8]；④联合上述两个或两个以上的手术，如部分关节融合术合并 Kapandji 手术[9]。

恢复桡骨远端畸形的解剖变量可以改善腕关节的生物力学，减轻疼痛，提高握力等[10]。临床上大多数桡骨远端骨折畸形愈合并不是单一的畸形模式，往往是多种畸形模式的叠加[11]，大都存在桡骨短缩，因此，通常采用桡骨的矫正截骨术来改善桡骨远端解剖的关节面匹配。基于许多研究的经验，截骨的适应证包括：出现功能障碍，严重疼痛，腕中关节不稳定，合并 DRUJ 异常。其禁忌证则包括桡腕关节和腕中关节严重的退行性改变，严重骨质疏松。而截骨的方式有很多种，如背侧开放性楔形截骨术[12]、掌侧楔形截骨术[13]、L 形截骨术[14]、Z 形截骨术等。1977 年，Fernandez 报道了背侧撑开开放式楔形截骨矫形治疗 Colles 骨折畸形的方法和掌侧撑开楔形植骨矫形治疗 Smith 骨折畸形愈合获得较好的疗效[15]。但背侧开放截骨使用背侧钢板存在肌腱激惹等缺点。而单纯的楔形截骨不能很好地纠正尺骨差异值，患者术后可能产生尺腕撞击等症状。有报道从掌侧入路显露，通过预弯的掌侧接骨板进行固定可自行纠正旋转短缩畸形[16]。Saffar 等[17]回顾了各种治疗方案：桡骨孤立性截骨术、尺骨孤立性手术，或两者兼有。在他们的研究中，通过结合桡骨远端矫正截骨术和尺骨头骨修复术，获得了最佳的效果。Coulet 等[18]指出，如果术前尺骨方差超过 10 mm，则不能仅通过桡骨截骨术恢复 DRUJ 关节匹配。术前行计算机动脉断层扫描，当关节表面完好时，可以考虑保守治疗，包括稳定和（或）缩短尺骨。相反，如果病变累及关节，则需要进行根治性治疗。我们采用从掌侧入路，术中可通过前外侧肱桡肌处“Z”字形延长进行松解瘢痕，并进行环形截骨，可以使植骨块紧密地嵌合，同时直视下使用掌侧锁定板进行复位固定，旋前方肌覆盖避免肌腱的激惹。

针对桡骨远端截骨的设计，术前需进行详细的手术计划，行患侧腕关节正侧位片，腕关节三维 CT 和健侧腕关节正侧位片，将患侧和健侧平片重叠对比测量短缩程度、掌倾角、尺偏角，确定截骨的部位，术中根据截骨大小截取髂骨结构性骨块，将桡骨远端用撑开器撑开，植入骨块嵌压紧密后临时用克氏针固定在透视下调整，然后放置掌侧锁定钢板进行稳定可靠的固定。术中需检查腕关节屈伸、旋转角度，松解周围瘢痕组织。Orbay 等[19,20]描述了类似的手术方法，强调截骨后常规将骨干部分旋前来显露和切除背侧骨痂和骨膜，进行背侧的松解有利于畸形的矫正和桡骨高度的恢复。为了更精确地恢复腕关节解剖匹配并减少植骨的骨量，也可以采用计算机辅助设计或导航技术来设计更佳的截骨方案。

综上，桡骨远端骨折畸形愈合非常常见，治疗方法比较复杂，手术的主要目的是恢复正常的解剖结构，以改善手腕的活动范围和减少疼痛，治疗上需根据是否存在创伤性关节炎来决定是否行单纯桡骨截骨、尺骨截骨或者是尺桡骨远端联合手术，孤立的桡骨远端横向截骨术后未必能恢复足够的活动度，术前需结合影像学进行截骨的设计，从多方面尽量矫正尺桡骨远端解剖匹配来获得最佳的临床结果。我们可以通过加强对桡骨远端骨折的治疗意识，降低桡骨远端畸形愈合的发生率，对于截骨的设计可使用计算机辅助规划，减少植骨骨量。尺桡关节是影响腕关节旋转功能的主要因素，需特别注意尺桡关节问题的改善方法，提高治疗效果。

参考文献

[1] Prommersberger KJ, Lanz UB. Corrective osteotomy of the distal radius through volar approach[J]. Tech

Hand Up Extrem Surg, 2004, 8(2): 70-77.
[2] Prommersberger KJ, Pillukat T, Mühldorfer M, et al. Malunion of the distal radius[J]. Arch Orthop Trauma Surg, 2012, 132(5): 693-702.
[3] Amadio PC, Botte MJ. Treatment of malunion of the distal radius[J]. Hand Clin, 1987, 3(4): 541-561.
[4] Evans BT, Jupiter JB. Best approaches in distal radius fracture malunions[J]. Curr Rev Musculoskelet Med, 2019, 12(2): 198-203.
[5] D'Elia M, Amico RA, Maio J, et al. Consolidaciones viciosas del radio distal[J]. Rev Asoc Arg Ortop y Traumatología, 2001, 67(1): 27-32.
[6] Tarallo L, Mugnai R, Adani R, et al. Malunited extra-articular distal radius fractures: corrective osteotomies using volar plate[J]. J Orthop Traumatol, 2014, 15(4): 285-290.
[7] Shea K, Fernandez DL, Jupiter JB, et al. Corrective osteotomy for malunited, volarly displaced fractures of the distal end of the radius[J]. J Bone Joint Surg Am, 1997, 79(12): 1816-1826.
[8] Cooney WP 3rd, Beckenbaugh RD, Linscheid RL. Total wrist arthroplasty: problems with implant failures [J]. Clin Orthop Relat Res, 1984, (187): 121-128.
[9] Fernandez DL. Reconstructive procedures for malunion and traumatic arthritis[J]. Orthop Clin North Am, 1993, 24(2): 341-363.
[10] MacDermid JC, Donner A, Richards RS, et al. Patient versus injury factors as predictors of pain and disability six months after a distal radius fracture[J]. J Clin Epidemiol, 2002, 55(9): 849-854.
[11] Hirahara H, Neale PG, Lin YT, et al. Kinematic and torque-related effects of dorsally angulated distal radius fractures andthe distal radial ulnar joint[J]. J Hand Surg Am, 2003, 28(4): 614-621.
[12] Posner MA, Ambrose L. Malunited Colles' fractures: correction with a biplanar closing wedge osteotomy [J]. J Hand Surg Am, 1991, 16(6): 1017-1026.
[13] Fernandez DL. Correction of post-traumatic wrist deformity in adults by osteotomy, bone-grafting, and internal fixation[J]. J Bone Joint Surg Am, 1982, 64(8): 1164-1178.
[14] Voche P, Dautel G, Dap F, et al. Le fixateur externe temporaire dans la correction extra-articulaire des cals vicieux du radius distal [Temporary external fixation in the correction of non articular mal-unions of the distal radius][J]. Rev Chir Orthop Reparatrice Appar Mot, 1999, 85(1): 18-23.
[15] Lidstrom A. Fractures of the distal end of the radius: a clinical and statistical study of end results[J]. Acta Orthop Scand Suppl, 1959, 41: 1-118.
[16] Pace V, Sessa P, Guzzini M, et al. Clinical, functional and radiological outcomes of the use of fixed angle volar locking plates in corrective distal radius osteotomy for fracture malunion[J]. Acta Biomed, 2021, 92 (3): e2021180.
[17] Saffar P, Tafnkji Y. Cal vicieux du radius en flexion [Distal radius malunions in flexion][J]. Chir Main, 2005, 24(6): 299-304.
[18] Coulet B, Id El Ouali M, Boretto J, et al. Is distal ulna resection influential on outcomes of distal radius malunion corrective osteotomies? [J]. Orthop Traumatol Surg Res, 2011, 97(5): 479-488.
[19] Orbay J. Volar plate fixation of distal radius fractures[J]. Hand Clin, 2005, 21(3): 347-354.
[20] Bu G, Wei W, Li J, et al. Open reduction through original fracture line and fixation with locking plate is a feasible approach for extra-articular distal radius fracture malunion[J]. Jt Dis Relat Surg, 2022, 33(3): 489-495.

第四章 复杂股骨骨折病例

一、Pipkin Ⅱ型股骨头骨折病例

引言

髋关节后脱位合并股骨头骨折常见的受伤体位为患者坐位屈髋位。高能量暴力沿股骨上传集中于股骨头部，导致股骨头骨折，同时髋关节后脱位时髋关节正常解剖结构被破坏，关节囊、髋臼、髋臼盂唇、韧带及周围附着肌肉、坐骨神经等在脱位的股骨头牵拉下往往伴随有不同程度的损伤，容易导致股骨头血液供应受损，引起股骨头坏死。目前，大多数学者认为该类型骨折需手术治疗以恢复髋关节正常组织结构及稳定性。因此，及时复位髋关节，选择合适的手术入路，防止股骨头滋养血管进一步损伤，恢复髋关节解剖结构和功能，将显著减少相关并发症。本节为 1 例经髋关节外科脱位入路治疗 Pipkin Ⅱ型股骨头骨折的病例，取得了良好的疗效，现报道如下。

诊疗过程

女性患者，13 岁，因"外伤致左髋部疼痛、活动受限 8 h"于 2020-10-05 入院。否认高血压、糖尿病、心脏病等基础疾病病史，无吸烟、饮酒等不良嗜好。查体：左髋部无皮破血流，左髋关节屈髋内收内旋畸形，左髋部压痛明显，弹性固定，左下肢感觉血运正常。辅助检查：X 线检查提示，左股骨头骨折合并左髋关节后脱位（图 4-1-1 A）。

患者入院后即行 Allis 法复位，复查 X 线提示左髋关节已复位。之后予完善股骨头三维 CT 检查（图 4-1-1 B，C，D），同时行患肢皮牵引，抗凝治疗，避免患肢深静脉血栓形成。

待患肢肿胀消退后，于 2020-10-14 在持续硬膜外麻醉下行“经髋关节外科脱位入路左股骨头骨折切开复位内固定术”。患者在腰麻下取健侧卧位，以股骨大粗隆为中心做长约 8 cm 手术切口，切开阔筋膜后，将臀大肌向后侧牵拉，明确臀中肌后缘及股外保证大转子厚度约为 1.5 cm，电刀确定截骨线后用摆锯截骨。将肌-骨瓣整体向前牵开，从后向前游离股骨大粗隆骨块，切断在粗隆截骨基底处附着的臀中肌最后部分止点，髋关节屈曲并外旋，辨认臀中肌和臀小肌的后缘并向髋关节囊的前上侧牵开，将截骨块推至髋关节前方，切断臀小肌止点，沿股骨颈长轴将髋关节囊切开，屈髋外旋，将肢体放到手术台前侧的无菌袋里，缓慢轻柔脱位髋关节(图 4-1-1 E 和图 4-1-2 A, B)，清理关节腔内的碎小骨块。复位股骨头骨折块并用埋头空心钉固定股骨头的较大骨块，螺钉头应没入软骨下骨，同时修复盂唇。屈膝、内旋复位股骨头，各个方向上检查髋关节稳定性，彻底冲洗后修复关节囊和梨状肌，放置引流管，复位股骨大粗隆骨块并用 3 枚螺钉固定。

术后 12 h 开始抗凝，预防应用抗生素至术后 24 h。术后 1 d 开始指导患者行股四头肌舒缩训练及髋膝关节屈伸活动，鼓励患者勤翻身及排痰训练。术后第 3 d 复查 X 线及 CT (图 4-1-2 C, D, E, F)，8 周后扶拐下地不负重活动，负重前行空蹬自行车锻炼，指导患者应用体质量秤测量负重强度，循序渐进至完全负重。术后 1、3 个月复查 X 线(图 4-1-3 A, B)，术后 6 个月末次随访 X 线及 CT 示骨折愈合良好(图 4-1-3 B, C, D)。末次随访时按照 Thompson-Epstein 评价系统评价关节功能为优，髋关节活动良好(图 4-1-3 E, F)。

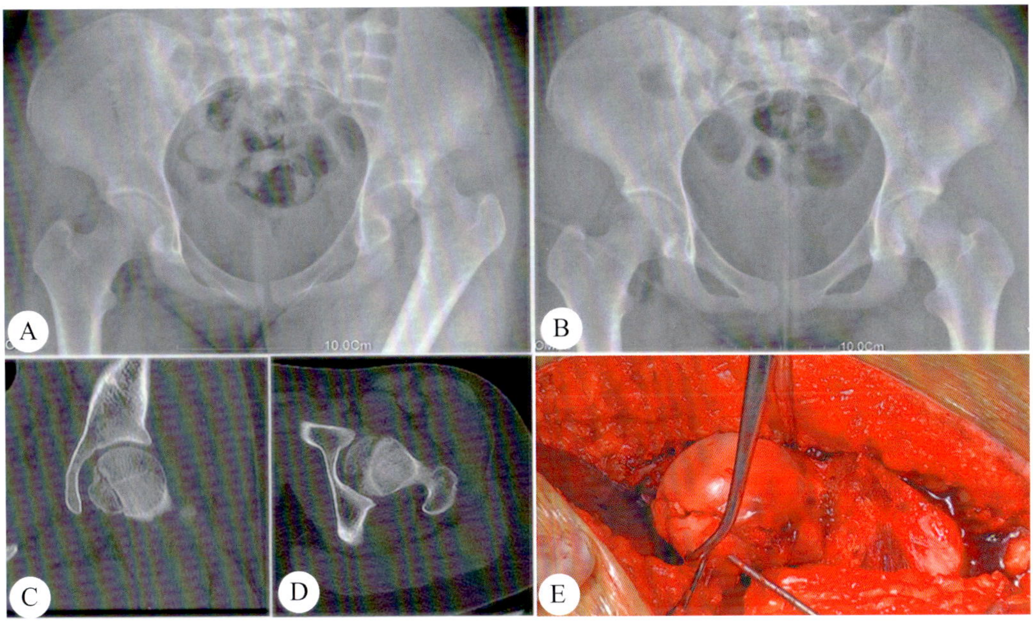

图 4-1-1　术前 X 线提示左股骨头骨折合并左髋关节后脱位(A)；复位后复查 X 线及 CT(B, C, D)；术后第 3 d 行手术治疗，术中大粗隆截骨后脱出股骨头(E)

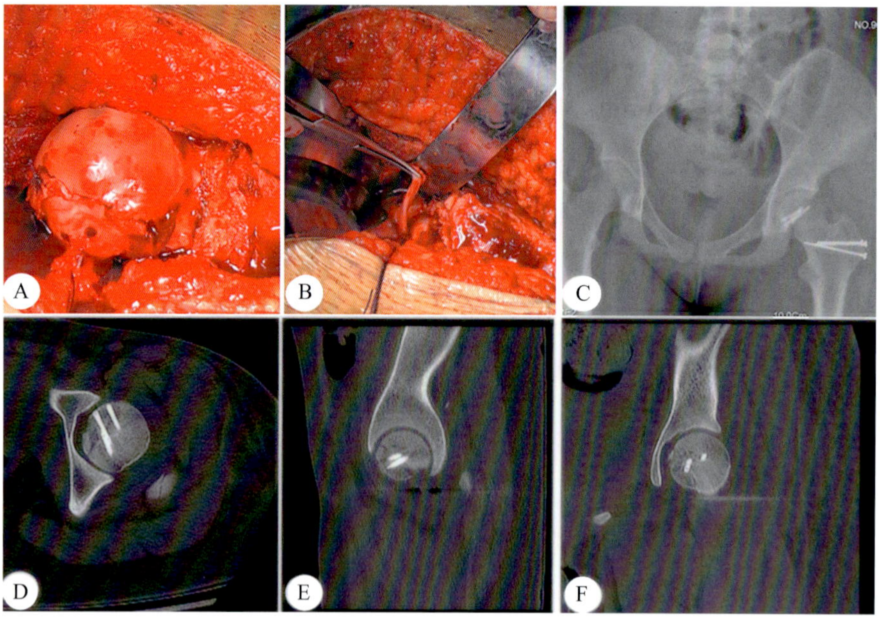

图 4-1-2　术中脱出股骨头，可见关节盂唇撕裂（A，B）；术后复查 X 线及 CT（C，D，E，F）

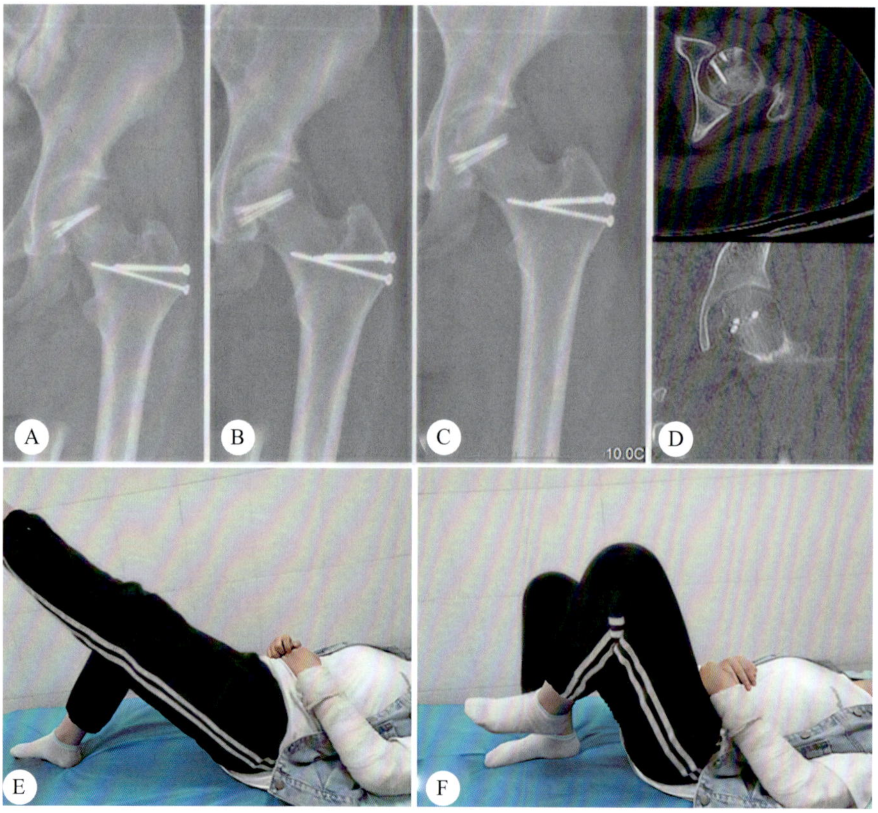

图 4-1-3　术后 1 个月复查 X 线片（A）；术后 3 个月复查 X 线片（B）；术后 6 个月复查 X 线及 CT（C，D，）；髋关节活动良好（E，F）

讨论

1957 年 Pipkin 在对多位股骨头骨折合并髋关节后脱位的患者进行长达 10 年的随访中首次发现并命名了该类损伤，故之后将此类骨折称为 Pipkin 骨折。Pipkin 骨折的治疗原则为早期行手法复位髋关节，完善 CT 检查了解骨折线及骨折块移位情况，根据骨折的类型制订手术计划。

股骨头的血供主要由旋股内侧动脉、旋股外侧动脉、股骨滋养动脉及闭孔动脉等供应，其中来自旋股内侧动脉的外侧组提供了股骨头大部分血供[1,2]。旋股内侧动脉起于股深动脉，绕小转子后上方经闭孔外肌至关节后面，终支沿闭孔外肌下缘向外上至转子间窝，跨闭孔外肌浅面延续为颈升动脉。髋关节后脱位合并股骨头骨折多数伴有后侧关节囊撕裂、盂唇损伤，血运已部分损伤，此时如再选择前侧入路，较易损伤到颈升动脉的前侧组，必将进一步加重血运破坏，增大股骨头坏死概率。故 Ganz 等于 2001 年报道了 Ganz 入路治疗股骨头骨折[3]，该入路的优势是能够充分暴露术野，而且不会破坏股骨头的正常血供，能在接近 360°范围内显露股骨头和髋臼，取出关节囊内的游离体，复位固定骨折块同时股骨头脱位势必造成髋臼盂唇损伤，该入路可以探查髋臼盂唇损伤情况并同时进行处理。根据股骨头血供特点，髋关节外科脱位入路术中关节囊需“Z”字形切开[4]，首先平行股骨颈长轴于前外相切开关节囊，然后在接近梨状肌肌腱的前缘处，位于小转子前方呈 90°折向远侧，此操作可避免损伤位于小转子后上方的旋股内侧动脉深支；随后平行髋臼唇方向切开关节囊，即可充分暴露股骨头。陈志伟等[5]采取经髋关节外科脱位入路大转子截骨治疗 15 例 Pipkin 骨折，结果优良率达 80%，该入路可获得良好显露，同时可保护股骨头的血供。Gardner 等[6]应用髋关节外科脱位入路治疗股骨头骨折，指出该入路可更充分显露骨折并同时达到骨折块解剖复位和稳定固定，与以往前侧入路相比有明显优势。对于严重的股骨头压缩性骨折可通过髋关节外科脱位入路将股骨头脱出，并采取骨软骨移植术对负重区软骨进行修复[7]。Keel 等[8]采用髋关节外科脱位入路治疗 20 例髋臼骨折和(或)股骨头骨折患者，术中显露充分，他们指出 57%的股骨头骨折患者存在严重软骨损伤，术中进行软骨修复同时发现髋臼盂唇损伤并进行修复，术后 2 年随访效果满意。Mostafa 等[10]采用髋关节外科脱位入路和 Kocher-Langenbeck 入路治疗 Pipkin Ⅰ型和Ⅱ型骨折，在术中出血量及股骨头显露和固定等方面，前者较后者存在明显优势，但发生异位骨化的概率增加。

结合文献报道和本节所展示的病例，我们总结出以下经验：①在髋关节外科脱位入路中，切开关节囊时应注意避免损伤旋股内侧动脉深支，脱位时可切断圆韧带，因圆韧带动脉并非股骨头血供的主要来源。②术中截骨应注意保持大转子厚度约 1.5 cm，远、近端带臀中肌和股外侧肌肌腹，截骨时应尽可能应用摆锯，如无摆锯可使用骨刀。③关节脱位后操作中应持续应用生理盐水冲洗股骨头软骨，避免干燥影响细胞活性。④术中可应用 2.0 mm 克氏针于股骨头上钻孔，观察钻孔处渗血情况，了解股骨头血供情况。⑤术中缝合关节囊时不宜过紧，否则会增加支持带血管张力，进而导致股骨头血流灌注下降。⑥术后大转子截骨块可应用 2～3 枚 3.5 mm 皮质骨螺钉固定，附丽臀中肌止点。

综上所述，对于伴有髋关节脱位的股骨头骨折手术，适合采取髋关节外科脱位入路，既能充分显露又能保留残存的股骨头血供，在治疗股骨头同时探查修复髋臼盂唇损伤，是治疗股骨头骨折的最佳入路。

参考文献

[1] 张洪，邹吉杨，肖凯. 髋关节外科脱位-髋关节内手术的基本手术入路[J]. 中华外科杂志，2014，52(12)：915-918.

[2] 孙大铭，张洪. 髋关节外科脱位：充分、安全的髋关节显露[J]. 中国骨肿瘤骨病，2011，10(5)：464-467.

[3] Ganz R, Gill TJ, Gautier E, et al. Surgical dislocation of the adult hip a technique with full access to the femoral head and acetabu-lum without the risk of avascular necrosis[J]. J Bone Joint Surg Br, 2001, 83(8): 1119-1124.

[4] 叶少腾，陈凯宁，陈嘉欣，等. 髋关节外侧入路在 Pipkin 骨折治疗中的应用[J]. 中华创伤骨科杂志，2010，12(1)：31-34.

[5] 陈志伟，戴祝，廖英，等. 经转子入路大转子截骨治疗Ⅳ型 Pipkin 骨折[J]. 中国修复重建外科杂志，2011，25(10)：1184-1187.

[6] Gardner MJ, Suk M, Pearle A, et al. Surgical dislocation of the hip for fractures of the femoral head[J]. J Orthop Trauma, 2005, 19(5): 334-342.

[7] Bastian JD, Büchler L, Meyer DC, et al. Surgical hip dislocation for osteochondral transplantation as a salvage prodecure for a femoral head impaction fracture[J]. J Orthop Trauma, 2010, 24(12): 113-118.

[8] Keel M, Eid K, Isler B, et al. The role of surgical hip dislocation in the treatment of acetabular and femoral head fractures[J]. Eur J Traumar Emerg Surg, 2005, 30(2): 138-147.

[9] Kim JW, Chang JS, Bae JY, et al. Outcomes of treatment for femoral head fractures with hip dislocation-review of 20 cases[J]. J Korean Hip Soc, 2010, 22(4): 298-304.

[10] Mostafa MF, El-Adl W, El-Sayed MA. Operative treatment of displaced Pipkin type Ⅰ and Ⅱ femoral head fractures[J]. Arch Orthop Trauma Surg, 2014, 134(5): 637-644.

[11] Gagala J, Tarczyńska M, Gaweda K. Fixation of femoral head fractures with antologous osteochondral transfer (mosaicplasty)[J]. J Orthop Trauma, 2014, 28(9): 226-230.

[12] Henle P, Kloen P, Siebenrock KA. Femoral head injuries: Which treatment strategy can be recommended? [J]. Injury, 2007, 38(4): 478-488.

二、股骨粗隆间骨折术后骨不连合并钢板断裂病例

引言

随着人口老龄化的加剧，我国骨质疏松性髋部骨折的发病率逐年增加。目前，股骨粗隆间骨折内固定方式主要包括髓内固定如股骨近端联合加压髓内钉（InterTan）、股骨近端防旋髓内钉（proximal femoral nail antirotation，PFNA）、髓外固定如舌形钢板、股骨近端钢板和动力髋螺钉（dynamic hip system，DHS）等。不稳定型粗隆间骨折通常伴有外侧壁的粉碎和小粗隆的分离[1]，容易被忽视而导致治疗不当。由于粗隆间骨折类型复杂，随着手术治疗的增加，与手术相关的内固定失败病例时常出现，诸如螺钉切出、内固定物松动断裂、继发髋内翻畸形、骨不连等相关并发症时常困扰术者[2]。其中股骨粗隆间骨折术后骨不连发生率为0.6%～5%[3]。此类患者主要不适为持续性髋部疼痛和髋关节活动受限[4]，其诊断标准为术后超过15周，影像学检查仍未见骨折线骨痂形成，并在特殊体位下透视对比可见骨折块发生位移[5]。对于这部分患者，在全身情况允许的前提下，翻修内固定是首选的治疗方式。翻修方法包括动力髁螺钉（dynamic compression screw，DCS）、转子间截骨术（varus intertrochanteric osteotomy，VITO）、髓内钉翻修固定等，目的在于恢复肢体的解剖结构和长度，稳定骨折端，为骨折的愈合提供良好的环境。本节为1例老年粗隆间骨折术后骨不连合并钢板断裂的病例，使用DCS钢板翻修治疗，取得了良好效果，现报道如下。

诊疗过程

男性患者，70岁，因摔伤致左股骨粗隆间骨折，于9个月前在当地医院行左股骨粗隆间骨折切开复位内固定术。否认高血压、糖尿病等基础疾病病史，无吸烟史，无酗酒等不良嗜好。术后6个月后扶拐杖下床行走。2019-08-09患者扶拐行走时突发手术部位剧烈疼痛伴左大腿肿胀、活动受限，即刻被送往我院。查体：左大腿肿胀畸形明显，左下肢血运、感觉未见明显异常。左髋关节活动受限，活动时疼痛明显。余下肢活动未见明显异常，左下肢较对侧短缩约1 cm。入院后X线检查提示：左股骨粗隆间骨折术后，数枚螺钉，断裂同前，部分骨质吸收（图4-2-1 A，B）。CT提示：左股骨粗隆间粉碎性骨折内固定术后愈合不良，

螺钉松动，合并关节腔积液(图 4-2-1 C，D)。

完善各项术前常规检查，于 2019-08-13 在持续硬膜外麻醉下行“左股骨粗隆间内固定取出 + 动力髁钢板内固定术”，患者侧卧位，患侧股骨近端外侧自股骨大转子向骨折远端做约 12 cm 长切口，取出初次手术内固定物(部分螺钉断裂无法取出予留置体内)，彻底清理骨折端骨痂及瘢痕组织，新鲜化骨折端。随后通过牵引对骨折端进行复位，克氏针临时固定，透视见复位良好后，将动力髁钢板导板贴附于股骨外侧皮质上，沿定位导针方向拧入合适长度的头颈钉，并使钢板紧贴骨干外侧。X 线透视位置合适后，用 1 枚皮质螺钉穿过钢板最近钉孔旋进股骨距，使骨折断端处于加压之下，并在动力髁钢板通过自动加压螺孔拧钉加压，使动力髁钢板处于张力下，继续拧入其他螺钉完成固定。术后即刻复查 X 线(图 4-2-2 A，B)。术后继续嘱患者避免负重、戒烟，于床上行下肢功能锻炼，术后 3 个月复查 X 线(图 4-2-2 C，D)，术后 6 个月复查可见骨折已基本愈合(图 4-2-2 E，F)。

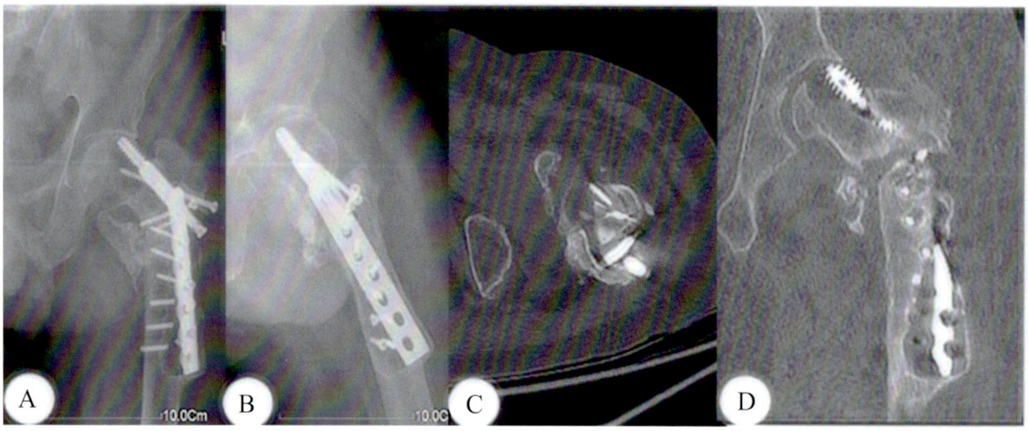

图 4-2-1　患者，男，64 岁，摔伤致左股骨粗隆间骨折(AO A3.3 型)，行左股骨粗隆间切开复位内固定术，术后出现骨不连、螺钉切割、断裂(A，B，C，D)

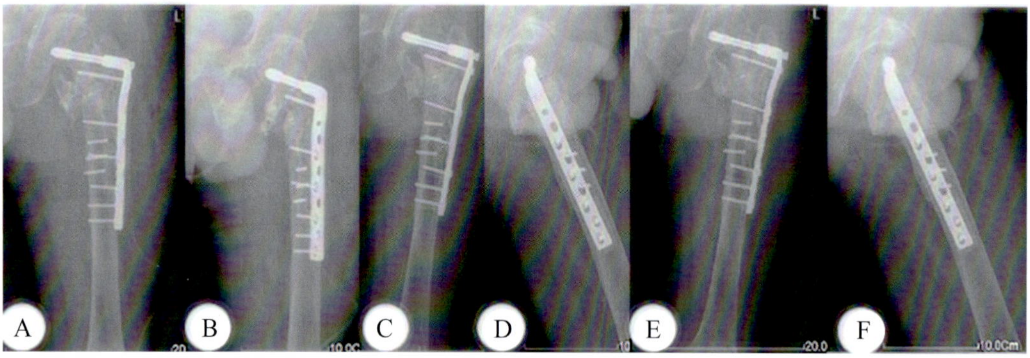

图 4-2-2　术后即刻 X 线片(A，B)；术后 3 个月 X 线片，可见骨折线较模糊(C，D)；术后 6 个月 X 线片，骨折愈合良好(E，F)

讨论

粗隆间骨折内固定失败原因分析：本节所展示的病例为 AO/OTA A3.3 型骨折，此类粗隆间骨折内固定失败率较高，危险因素包括：后内侧壁失去支撑、大粗隆部粉碎、外侧壁粉碎、冠状面劈裂、粗隆间骨折延续至粗隆下或股骨颈、逆粗隆间骨折以及严重的骨质疏松等。从解剖学上分析，内侧的股骨矩及外侧壁的张力带是重要的稳定结构，但 AO/OTA A3.3 型股骨粗隆间骨折同时丢失了这两种结构，这就造成一个极不稳定的骨折类型。本病例初次手术中，DHS 仅实现了外侧壁的复位固定，内侧结构未形成稳定支撑，术后易出现股骨内侧结构失稳导致髋内翻畸形、头颈切割穿钉、内固定失效断裂、骨折延迟愈合等手术并发症。DHS 内固定术后出现骨不连及断钉现象，可能与以下因素有关：①该患者依从性差，未遵医嘱过早下地负重；②股骨近端内侧股骨矩及外侧壁张力带的稳定结构遭到破坏，骨折端不稳定，易导致螺钉松动断裂、骨折不愈合及出现髋内翻畸形[6]；③小粗隆位于股骨内侧，位置较深，显露复位困难，需行大范围的软组织剥离方可充分显露，但因多数老年患者合并多系统疾病，要求手术时间短、创伤小，故经常只能依靠手指来触摸复位、固定小粗隆，固定难度大，骨折复位不理想，未能恢复内侧的稳定结构；④粗隆部骨质的低密度妨碍了骨折的固定强度，加之高龄患者骨质疏松，局部血供较差，加大了骨不连的发生率；⑤选用髓外偏心固定，位于张力侧的钢板承载应力过大，且本组病例螺钉固定密度高，钢板工作距离短，应力集中，进一步加大了钢板断裂的可能性。

股骨粗隆间骨折术后骨不连的治疗是骨科医生常面临的挑战，该骨折患者多为高龄，通常合并多种内科疾病及严重的骨质疏松。手术治疗可明显缓解疼痛，若复位后骨折断端稳定、内固定牢靠，即可早期下地活动，减少了骨折相关并发症，提高了患者的寿命及生存质量。翻修手术目的在于复位稳定骨折端，恢复颈干角，纠正下肢力线，为骨折的愈合提供良好的环境，骨折断端不一定需要额外植骨。Min 等[7]报道了 39 例股骨粗隆间骨折术后骨不连的患者，仅有 2 例植骨，最终有 31 例患者获得骨性愈合，该作者认为植骨与否不是骨折愈合的主要影响因素，主要因素为是否能纠正颈干角，稳定骨折端。Eberle 等[6]对 13 例股骨粗隆间骨折初次手术失败患者采用锁定钢板联合髓内钉的翻修方案，均无植骨，依然有 10 例无并发症愈合。因此，若骨不连的发生原因是局部结构不稳定而不是生物因素时，实现牢固固定，无需植骨即可获得良好效果。此外，对于粉碎性股骨粗隆间骨折，全髋关节置换术也是一种有效的治疗方式[8]，对于股骨粗隆间骨折术后内固定切割股骨头引起股骨头坏死时，无法采用内固定进行翻修，尤其是对于骨质疏松的老年患者，此时全髋关节置换也是一个不错的选择。

综合文献分析，粗隆间骨折骨不连患者手术的成败很大程度上取决于内侧小粗隆的固定及外侧壁的重建和如何有效控制旋转移位实现牢固固定，使用股骨近端钢板翻修仅能稳定外侧结构，无法对内侧壁形成有效支撑。有学者建议，对于此类患者，可使用骨水泥强化动力髋螺钉固定，增强螺钉把持力，但考虑到骨水泥发热易造成局部组织的热性损伤，同时骨水泥一旦渗漏到骨折断端将引起骨不愈合，这也限制了其在临床中的推广应用。本节所展示的病例，骨不连的同时伴有钢板螺钉断裂，部分断钉取出困难，影响髓内钉置钉，故采用髓内固定方式进行翻修。翻修时首先要清除骨折断端卡压的纤维瘢痕组织、坏死骨组织，矫正下肢力线，为骨折复位固定及愈合创造良好的环境。所选用的 DCS 钢板虽为髓外固定，但其能实现坚强稳定的内固定，有利于维持颈干角角度，避免应力集中，稳定骨折断端，减少髋内翻的发生率，同时将钢板放置于股骨外侧，具有分散和传导应力的生物力学优势，为骨折的愈合创造良好条件，减少骨不连、颈干角丢失等并发症的发生。

综上所述，此类粗隆间骨折的治疗需要注意以下几点：①初次手术十分关键，术前应充分了解骨折类型及受伤机制，合理选择内固定及螺钉的分布位置，良好的骨折复位和牢固的固定十分重要；②出现骨不连后，详细评估其发生的原因；③术后应对患者保持密切随访，在内固定失败前及时干预；④确诊骨不连后，应根据患者骨质疏松情况、下肢力线、是否伴有骨缺损、原内固定是否失效决定翻修的方式。本病例通过 DCS 钢板翻修老年股骨粗隆间骨折术后骨不连，能为骨折的愈合提供稳定的环境，既微创又达到牢固固定的效果，值得进一步推广应用及改进。

参考文献

[1] Babhulkar S. Unstable trochanteric fractures: Issues and avoiding pitfalls[J]. Injury, 2017, 48(4): 803-818.

[2] Xue D, Yu J, Zheng Q, et al. The treatment strategies of intertrochanteric fractures nonunion: an experience of 23 nonunion patients[J]. Injury, 2017, 48(3): 708-714.

[3] Biber R, Bail HJ, Stedtfeld HW. Lateral cortical notching in specific cases of delayed unions or nonunions after intertrochanteric and reversed fractures[J]. Arch Orthop Trauma Surg, 2013, 133(4): 495-501.

[4] Bhowmick K, Matthai T, Boopalan PRJ, et al. Decision making in the mallagement of malunion and nonunion of intenrochanteric fractures of the hip[J]. Hip Int, 2020, 30(6): 793-798.

[5] Wu CC, Chen WJ. One-stage revision surgery to treat hip infected nonunion after stabilization with a sliding compression screw[J]. Arch Orthop Trauma Surg, 2003, 123(8): 383-387.

[6] Eberle S, Gabel J, Hungerer S, et al. Auxiliary locking plate improves facture stability and healing in intenmchanteric fractures fixated by intramedullary nail[J]. Clin Biomech, 2012, 27(10): 1006-1010.

[7] Min BW, Lee KJ, Oh JK, et al. Salvage treatment of failed internal fixation of intertrochanteric fractures: What factors determine the failure of treatment? [J]. Injury, 2020, 51(2): 367-371.

[8] Sidhu AS, Singh AP, Singh AP, et al. Total hip replacement as primary treatment of unstable intertrochanteric fractures in elderly patients[J]. Int Orthop, 2010, 34(6): 789-792.

三、股骨粗隆下骨折术后骨不连合并髓内钉断裂病例

引言

股骨粗隆下骨折占所有髋部骨折的10%～34%[1]，多见于低能量损伤的老年患者，也可出现在高能量损伤(交通事故、高处坠落等)的年轻人群[2]。目前至少有15种不同的股骨粗隆下骨折的分型[3]，最常用的是AO分型，主要包括了那些起源于小转子远端3 cm的骨折。该骨折术中复位困难，术后不愈合和畸形愈合发生率高，一直是临床治疗的难点。其特殊的解剖结构使得近端骨折易受臀中肌和臀小肌作用外展，并被髂腰肌牵拉产生屈曲和外旋，同时内收肌向内牵拉骨折远端，增加了复位难度。与粗隆间骨折一样，股骨髓内钉和钢板(股骨近端锁定钢板、倒LISS板、鹅头钉钢板等)被广泛应用于治疗粗隆下骨折[4]。虽然髓内钉在手术时间和植入失败率方面优于髓外固定系统[5]，但术后骨折端的相对不稳定极易导致骨折延迟愈合和不愈合，甚至引起髓内固定物断裂失效。上述情况一旦发生，治疗相对困难。本节为1例粗隆下骨折术后骨不连合并髓内钉断裂的病例，使用加长髓内钉并联合重建钢板翻修固定，取得了良好效果，现报道如下。

诊疗过程

男性患者，65岁，因摔伤致右股骨粗隆下骨折于8个月前当地医院行右股骨粗隆下骨折切开复位内固定术。术后卧床5个月，之后扶拐杖下床行走。2018-03-11患者扶拐行走时突发手术部位剧烈疼痛伴左大腿肿胀、活动受限，即刻被送往我院。查体：右大腿肿胀畸形明显，右下肢血运、感觉未见明显异常；右髋关节活动受限，活动时疼痛明显。余下肢活动未见明显异常，右下肢较对侧短缩约1 cm。入院后X线检查提示：右股骨粗隆间粉碎性骨折内固定术后再骨折，伴髓内钉断裂(图4-3-1 A，B)。

患者入院后予抗凝、止痛等处理，避免患肢深静脉血栓形成。患肢肿胀消退后，于2018-03-14在硬膜外麻醉下行“右股骨粗隆下骨折内固定取出＋髓内钉钢板翻修术”。患者取平卧位，以股骨大粗隆中心做长约8 cm的纵行切口，取出原有髓内钉及锁钉，清除断端瘢痕组织，复位远近端骨折块，克氏针临时固定。透视见复位满意后，选取一长8～10孔的

重建钢板跨过骨折线，远近端各以2枚螺钉固定骨折端，再次透视确认骨折断端对位对线良好。透视下确认大粗隆顶点进针点，置入导针后沿导针进行开口扩髓，选择直径合适的InterTan主钉及侧方导向器，插入主钉至合适深度，使近端拉力孔中心线延长通过股骨头中心，钻入近端螺钉导针，正侧位透视确认导针位于股骨颈中央，深度至股骨头软骨下约5 mm。然后于其下方的钉孔处进行扩孔并插入防旋刀片，接着沿近端导针进行扩孔至合适深度，沿导针拧入合适长度的拉力螺钉，拔出防旋刀片拧入比拉力螺钉少5 mm的组合配套加压钉，最后沿瞄准器依次植入股骨远端交锁钉，去除瞄准架，拧入主钉尾帽。固定牢靠后，冲洗术野，逐层闭合切口。

术后12 h开始抗凝，预防应用抗生素至术后24 h。术后1 d开始指导患者行股四头肌舒缩训练及髋膝关节屈伸活动，鼓励患者勤翻身及排痰训练，术后第3 d复查X线可见骨折复位良好，内固定位置良好(图4-3-1 C，D)。术后3个月复查X线，可见骨痂形成，允许扶拐行走，患肢可部分负重(图4-3-1 E，F)。术后9个月X线提示骨折愈合良好(图4-3-1 G，H)。

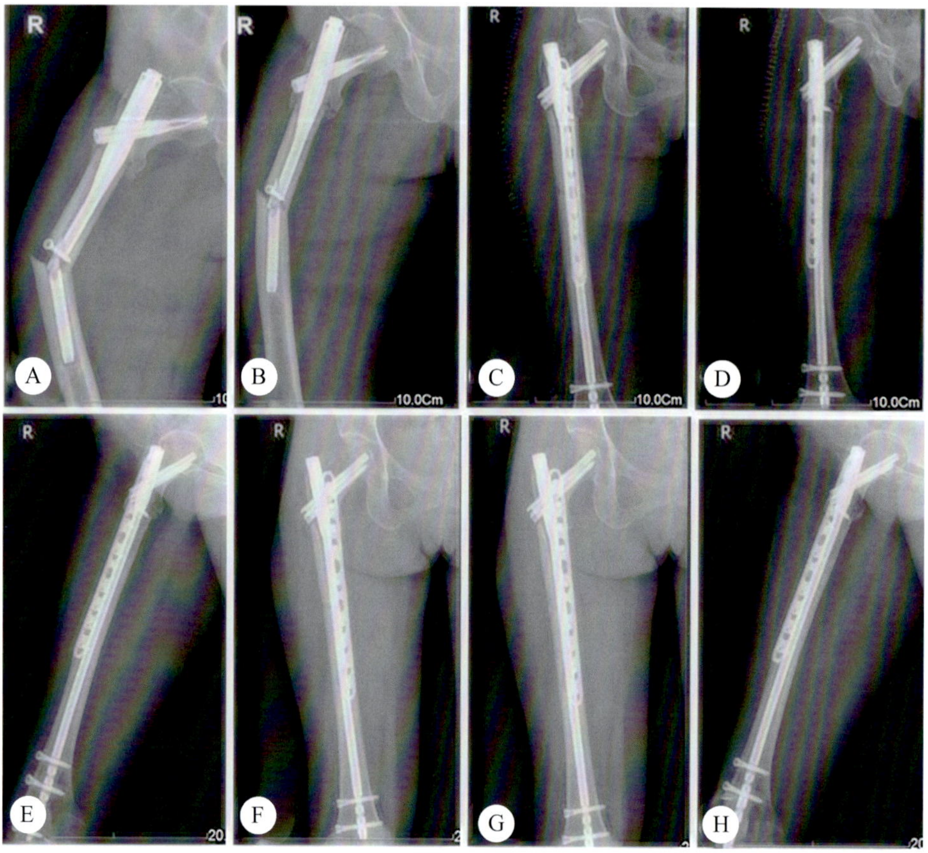

图4-3-1　术前X线片示右股骨粗隆间粉碎性骨折内固定术后再骨折，伴髓内钉断裂(A，B)；术后3 d X线片示右股骨粗隆下骨折复位良好，内固定合适(C，D)；术后3个月X线片示右股骨粗隆部骨折线模糊，右股骨干部骨痂生长明显(E，F)；末次随访X线片示右股骨粗隆和右股骨干骨折愈合良好(G，H)

讨论

髓内钉和钢板是目前治疗粗隆下骨折的主要内固定方式,各有其优缺点[6,7]。髓内钉的优点是皮肤切口小,手术时间短,骨折断端血肿得以保留,使早期负重成为可能。缺点在于术后患肢内收易使骨折近端向外上方移位,远期易出现髋内翻畸形、螺旋刀片切出并发症。目前大多数文献建议老年人粗隆下骨折应采用长髓内钉治疗,以降低骨折愈合不良和内固定断裂等并发症[8,9]。同时也有采用股骨近端解剖板和股骨远端微创钢板(less invasive stabilization system, LISS)进行治疗的报道[10],但由于开放手术存在切口显露及创伤大,偏心固定,无法早期负重,内固定物应力集中易断裂等缺点,使其在治疗高龄股骨粗隆下骨折中受到很大的限制。髓内固定目前主要包括 PFNA 和 InterTan 髓内钉两种固定方式。PFNA 内固定系统可实现微创、中轴固定,其螺旋刀片为空心结构,通过定位针置入简单快捷,能自动锁定防止刀片及股骨头旋转,且其螺旋刀片宽大,通过打入填压松质骨,能够提高锚合力,成角稳定性高,尤其适用于骨质疏松患者。InterTan 系统近年逐渐兴起,针对外侧壁不完整的骨折类型,设计其独特的联合交锁组合钉设计,可产生骨折间确切的线性加压作用,维持骨折的有效复位,且克服了"Z"字效应,加强了头颈钉的成角和旋转稳定性,减少负重时股骨头颈短缩、髋内翻的产生及螺钉对股骨头的切割和退出,有效对抗外侧应力,形成对外侧壁的有效支持,避免内固定失败。因此,InterTan 髓内钉系统可用于外侧壁骨折不完整的不稳定股骨粗隆间或粗隆下骨折的治疗。

对于骨折术后内固定断裂,分析其原因如下:①髓内钉多为钛合金产品,受到应力作用会产生形变,由于金属的疲劳性,达到一定极限时就会发生断裂。②本病例为 Seinsheimei Ⅴ型粗隆下骨折,对于此类骨折,通常存在股骨矩丢失,小粗隆移位明显和外侧壁不完整的情况。因此,在使用髓内或髓外固定的基础上,还可以使用诸如抗旋转螺钉、钢丝张力带及钢板等加强其稳定性。本病例中,术者将原髓内钉取出后改为加长髓内钉联合钢板固定,取得了良好的效果。③内植物置入过程中,若电钻钻孔时未按照钉孔方向,拧入螺钉位置偏斜,受力不均,或内固定物和骨干不服贴,将引起内固定物表面破损,局部形成微电流引发电解效应,减弱钢板的强度。④术中复位不理想或软组织剥离过多。骨折端的解剖复位是坚强内固定的基础,有利于断端的加压,促进骨折的愈合。骨不连患者,长期的应力作用于髓内钉同一位置,反复刺激,最终导致了髓内钉的断裂。因此,我们在强调 AO 原则的同时,更应注重生物的、合理的 BO 原则。术中尽量减少骨折端的剥离,保护骨片血运,避免局部血运不佳而影响骨折愈合。⑤患者对术后各阶段如进行功能锻炼不了解或掌握不当。功能锻炼应贯穿于骨折治疗的全过程,对于 Seinsheimei Ⅳ～Ⅴ型粗隆下骨折,只有骨折断端间形成连续外骨痂时，肢体才能逐步恢复负重活动；过早过大的负重，都会造成内固定松动断裂。

本病例为股骨粗隆下骨折术后骨不连和髓内钉断裂，主要考虑为初次手术未实现良好复位和牢固固定，产生骨折术后骨不连，且患者过早下地负重，应力集中于髓内钉，反复的应力刺激，造成了髓内钉于该处断裂。因此，应根据骨折类型选用合适的内固定物，必要时需采用强化固定（辅助螺钉、钢板、钢丝），规范技术操作，注重 AO 原则同时兼顾 BO 原则，出现骨不连时延缓下地负重时间，及早干预治疗，个性化地指导患者康复是预防此类并发症的关键。

参考文献

[1] 毕红宾，郭明伟，孙楠，等. 股骨近端髓内钉与股骨近端锁定钢板内固定治疗粗隆下骨折的疗效比较[J]. 中国骨与关节损伤杂志，2020，35(8)：819-827.

[2] Li G, Li Z, Han N, et al. A retrospective analysis of reversed femoral less invasive stable system (LISS) for treatment of subtrochanteric femoral fracture[J]. Int J Surg, 2014, 12(5): 432-436.

[3] Loizou CL, McNamara I, Ahmed K, et al. Classification of subtrochanteric femoral fractures[J]. Injury, 2010, 41(7): 739-745.

[4] Saini P, Kumar R, Shekhawat V, et al. Biological fixation of comminuted subtrochanteric fractures with proximal femur locking compression plate[J]. Injury, 2013, 44(2): 226-231.

[5] Luo Q, Fang C, Shen WY, et al. A lesson from the failure of intramedullary fixation of atypical subtrochanteric fractures: a report of two case[J]. JBJS Case Connect, 2013, 3(1): e22.

[6] 贾瑞钢，鑫强，陈彦影，等. 有限切开与闭合复位髓内钉内固定治疗股骨粗隆下骨折的疗效比较[J]. 中国骨与关节损伤杂志，2018，33(2)：167-169.

[7] 马成才，廖中亚，刘冰，等. 加长型 PFNA 与 LPFP 内固定治疗股骨粗隆下骨折的疗效比较[J]. 中国骨与关节损伤杂志，2018，33(4)：346-348.

[8] Lynch JR, Taitsman LA, Barei DP, et al. Femoral nonunion: risk factors and treatment options[J]. J Am Acad Orthop Surg, 2008, 16(2): 88-97.

[9] Rahme DM, Harris IA. Intramedullary nailing versus fixed angle blade plating for subtrochanteric femoral fractures: a prospective randomised controlled trial[J]. J Orthop Surg, 2007, 15(3): 278-281.

[10] 王小辉，李涛，张长虹，等. PFNA 与 PFLCP 内固定老年股骨粗隆下骨折的生物力学分析及其临床疗效比较[J]. 中国骨与关节损伤杂志，2020，35(8)：822-824.

四、股骨粗隆间骨折病例

引言

手术是目前治疗老年股骨粗隆间骨折的首选治疗方案，其目的在于通过良好的复位和坚强的固定，实现患者尽早活动和骨折愈合。由于受伤机制和所受外力大小不同的影响，粗隆间骨折的形态和稳定性情况也各异。不稳定型粗隆间骨折通常伴有外侧壁的粉碎和小粗隆的分离[1]，容易被忽视而治疗不当。PFNA、动力髋螺钉、InterTan 髓内钉、Gamma 钉、股骨近端锁定钢板、角钢板是治疗不稳定粗隆间骨折最常用的固定方法，但仅依靠单一的髓内或髓外固定，术后易引起内固定失效，出现相关手术并发症。本节为 1 例 AO/OTA A3.3 型粗隆间骨折的病例，使用钢丝环扎强化固定辅助髓内钉治疗，取得了良好效果，现报道如下。

诊疗过程

男性患者，68 岁，因“摔伤致右大腿下段肿痛、畸形、活动受限 3 h”于 2018-01-25 入院。否认高血压、糖尿病等疾病病史，无吸烟、饮酒等不良嗜好。查体见：右大腿中下段肿胀畸形明显，右下肢血运、感觉未见明显异常。右膝关节活动因疼痛未行检查。入院后 X 线、CT 检查提示：右股骨中下段粉碎性骨折（图 4-4-1 A，B，C，D，E），根据 AO/OTA 分型，该患者骨折类型为 33 A3.3 型。

患者入院后予下肢皮牵引、抗凝、止痛等处理，完善术前检查后于 2018-01-28 在腰麻下行“右股骨粗隆间骨折切开复位内固定术”，患者取平卧位，置于牵引床上，透视下定位确认粗隆间骨折线。以远端骨折线为中心做长约 3 cm 的股骨近端外侧纵行切口，切开皮肤、筋膜、肌肉后暴露骨折断端。使用复位器钳夹复位骨折块，之后使用环扎器建立钢丝置入通道，从环扎器上的通道口置入钢丝，捆扎复位，透视见复位满意后拧紧钢丝，移除金属环扎器。根据骨折块分离情况选取 2 道钢丝捆扎远端骨折块（图 4-4-1 F，G，H）。随后使用牵引床，患肢在牵引下内收内旋尝试复位，直至透视下正侧位对位良好。以股骨粗隆顶点为中心做长约 4 cm 切口，透视下确认大粗隆顶点进针点，置入导针后沿导针进行开口扩髓，选择直径合适的 PFNA 主钉及侧方导向器，插入主钉至合适深度，使近端拉力孔中心线延长通过股骨头中心，打入近端螺钉导针，正侧位透视确认导针位于股骨颈中央，深度至股骨头软骨下约 5 mm。然后于其下方的钉孔处进行扩孔并插入防旋刀片，最后沿瞄准器依次植入股骨远端交锁钉，去除瞄准架拧入主钉尾帽。固定牢靠后，冲洗术野，逐层闭合切口(图 4-4-1 I)。

术后 12 h 开始抗凝，预防应用抗生素至术后 24 h。术后 1 d 开始指导患者行股四头肌舒缩训练及髋膝关节屈伸活动，鼓励患者勤翻身及进行排痰训练。术后 3 d 复查 X 线片，了

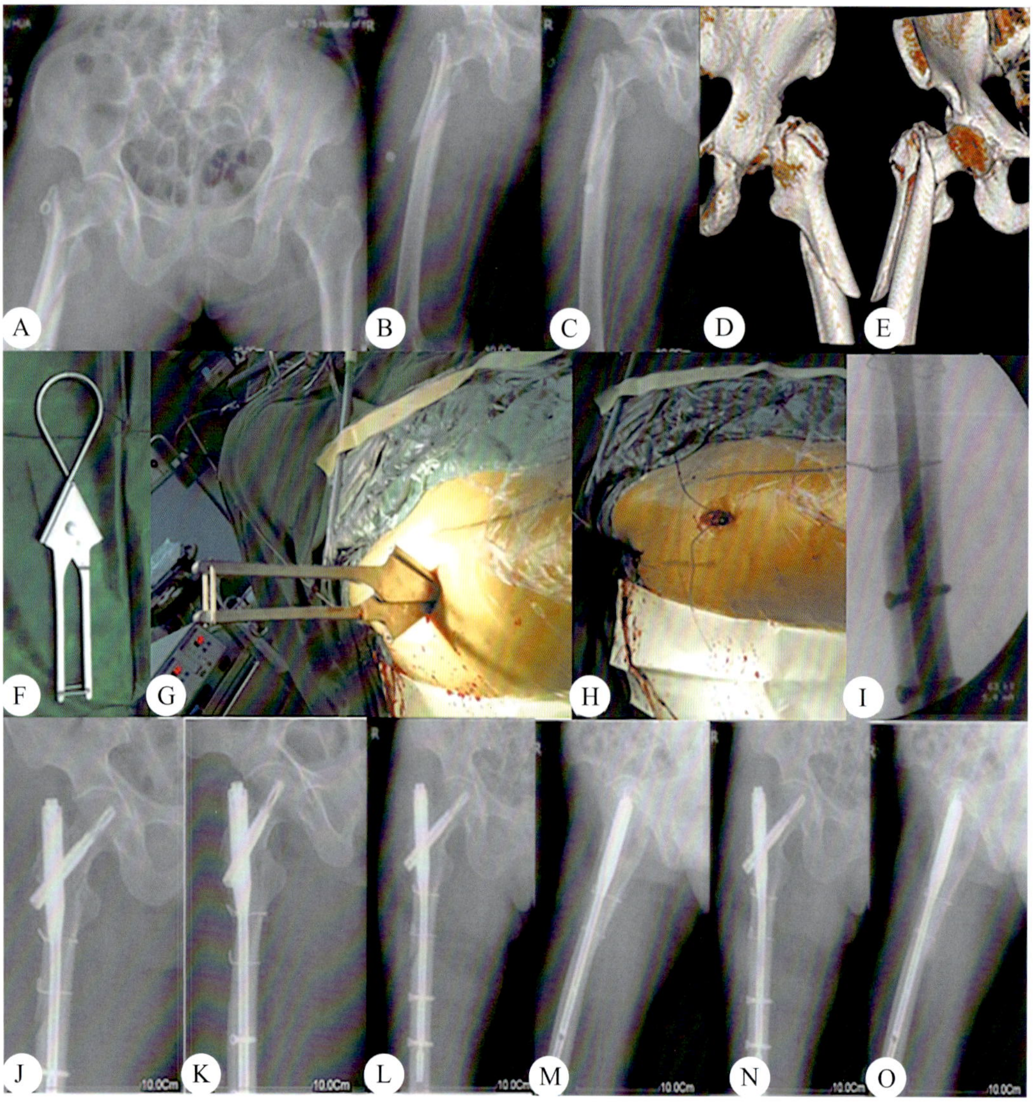

图 4-4-1 术前 X 线、三维 CT 示：右股骨粗隆间骨折 AO A3.3 型(A，B，C，D，E)；术后第 3 d 行手术治疗，钢丝环扎强化辅助髓内钉固定，术中使用的钢丝环扎器，可很好地实现微创操作(F，G，H)，术中复位固定情况(I)；术后即刻 X 线片(J，K)；术后 3 个月 X 线片(L，M)；术后 6 个月 X 线片，骨折愈合良好(N，O)

解内固定物及骨折端复位情况(图 4-4-1 J, K)。术后 3 个月复查 X 线,提示右股骨粗隆部骨折线模糊,右股骨干部骨痂生长明显(图 4-4-1 L, M)。根据骨痂生长情况,逐渐部分负重活动。末次随访 X 线片示右股骨粗隆间骨折愈合良好(图 4-4-1 N, O)。

讨论

随着人口老龄化的加剧,老年股骨粗隆间骨折发病率也随之逐年上升[2]。相较于保守治疗,手术治疗可明显缓解疼痛,若复位后骨折断端稳定、内固定牢靠,即可早期下地活动,减少了骨折相关并发症,提高了患者的寿命及生存质量。但随着手术治疗的增多,与手术相关的内固定失败病例时常出现,诸如螺钉切出、内固定物松动、继发髋内翻畸形等相关并发症[3]时常困扰着术者。粗隆间骨折常见的失败原因包括:后内侧壁失去支撑、大粗隆部粉碎、外侧壁粉碎、后壁累及或冠状面劈裂、粗隆间骨折延续至粗隆下或股骨颈、逆粗隆间骨折以及严重的骨质疏松等。从解剖学上分析,对于股骨粗隆间骨折,内侧的股骨矩及外侧壁的张力带是重要的稳定结构,但 A3.3 型股骨粗隆间骨折却完全丢失了这两种结构,这就造成一个不稳定的骨折类型。大量临床研究表明,复位固定小粗隆可明显增加骨折局部稳定性。除了生物力学的优势外,小粗隆固定的另一个可能的好处是保留了髂腰肌止点从而增加了髋部的肌肉力量[4]。此外,保持股骨外侧壁的完整性可对股骨头颈骨折块提供外侧的支撑阻挡,一旦外侧壁完整性破坏则可使股骨头颈骨块外移塌陷而使远侧骨干内移,导致骨折断端不稳定,继而出现内固定失败。因此,如何恢复股骨粗隆间内外侧结构的完整性是决定手术成败的关键。针对 A3.3 型不稳定骨折,若出现以下情况,我们应考虑采用强化固定,避免单一固定方式,降低内固定失败率:①伴有后内侧壁粉碎、骨折线向粗隆下延伸、大粗隆骨折移位或股外侧壁粉碎的粗隆间骨折,此类骨折内固定失败率较高。因此股骨外侧壁的完整性与股骨近端骨折的预后明显相关。此类股骨粗隆间骨折单纯依靠髓内或髓外固定效果不佳,采用强化固定辅助重建稳定结构是治疗此类股骨粗隆间骨折的有效方法。②LFW 倾斜角度＞14.79°或＜－7.45°;LFW 倾斜角定义为股骨正位片股骨外侧壁与主钉外侧缘的夹角,是重要的复位预后指标,若 LFW 的倾斜角度＞14.79°或＜－7.45°,对位不佳,将导致术后骨折愈合差,术中需辅助固定恢复其倾斜角度,促进骨折愈合[5]。③A3.3 型外侧壁为向下延伸的长斜型骨折,骨折线长,骨块较大,复位困难。此类骨折与之前所述情况类似,单一的髓内或髓外固定均无法实现牢固固定,需强化固定辅助实现坚强固定[6]。研究表明,对于不稳定型粗隆间骨折,强化固定组在骨折愈合、内固定失败率等指标上明显优于未强化固定组[7]。强化固定方式的选择(螺钉、钢板或者钢丝)取决于骨折的情况,如外侧壁骨折线短小或隐裂,复位不困难,多可采用抗旋转的螺钉强化固定;若冠状面骨折粉碎严重,外侧壁距离短,钢板难以固定,则可采用钢丝或钛缆环扎强化固定；当外侧壁骨块足够大，骨折线向干部延伸时，钢板是较好的选择。

髓内钉治疗 A3.3 型股骨粗隆间骨折是目前主流的治疗方案，可实现术前闭合复位，术中无需大范围暴露骨折端，骨折断端血肿得以保留；缺点是术后患肢内收易使骨折近端向外上方移位，远期易出现髋内翻畸形、螺旋刀片切出并发症。目前大多数文献建议老年人粗隆间骨折应采用长髓内钉治疗，以降低骨折愈合不良和内固定断裂等并发症[8]。同时也有采用股骨近端解剖板和倒 LISS 钢板成功治疗的报道。但开放手术存在切口创伤大，偏心固定，无法早期负重，内固定物应力集中易断裂等缺点，使其在治疗高龄股骨粗隆间骨折中受到很大的限制。髓内钉内固定系统主要是 PFNA 和 InterTan 两种固定方式。InterTan 系统近年逐渐兴起，针对外侧壁不完整的骨折类型，其独特的联合交锁组合钉设计，可产生骨折间确切的线性加压作用，维持骨折的有效复位，且克服了"Z"字效应，加强了头颈钉的成角和旋转稳定性，减少负重时股骨头颈短缩的发生概率，有效对抗外侧应力，形成对外侧壁的有效支持。但对于老年骨质疏松患者，PFNA 系统是更好的选择。PFNA 内固定系统可实现微创、中轴固定，其螺旋刀片为空心结构，通过定位针置入简单快捷，能自动锁定防止刀片及股骨头旋转，且其螺旋刀片宽大，通过填压松质骨，刀片使股骨头颈横切面形成四边形的骨质隧道，提高锚合力，成角稳定性高，尤其适用于骨质疏松患者。对于内侧皮质不完整、复位困难的股骨粗隆间骨折，在无法实现良好支撑的情况下，PFNA 内固定充分体现了其轴心固定的优势，以促进骨折微动，加速骨折愈合。但手术的成败很大程度取决于内侧小粗隆的固定及外侧壁的重建和如何有效控制旋转移位实现牢固固定，抗旋转螺钉、钢丝或钛缆的张力带、复位钢板等是良好的辅助手段[9]，同时也需考虑到在创伤最小的情况下实现坚强固定。有研究表明，不稳定的骨质疏松性股骨近端骨折的最高稳定性可以通过 PFNA 内固定，并通过环扎钢丝再固定小转子来实现[10]。也有学者研究表明[11,12]，粗隆间骨折实现解剖复位的前提下，使用钢丝环扎技术辅助固定，取得了良好的效果。因此，我们采用钢丝辅助 PFNA 内固定治疗 AO A3.3 型的股骨粗隆间骨折，取得了良好的疗效。该方法具有如下优点：①重建了股骨小粗隆及外侧壁的稳定性，为内固定提供有效的内外侧壁把持点，增加固定的可靠性[13]；②抵抗旋转应力同时有效控制旋转移位，使骨折端复位后实现坚强固定，避免内固定失效；③遵循微创理念，术中内固定均为微创置入，钢丝复位器实现小切口复位，无需暴露骨折断端，可维持骨折端对位对线，术中无需反复透视，能明显减少术中骨折闭合复位时间和透视次数[14]，同时股骨周围血管网丰富，即使钢丝环扎损伤股深动脉或穿支动脉，周围仍有丰富的交通血管网代偿，对骨折处血运破坏少，有利于骨折的愈合。

综上所述，对于 A3.3 型的老年股骨粗隆间骨折，一定要重视股骨外侧壁骨折和旋转不稳定的处理，否则易引起内固定不牢固并发症。本节展示的病例采用钢丝强化固定辅助 PFNA 内固定，既微创又达到牢固固定的效果，值得进一步推广应用及改进。

参考文献

[1] Babhulkar S. Unstable trochanteric fractures: issues and avoiding pitfalls[J]. Injury, 2017, 48(4): 803-818.

[2] 黄琨,黄常红,王飚,等.股骨近端防旋髓内钉联合钢丝环扎内固定治疗老年AO-A3型股骨粗隆间骨折疗效分析[J].中国骨与关节损伤,2021,8(3):798-802.

[3] 周钰卓,齐宇新,马腾洋,等.老年股骨粗隆间骨折PFNA失败的危险因素分析[J].中国矫形外科杂志,2022,28(4):292-296.

[4] Ehrnthaller C, Olivier AC, Gebhard F, et al. The role of lesser trochanter fragment in unstable pertrochanteric A2 proximal femur fractures-is refixation of the lesser trochanter worth the effort? [J]. Clin Biomech (Bristol, Avon), 2017, 42: 31-37.

[5] Kim Y, Bahk WJ, Yoon YC, et al. Radiologic healing of lateral femoral wall fragments after intramedullary nail fixation for A3.3 intertrochanteric fractures[J]. Arch Orthop Trauma Surg, 2015, 135(10): 1349-1356.

[6] Kim JW, Park KC, Oh JK, et al. Percutaneous cerclage wiring followed by intramedullary nailing for subtrochanteric femoral fractures: a technical note with clinical results[J]. Arch Orthop Trauma Surg, 2014, 134(9): 1227-1235.

[7] Kulkarni SG, Babhulkar SS, Kulkarni SM, et al. Augmentation of intramedullary nailing in unstable intertrochanteric fractures using cerclage wire and lag screws: a comparative study[J]. Injury, 2017, 48 (Suppl 2): S18-S22.

[8] Gao Z, Lv Y, Zhou F, et al. Risk factors for implant failure after fixation of proximal femoral fractures with fracture of the lateral femoral wall[J]. Injury, 2018, 49(2): 315-322.

[9] 王小辉,李涛,张长虹,等.PFNA与PFLCP内固定老年股骨粗隆下骨折的生物力学分析及其临床疗效比较[J].中国骨与关节损伤杂志,2020,35(8):822-824.

[10] 张福田,张海香,江静,等.有限切开钳夹复位钢丝环扎加长股骨近端防旋髓内钉治疗股骨转子下骨折[J].临床骨科杂志,2021,24(6):867-870.

[11] Hoskins W, Moniz S, Day R, et al. Fracture reduction has a dominant effect over cerclage wiring in increasing stiffness of intertrochanteric OTA/AO 31-A3.1 (reverse oblique) fractures managed with cephalomedullary osteosynthesis[J]. OTA International, 2021, 15(4): e152-e154.

[12] Karayiannis P, James A. The impact of cerclage cabling on unstable intertrochanteric and subtrochanteric femoral fractures: a retrospective review of 465 patients[J]. Eur J Trauma Emerg Surg, 2020, 46(5): 969-975.

[13] 卢博智,林秀贞.钢丝张力带在合并外侧壁损伤股骨粗隆间骨折髓内钉内固定术中的应用效果观察[J].中国骨与关节损伤杂志,2022,37(2):122-125.

[14] 王瑞雄,吴天然,陈夏平,等.经皮钢丝环扎结合逆行髓内钉治疗股骨远端骨折26例[J].中国中医骨伤杂志,2022,30(12):41-44.

五、股骨粗隆下骨折病例

引言

股骨粗隆下骨折是指发生在股骨小粗隆至股骨干中段与近端交界处(即股骨髓腔最狭窄处)之间的骨折,发生率占髋部骨折的 10%~34%[1,2]。股骨粗隆下骨折的好发人群呈双峰分布,其中 20~40 岁的青壮年多为高能量损伤并且多合并其他部位骨折和损伤,60 岁以上的老年人多为低能量损伤[3,4]。股骨粗隆下解剖结构特殊,既是松质骨和皮质骨的转换区域,又是应力集中和大量肌肉如髂腰肌、臀中肌、外旋肌群和内收肌群的附丽点。因此,股骨粗隆下骨折的术后并发症发生率较高,可能发生骨折延迟或不愈合、内固定物失败的情况[5,6]。本节展示了 2 个分别采用髓内钉附加锁定钢板和髓内钉附加钢丝环扎治疗不稳定型股骨粗隆下骨折(骨折按 Seinsheimer 分型为Ⅳ型和Ⅴ型)的病例,报道如下。

诊疗过程

患者 1:男性患者,50 岁,因"摔伤致左大腿疼痛、畸形、活动受限 5 h"于 2017-04-05 入院。否认高血压、糖尿病等疾病病史,无吸烟、饮酒等不良嗜好。查体见:左大腿中下段肿胀畸形明显,左下肢血运、感觉未见明显异常。左膝关节活动因疼痛未行检查。入院后 X 线检查提示:左股骨粗隆下骨折(图 4-5-1 A, B),Seinsheimer 分型为Ⅴ型。

入院后予左胫骨结节牵引,抬高患肢、抗凝等处理,待肿胀消退后于 2017-04-08 硬膜外麻醉下行"左股骨粗隆下骨折切开复位内固定术"。患者取平卧位,首先尝试闭合复位,缓慢牵引,外旋外展后放松牵引再内收内旋,透视下确认股骨近端位置,取股骨近端外侧切口,显露骨折端;骨折远端可通过适当牵引旋转,联合应用 JoyStick 技术辅助复位,注意保持内侧皮质完整性;骨折复位后用克氏针临时固定,锁定钢板置于股骨前外侧,骨折远近两端各置入 3 枚单皮质螺钉,长度为 8~10 mm,透视下确认钢板和螺钉的位置及长度;选择梨状窝作为进针点,透视下确认髓内钉和锁钉的长度及位置,置入髓内钉时需缓慢小心,避免骨折块移位,依次打入远近端锁钉及尾帽。透视下确认骨折复位、股骨力线良好。冲洗并缝合伤口,放置引流。

术前 30 min 和术后 24 h 内常规应用抗生素预防感染，术后应用低分子肝素抗凝，术后第 2 d 拔除引流管；术后 1 d 开始股四头肌舒缩练习，术后 3 d 逐步练习抬腿、屈曲膝关节并行持续被动功能锻炼；术后 3 d 复查 X 线片，了解内固定物及骨折端复位情况(图 4-5-1 C,D)。

术后 3 个月内患肢不负重，在床上行髋、膝关节功能锻炼。术后 3 个月复查 X 线，提示左股骨粗隆下骨折线模糊，骨痂生长明显(图 4-5-1 E, F)。根据骨痂生长情况，逐渐部分负重活动。术后 6 个月随访 X 线片示左股骨粗隆下骨折愈合良好(图 4-5-1 G, H)。

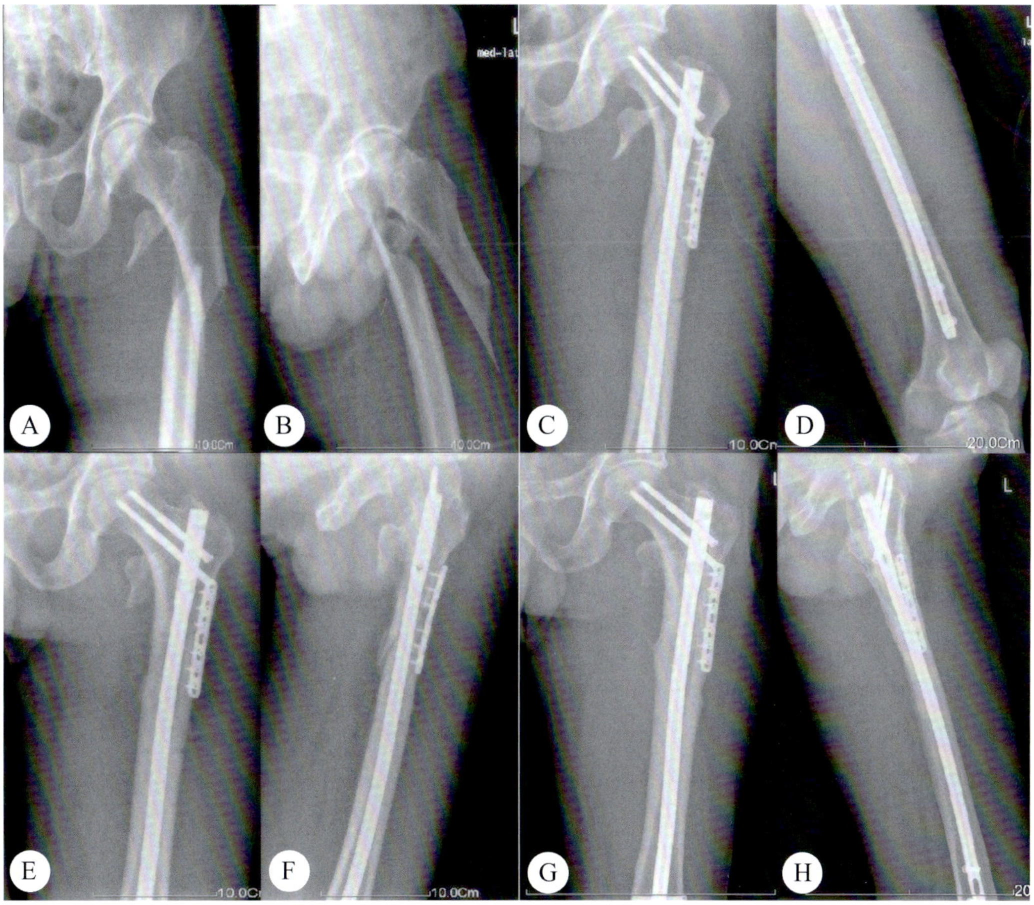

图 4-5-1　术前 X 线片示左股骨粗隆下骨折(Seinsheimer Ⅴ型)(A, B)；术后 3 d X 线片示左股骨粗隆下骨折复位良好，内固定合适(C, D)；术后 3 个月 X 线片示左股骨粗隆部骨折线模糊，左股骨干部骨痂生长明显(E, F)；末次 6 个月 X 线片示左股骨粗隆下骨折愈合良好(G, H)

患者 2：女性患者，62 岁，因“摔伤致左大腿疼痛、畸形、活动受限 4 h”于 2019-07-05 入院。否认高血压、糖尿病等疾病病史，无吸烟、无饮酒等不良嗜好。查体见：左大腿中下段肿胀畸形明显，左下肢血运、感觉未见明显异常。左膝关节活动因疼痛未行检查。入院后 X 线检查提示：左股骨粗隆下骨折(图 4-5-2 A, B)，Seinsheimer 分型为Ⅳ型。

该患者 2019-07-07 于硬膜外麻醉下行“左股骨粗隆下骨折切开复位内固定术”。患者取平卧位，缓慢牵引外旋外展后放松牵引再内收内旋，透视下确认股骨近端位置，取股骨近端外侧切口，显露骨折端；骨折远端可通过适当牵引旋转，联合应用 JoyStick 技术辅助复位，注意保持内侧皮质完整性；骨折复位后用克氏针临时固定，采用钢丝环扎固定骨折端，选择梨状窝作为进针点，透视下确认髓内钉和锁钉的长度及位置，置入髓内钉时需缓慢小心，避免骨折块移位，依次打入远近端锁钉及尾帽。透视下确认骨折复位、股骨力线良好。冲洗并缝合手术切口，放置引流管。术后予以消炎、镇痛等对症治疗，术后 48 h 拔除引流管，开始膝关节和髋关节被动功能锻炼，术后第 3 d 复查 X 线，了解内固定物及骨折端复位情况（图 4-5-2 C，D）。术后 6 周逐渐进行负重锻炼。

术后 3 个月内患肢不负重，在床上行髋、膝关节功能锻炼。术后 3 个月复查 X 线，提示左股骨粗隆下骨折线模糊，骨痂生长明显（图 4-4-2 E，F）。根据骨痂生长情况，逐渐部分负重活动。术后 6 个月随访 X 线片示左股骨粗隆下骨折愈合良好（图 4-4-2 G，H）。

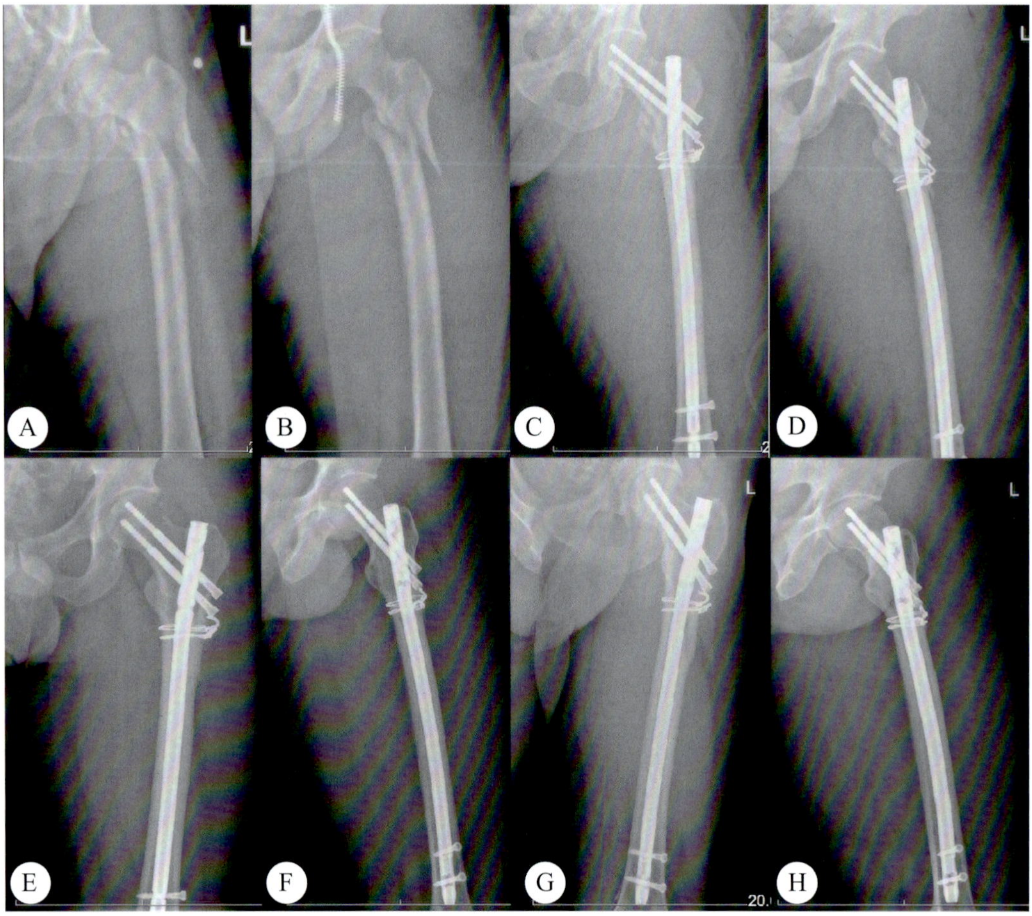

图 4-5-2　术前 X 线片示左股骨粗隆下骨折（Seinsheimer Ⅳ型）（A，B）；术后 3 d X 线片示左股骨粗隆下骨折复位良好，内固定合适（C，D）；术后 3 个月 X 线片示左股骨粗隆部骨折线模糊，左股骨干部骨痂生长明显（E，F）；术后 6 个月末次随访 X 线片示左股骨粗隆下骨折愈合良好（G，H）

讨论

股骨粗隆下周围有大量肌肉附着，导致股骨粗隆下骨折难以通过牵引复位，即使骨折复位成功，也很难在置入内固物过程中保持良好复位，其次，股骨粗隆下骨折治疗后骨折延迟愈合和骨折不愈合的发生率较高，一直是骨科医生面临的一大挑战[7]。采取切开复位内固定治疗股骨粗隆下骨折，能够使骨折端可视化，有助于更快、更精确地复位骨折，并且有研究[8]表明，有限切开显露骨折端不仅可以实现精确复位，而且能保护血液供应，不会增加术后并发症的发生率。因此，对于复杂的不稳定股骨粗隆下骨折，有限切开直视下复位骨折并尽量保护周围软组织可能是一个更好的选择[9,10]。切开复位内固定股骨粗隆下骨折可选择多种内固定方式，髓内钉与滑动加压鹅头钉(compressionhip screw，CHS)、DHS、大粗隆支持钢板(trochanteric stabilizing plate，TSP)相比，可能是一个更优的选择，它遵循了微创手术原则，具有生物力学优势，包括固定杠杆臂较短、载荷分担更均衡、弯曲运动较少[11]。但是为了确保股骨粗隆下骨折在髓内钉置入前和置入时均保持良好复位，需选择合适的方式辅助及维持骨折复位，而锁定钢板或钢丝均可用于辅助及维持不稳定股骨粗隆下骨折的复位，尤其是内侧壁缺损和外侧壁粉碎的不稳定股骨粗隆下骨折。有研究表明[12]，髓内钉附加钢板内固定治疗股骨粗隆下骨折不仅可以提高骨折稳定性，还可以减少骨折断端微动和髓内钉负荷。也有研究表明[13]通过有限切开可以直接复位股骨粗隆下骨折，附加钢丝套扎可以对内侧结构进行有效固定，并重建股骨内侧的力学支撑结构。因此，髓内钉附加钢板与附加钢丝内固定治疗不稳定股骨粗隆下骨折均可实现较好的临床疗效，但是关于两种方法临床疗效的对比研究较少。

本节展示的2个病例分别采用髓内钉附加锁定钢板与髓内钉附加钢丝环扎内固定治疗不稳定型股骨粗隆下骨折，均取得良好疗效。根据我们的经验：髓内钉附加锁定钢板内固定的手术时间短、术中透视次数少、骨折愈合时间短，而髓内钉附加钢丝环扎内固定的手术切口小、术中出血量少，两种固定方式各有利弊，两种固定方式治疗不稳定型股骨粗隆下骨折均可取得较好的临床疗效。

参考文献

[1] Panteli M, Mauffrey C, Giannoudis PV. Subtrochanteric fractures: issues and challenges[J]. Injury, 2017, 48(10): 2023-2026.

[2] Tazawa R, Minehara H, Matsuura T, et al. Biomechanical evaluation of internal fixation for the treatment of comminuted subtrochanteric femur fractures[J]. J Orthop Sci, 2021, 26(2): 261-265.

[3] Kammerlander C, Neuerburg C, Verlaan JJ, et al. The use of augmentation techniques in osteoporotic fracture fixation[J]. Injury, 2016, 47(Suppl 2): 36-43.

[4] Howard A, Giannoudis PV. Proximal femoral fractures: issues and challenges[J]. Injury, 2012, 43(12): 1975-1977.

[5] Kim KK, Won Y, Smith DH, et al. Clinical results of complex subtrochanteric femoral fractures with long cephalomedullary hip nail[J]. Hip Pelvis, 2017, 29(2): 113-119.

[6] Shin WC, Moon NH, Jang JH, et al. Comparative study between biologic plating and intramedullary nailing for the treatment of subtrochanteric fractures: is biologic plating using LCP-DF superior to intramedullary nailing? [J]. Injury, 2017, 48(10): 2207-2213.

[7] Jansen H, Doht S, Frey SP, et al. Subtrochanteric femoral fractures: influence of patient age on fracture type and mobility[J]. J Orthop Sci, 2013, 18(3): 451-455.

[8] Wang ZH, Li KN, Lan H, et al. A comparative study of intramedullary nail strengthened with auxiliary locking plate or steel wire in the treatment of unstable trochanteric fracture of femur[J]. Orthop Surg, 2020, 12(1): 108-115.

[9] Mingo-Robinet J, Torres-Torres M, Moreno-Barrero M, et al. Minimally invasive clamp-assisted reduction and cephalomedullary nailing without cerclage cables for subtrochanteric femur fractures in theelderly: surgical technique and results[J]. Injury, 2015, 46(6): 1036-1041.

[10] Kokkalis ZT, Mavrogenis AF, Ntourantonis DI, et al. Reduction techniques for difficult subtrochanteric fractures[J]. Eur J Orthop Surg Traumatol, 2019, 29(1): 197-204.

[11] Wang J, Li H, Jia H, et al. Intramedullary versus extramedullary fixation in the treatment of subtrochanteric femur fractures: a comprehensive systematic review and meta-analysis[J]. Acta Orthop Traumatol Turc, 2020, 54(6): 639-646.

[12] Eberle S, Gabel J, Hungerer S, et al. Auxiliary locking plate improves fracture stability and healing in intertrochanteric fractures fixated by intramedullary nail[J]. Clin Biomech, 2012, 27(10): 1006-1010.

[13] 洪胜坤,王巍,何飞熊,等.有限切开复位股骨近端防旋髓内钉联合钢缆套扎内固定治疗股骨粗隆下骨折[J].中国骨与关节损伤杂志,2022,37(4):402-404.

六、股骨干合并同侧股骨近端骨折病例

引言

股骨干合并同侧股骨近端骨折是临床上较为少见的骨折，其发生率占股骨干骨折的2.5%～9.0%[1]。此类复杂骨折好发于青壮年患者，多为高能量损伤所致，常伴有其他系统损伤和其他部位的骨折。近年来随着高能量损伤病例的增多，此类骨折的发生率有增加的趋势，其在诊断和治疗方面还存在许多值得探讨的问题，对于骨科医生来讲仍是个较为棘手的问题。尽管此类骨折的手术治疗有多种内固定方法可供选择，但尚无一种内固定方法得到普遍认可。我们采用桥接组合式内固定系统治疗1例股骨干合并同侧股骨近端骨折的患者，取得良好效果，现报道如下。

诊疗过程

女性患者，17岁，因“高处坠落致右大腿下段肿痛、畸形、活动受限2 h”于2019-06-25入院。否认高血压、糖尿病、心脏病等基础疾病病史，无吸烟、饮酒等不良嗜好。查体：右髋部、右大腿中下段肿胀畸形明显，皮肤无明显破溃，右下肢感觉未见明显异常，末梢血运尚可；右髋部、右大腿中下段压痛明显，可触及明显骨擦感及异常活动，右髋、右膝关节因疼痛拒绝活动，余右下肢活动未见明显异常，右下肢较对侧短缩约2 cm。辅助检查：X线检查提示右股骨颈骨折、右股骨中下段骨折（图4-6-1 A，B）。

患者入院后即行右胫骨结节骨牵引，同时加强患肢的抗凝治疗，避免患肢深静脉血栓形成。患肢肿胀消退后，于2019-07-01在持续硬膜外麻醉下行“右股骨颈、右股骨干骨折切开复位桥接钢板内固定术”。患者取仰卧位，常规行术区皮肤消毒、铺巾。将股骨人为分为“近侧窗”“中间窗”和“远侧窗”。先做“近侧窗”：暴露大转子后切断部分股外肌显露股骨颈基底部，切开部分关节囊。适当外展、内旋患肢，复位股骨颈骨折端后予克氏针临时固定，同时取1枚螺钉固定骨折的大粗隆。再做“中间窗”：有限切开复位股骨干骨折，劈开股外侧肌后，暴露并清理股骨骨折断端。纵向牵引患肢，并利用骨膜剥离子插入断端之间进行撬拨复位。取1块6～8孔的重建锁定接骨板置入股骨前方，远近端分别固定3枚锁定螺钉，临时固定股骨干骨折。最后做“远侧窗”：有限切开，显露股骨外髁。先将股骨髁接骨板及固定块放置于股骨外髁后测量近端固定块和远端固定块之间所用的连接棒长度。取2根适当长度的金属棒，将4块滑动固定块安装在金属棒上，然后将金属棒从“远侧窗”经软组织下隧道插入至“近侧窗”。将金属棒远近端分别套入固定块内并调整各滑动块位置。分别在股骨髁固定块、股骨近端固定块上固定不同数量的螺钉，之后利用锁定螺钉和1枚锁定螺帽固定金属棒的远近端。然后利用金属棒上的滑动固定块分别从远近端固定股骨干。透视下确认骨折复位、股骨力线良好。冲洗并缝合伤口，放置引流。

术前30 min和术后24 h内常规应用抗生素预防感染。此患者手术时间超过3 h，术中加用1组抗生素。术后常规应用低分子肝素抗凝，术后48 h拔除引流管；术后1 d开始股四头肌舒缩练习，术后3 d逐步练习抬腿、屈曲膝关节并行持续被动功能锻炼；术后5 d复查X线，了解内固定物及骨折端复位情况（图4-6-1 C，D）。

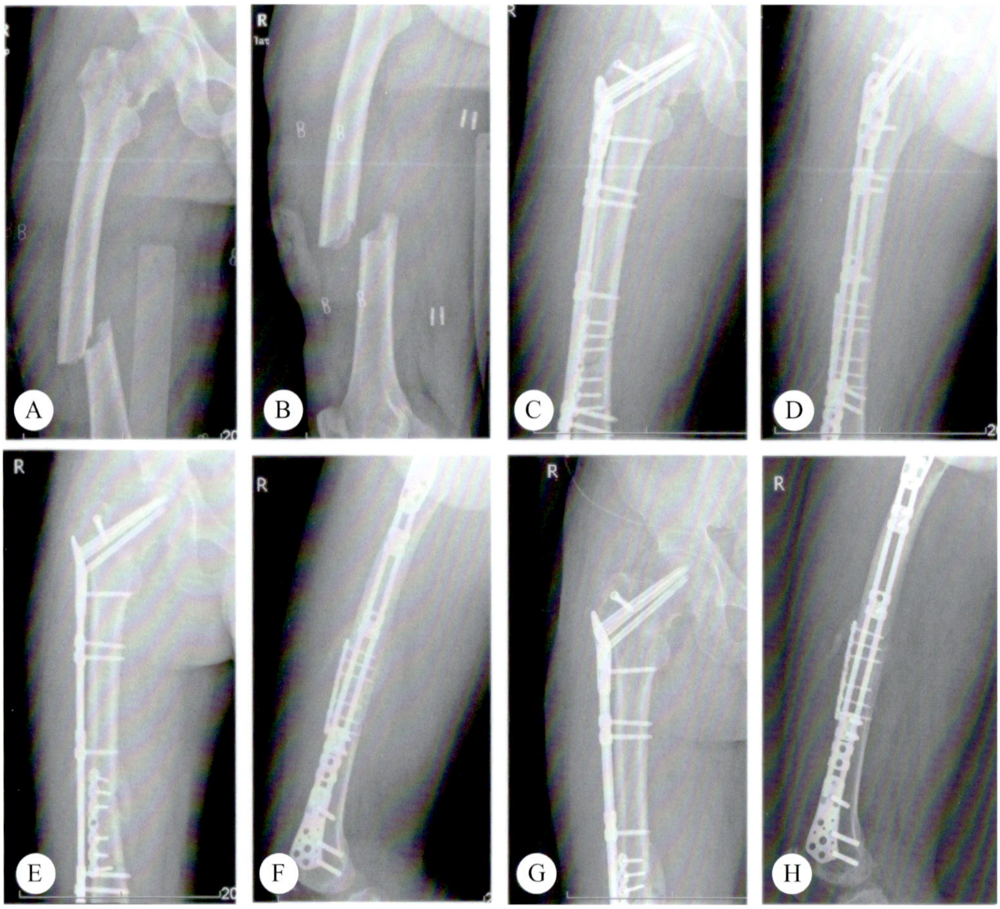

图4-6-1　术前X线片示右股骨粗隆和右股骨干骨折（A，B）；术后5 d X线片示右股骨粗隆和右股骨干复位良好，内固定合适（C，D）；术后3个月X线片示右股骨粗隆部骨折线模糊，右股骨干部骨痂生长明显（E，F）；末次随访X线片示右股骨粗隆和右股骨干骨折愈合良好（G，H）

术后 3 个月内患肢不负重，在床上行髋、膝关节功能锻炼。术后 3 个月复查 X 线，提示右股骨颈部骨折线模糊，右股骨干部骨痂生长明显(图 4-6-1 E，F)。根据骨痂生长情况，逐渐部分负重活动。末次随访 X 线片示右股骨颈和右股骨干骨折愈合良好(图 4-6-1 G，H)。

讨论

股骨干合并同侧股骨近端骨折是临床上少见但复杂的骨折，多为高能量损伤所致[2]，最常见的受伤原因为交通事故(仪表盘损伤)(图 4-6-2)，其次为高处坠落。此类患者常合并有颅脑或胸、腹腔等其他脏器损伤，且一般为多发骨折(腰椎、髋臼、股骨髁间、股骨髁上、髌骨、胫腓骨、跟骨)[3]。受伤时髋关节屈曲外展、膝关节屈曲，暴力首先造成股骨干骨折，未完全吸收的能量继而造成股骨近端骨折。因此，股骨干骨折大部分发生在股骨干中 1/3 且常为粉碎性，移位严重，少部分残余暴力继续向上传导而引起股骨近端骨折。由于大部分能量已在股骨干处释放，故股骨近端骨折移位程度也较小[4,5]。

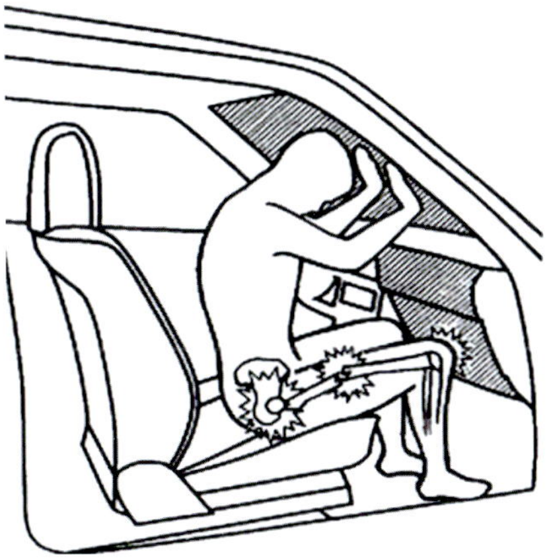

图 4-6-2　仪表盘损伤示意图

股骨近端骨折常漏诊和误诊。研究报道股骨近端骨折的延迟诊断率高达 19%～31%，漏诊率高达 13%～31%[4]。延迟诊断或漏诊的主要原因包括：①因处理威胁生命的重型创伤而分心；②注意力集中在畸形明显的股骨干骨折，忽视了位置深在的髋部骨折；③髋部疼痛较缓和或者患者有感知但被股骨干骨折的剧烈疼痛所掩盖[6]。为提高此类骨折的诊断率，对高能量损伤造成的股骨干骨折，应常规检查髋关节并摄髋关节和骨盆 X 线片。必要时行 CT 扫描或 MRI，以防漏诊“隐匿性”股骨近端骨折。研究表明，普通 CT 扫描和 X 线片检查对于隐匿性股骨近端骨折的诊断无明显差别，建议行薄层 CT(2 mm)检查[7]。但最新的研究发现，薄层 CT 对于隐匿性的股骨颈骨折也存在 12%的漏诊率[8]，联合快速有限序列 MRI 检查可解决上述问题[9]。

股骨干合并同侧股骨近端骨折有明确的内固定手术指征，内固定术有利于护理及早期功能锻炼，能够减少卧床的并发症。但其手术治疗较为复杂，需要制定完善的术前计划。术前计划的要点包括：①合适的手术时机；②先固定哪种骨折；③选择哪种内固定方法。手术目的是实现两处骨折的解剖复位和坚强固定。对于手术时机的选择，普遍认为尽早手术治疗可以减少患者并发症和致残率，并可实现早期的功能锻炼和康复。因此，待患者全身情况稳定后应尽早行手术治疗。对于先固定股骨近端骨折还是股骨干骨折，采用一组内固定还是两组内固定，目前尚存争议。通常的方式是近端骨折和干部骨折分别采用一组内固定，或者用一个内固定同时固定两处骨折。一组内固定通常采用股骨重建钉或者配合空心钉、加长 PFNA 或者锁定接骨板；而两组固定骨折近端采用锁定接骨板、DHS 或者空心钉，骨折远端采用逆行髓内钉或者锁定接骨板[1,10]（图 4-6-3）。但目前，各种方法治疗的成功率不一，多数研究为小样本，因此急需大样本的临床随机对照研究。

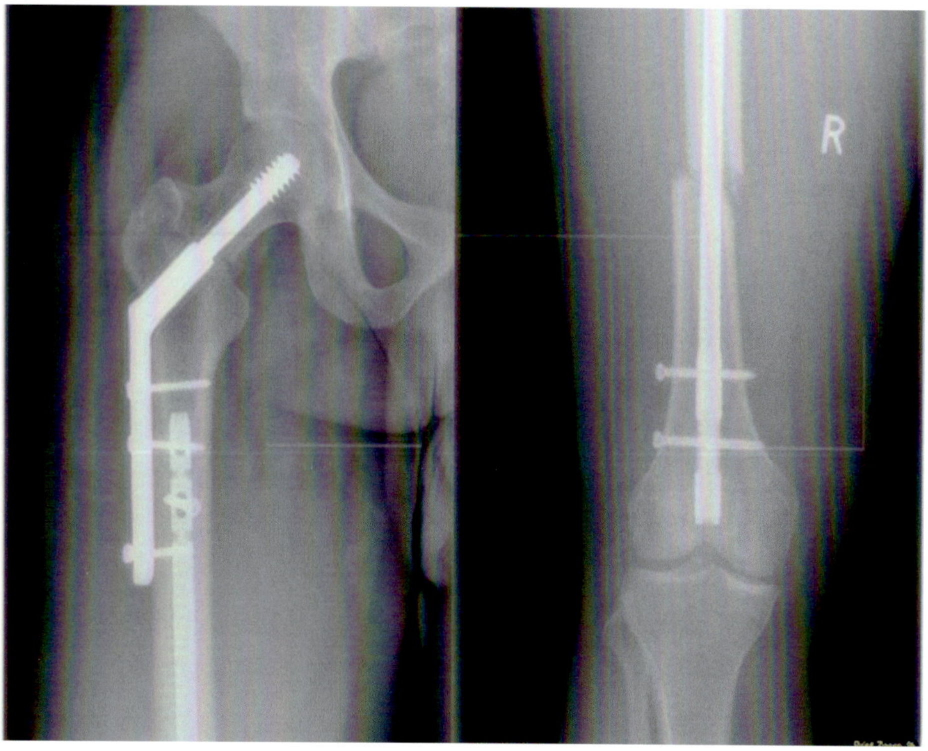

图 4-6-3 逆行髓内钉联合 DHS 治疗股骨干合并同侧股骨颈骨折典型病例

股骨干合并同侧股骨近端骨折中，股骨近端骨折的预后较好。研究表明，股骨颈骨折术后平均愈合时间为 11～25 周，股骨颈骨折术后骨不连发生率为 0%～6.7%，延迟愈合发生率为 3.7%～5%，股骨头坏死率为 0%～22%（平均为 5%），坏死率要低于单独的股骨颈骨折[11]。这可能与股骨颈骨折多为稳定的基底型骨折有关。而股骨干骨折的预后则较差，平均愈合时间为 20.3～27.3 周，骨不连发生率为 0%～23%，延迟愈合发生率为 3.7%～40%[12]。这可能与股骨干骨折时受到的暴力较大，多为粉碎性骨折有关。

对于股骨干合并同侧股骨近端骨折的手术治疗，文献中也有少量应用长的锁定加压钢板（locking compression plate，LCP）或长 DHS 同时固定股骨干和股骨近端骨折的报道[13]，文献作者认为接骨板系统，如桥接组合式内固定系统可能更加适合此类骨折的治疗。目前，桥接组合式内固定系统在临床上已广泛用于复杂的粉碎性长管状骨的骨干骨折、近关节部的骨折等[14,15]。本节中使用桥接组合式内固定系统，即由不同规格的棒、连接块和螺钉构成的组合内固定系统。锁定螺钉的螺钉纹与连接块的锁定螺纹相配合构成锁定连接。使用时螺钉拧入连接块后，其螺帽将块的开口收紧，并抱紧棒，同时钉帽直接挤压棒缘，使钉、棒、块锁紧为一体。该系统可通过螺钉和棒的变换组合实现不同固定模式。

综上，同侧股骨干合并股骨近端骨折相对较少，漏诊率或延迟诊断率高，且治疗复杂。患者入院后不仅应进行系统全面的查体和影像学检查以避免漏诊或延迟诊断，还应制定完善的术前计划，选择合适的手术时机和内固定材料。应用桥接组合式内固定系统治疗的临床疗效良好，是股骨干合并同侧股骨近端骨折一种较好的治疗选择。

参考文献

[1] Ostrum RF, Tornetta P, Watson JT, et al. Ipsilateral proximal femur and shaft fractures treated with hip screws and a reamed retrograde intramedullary nail[J]. Clin Orthop Relat Res, 2014, 472(9): 2751-2758.

[2] Friedman RJ, Wyman ET Jr. Ipsilateral hip and femoral shaft fractures[J]. Clin Orthop Relat Res, 1986, 208: 188-194.

[3] Chen CM, Chiu FY, Lo WH, et al. Ipsilateral hip and distal femoral fractures[J]. Injury, 2000, 31(3): 147-151.

[4] Wolinsky PR, Johnson KD. Ipsilateral femoral neck and shaft fractures[J]. Clin Orthop Relat Res, 1995, 318: 81-90.

[5] Boulton CL, Pollak AN. Special topic: ipsilateral femoral neck and shaft fractures—does evidence give us the answer? [J]. Injury, 2015, 46(3): 478-483.

[6] Lawson E, Madougou S, Chigblo P, et al. Ipsilateral proximal and shaft femoral fractures[J]. Chin J Traumatol, 2017, 20(3): 155-157.

[7] O'Toole RV, Dancy L, Dietz AR, et al. Diagnosis of femoral neck fracture associated with femoral shaft fracture: blinded comparison of computed tomography and plain radiography[J]. J Orthop Trauma, 2013, 27(6): 325-330.

[8] Rogers NB, Hartline BE, Achor TS, et al. Improving the diagnosis of ipsilateral femoral neck and shaft fractures: a new imaging protocol[J]. J Bone Joint Surg Am, 2020, 102(4):309-314.

[9] Rennard J, Rogers N, Achor T, et al. The impact of magnetic resonance imaging on the diagnosis of high-energy ipsilateral femoral neck and shaft fractures[J]. J Orthop Trauma, 2022, 36(2):93-97.

[10] 王丙刚，刘娜，杨佐明，等. 股骨干骨折合并同侧股骨近端骨折内固定方式选择探讨[J]. 实用骨科杂志，2015,21(10):933-937.

[11] Swiontkowski MF, Hansen ST Jr, Kellam J. Ipsilateral fracture of the femoral neck and shaft: a treatment protocol[J]. J Bone Joint Surg, 1984, 66(2): 260-268.

[12] Okcu G, Aktuglu K. Antegrade nailing of femoral shaft fractures combined with neck or distal femur fractures: a retrospective review of 25 cases, with a follow-up of 36-150 months[J]. Arch Orthop Trauma Surg, 2003, 123: 544-550.

[13] 王捷，张铁量，于建华，等. 股骨干骨折合并同侧股骨颈骨折的手术治疗[J]. 中华骨科杂志，2006,26

(5):309-312.
[14] 章莹,吴文,王玮,等.桥接钢板治疗长管状骨的高能量损伤[J].临床骨科杂志,2007,10(2):123-125.
[15] 胡鹏,陈卫,康两期,等.桥接钢板治疗胫骨干超长节段粉碎性骨折[J].骨科,2015,6(2):79-82.

七、股骨干合并同侧股骨近端、股骨远端骨折病例

引言

股骨干、股骨近端或股骨远端骨折均为常见的骨折类型，然而股骨干骨折合并同侧股骨近端、股骨远端骨折在临床中较为少见，多以个案的形式报道。这一类型的骨折最早由Käch于1993年首先描述[1]，好发于青壮年患者，多为交通事故中摩托车碰撞或者高处坠落等高能量损伤所致，且常伴其他系统损伤或其他部位骨折[2]。近年来生产、生活中高能量损伤事件的发生逐渐增多，该类骨折的发生率也呈增高趋势。当前，此类复杂骨折的诊治较为棘手，仍有许多问题值得探究。我们采用桥接组合式内固定系统治疗股骨干骨折合并同侧股骨近端、股骨远端骨折，取得良好效果，现报道如下。

诊疗过程

男性患者，23岁，因"外伤致左下肢肿痛、畸形、活动受限4 h"于2020-09-17入院。否认高血压、糖尿病、心脏病等基础疾病病史，机会性吸烟史及饮酒史。查体：左大腿肿胀明显，皮肤无明显破溃，左下肢感觉未见明显异常，末梢血运尚可；左髋部、左大腿中段及下段压痛明显，可触及明显骨擦感及异常活动，左髋、左膝关节因疼痛拒绝活动，余左下肢活动未见明显异常，左下肢较对侧短缩约1.5 cm。辅助检查：X线检查提示，左股骨颈骨折，左股骨中段骨折，左股骨远端骨折（图4-7-1 A，B）。患者入科后即行左胫骨结节骨牵引，抬高患肢、鼓励患者行踝泵运动促进患肢肿胀消退，同时加强患肢的抗凝治疗，避免患肢深静脉血栓形成。患肢肿胀消退后，于2020-09-23在持续硬膜外麻醉下行"左股骨颈、左股骨干、左股骨远端骨折切开复位桥接组合式内固定系统内固定术"。患者全身麻醉后取仰卧位，常规行术区皮肤消毒、铺巾。将股骨人为分为"近侧窗""中间窗"和"远侧窗"。先做股骨近端骨折：以大粗隆顶点为起点向远端做一长约6 cm皮肤切口，依次切开皮肤、皮下组织及阔筋膜张肌，切断部分股外侧肌以显露股骨大粗隆，显露范围至股骨颈基底部，适当外展、内旋患肢，复位股骨颈骨折端后予克氏针临时固定；取股骨近端解剖固定块，置于大粗隆顶点外下方，导针引导后置入3枚近端空心钉（图4-7-2）。再做股骨远端骨折：有限切

开患侧大腿远端皮肤，分离皮下组织，切开髂胫束，显露股骨外髁，将股骨远端解剖固定块置于股骨外髁，复位并固定股骨远端骨折。最后做股骨干骨折：取大腿外侧中段长约5 cm皮肤切口，有限切开复位股骨干骨折。将股外侧肌向前翻开后，清理骨折端软组织；助手牵引患肢，撬拨复位骨折端，取长短合适的重建锁定钢板置于股骨前方临时固定股骨干骨折。

测量股骨近端固定块和远端固定块之间的距离，取2根长短合适的连接棒，将2～3枚滑动固定块串装于连接棒上。然后将连接棒从"远端切口"经软组织隧道穿至"近端切口"。将连接棒远近端分别套入固定块内并调整各滑动块位置，之后利用锁定螺钉和锁定螺帽固定金属棒的远近端。最后利用金属棒上的滑动固定块固定股骨干骨折的远近端（图4-7-3）。透视骨折断端及钢板位置情况，冲洗切口、放置引流管并逐层关闭切口，术毕。术前30 min和术后24 h内常规应用抗生素预防感染。此患者手术时间超过3 h，术中加用1组抗生素。术后常规应用低分子肝素抗凝，术后48 h拔除引流管；术后1 d开始股四头肌舒缩练习，术后3 d逐步练习抬腿、屈曲膝关节并行持续性被动功能锻炼；术后7 d复查X线片，了解内固定物及骨折端复位情况（图4-7-1 C，D）。术后3个月内患肢不负重，在床上行髋、膝关节功能锻炼。术后3个月复查X线片，提示左股骨颈、左股骨干、左股骨远端骨折线模糊（图4-7-1 E，F）。根据骨折愈合情况，逐渐开始开始部分负重活动。末次随访X线片示左股骨颈、左股骨干及左股骨远端骨折愈合良好（图4-7-1 G，H）。

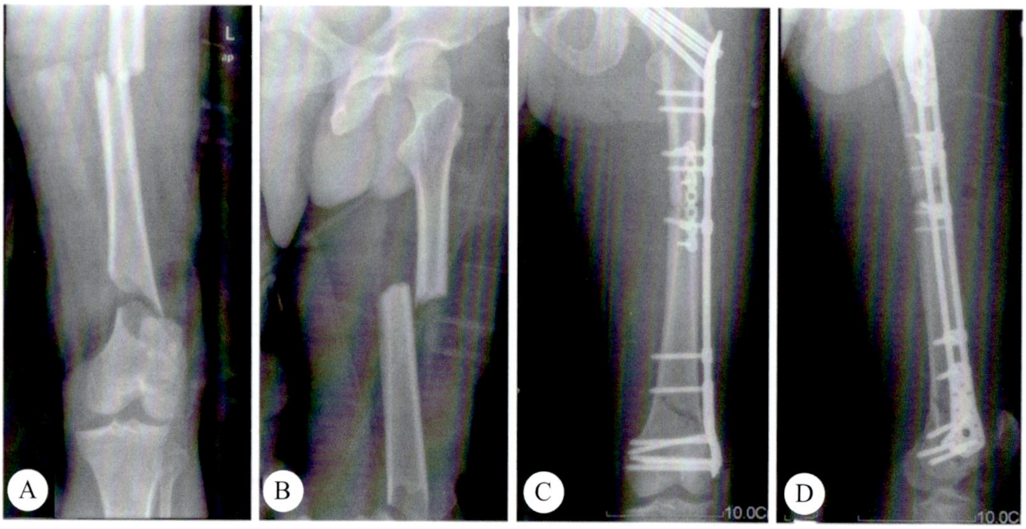

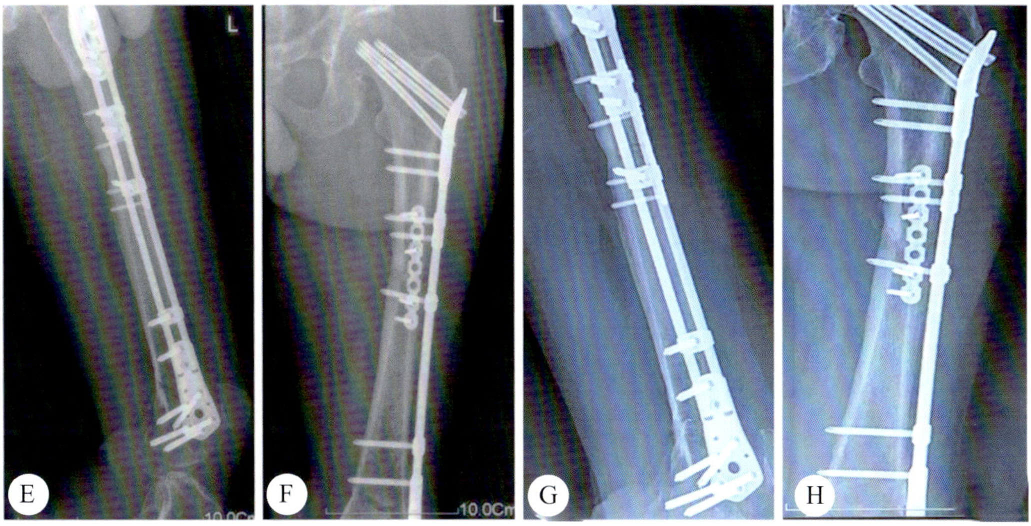

图 4-7-1　术前 X 线正侧位片(A，B)；术后 7 d X 线正侧位片(C，D)；术后 3 个月 X 线正侧位片(E，F)；末次随访 X 线正侧位片，骨折愈合良好(G,H)

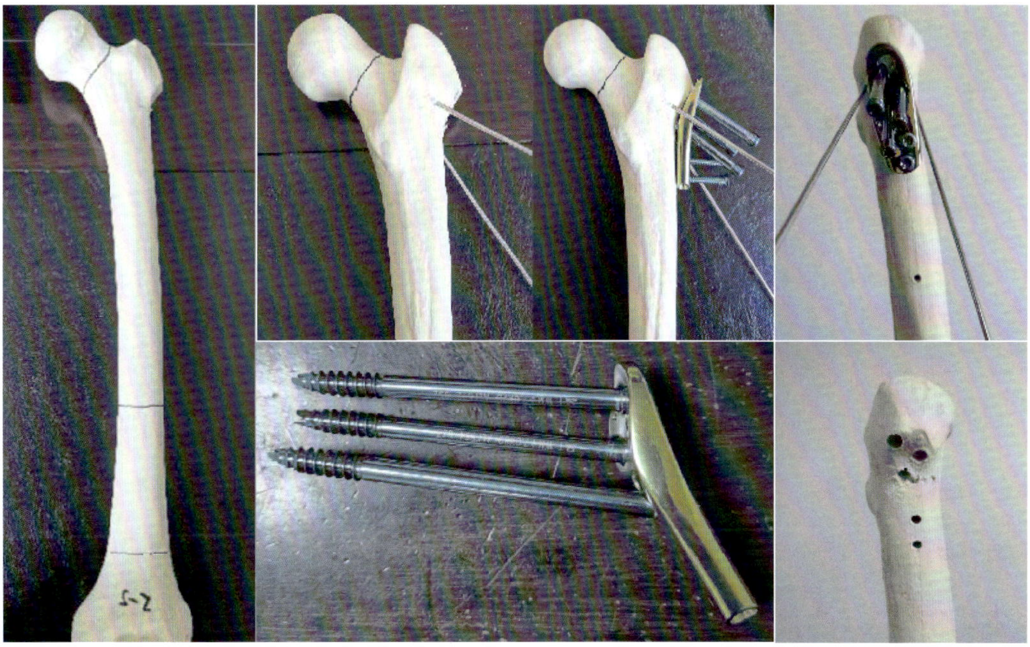

图 4-7-2　股骨近端桥接组合式内固定系统模块组装示意图

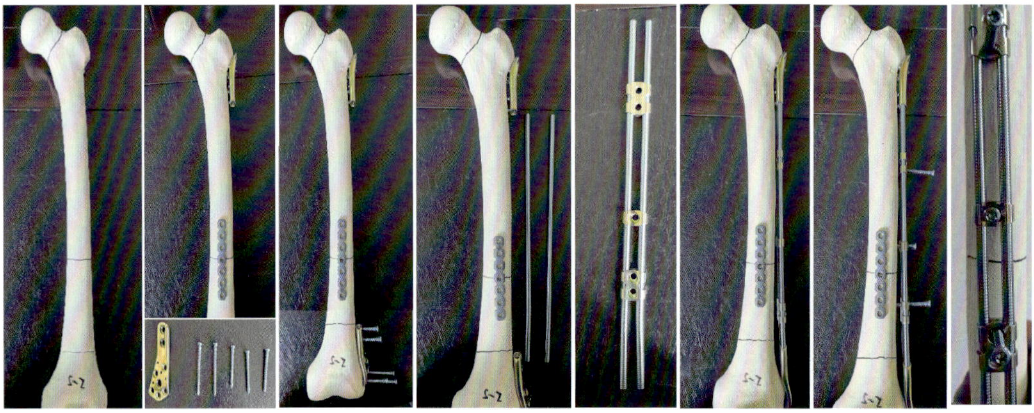

图 4-7-3　股骨中段、远端桥接组合式内固定系统模块组装示意图

讨论

股骨干骨折合并同侧股骨近端、股骨远端骨折是目前创伤骨科所面临的难题，也是骨科医生面临的一大挑战。此类创伤较为罕见，多为交通事故、高处坠落等高能量损伤所致[1]。在高能量损伤机制中，髋部保持屈曲和外旋，使股骨头稳定于髋臼内，负荷从膝关节开始施加，沿着股骨干垂直向上传导，最终导致股骨远端、股骨干以及股骨近端骨折[2]。因股骨远端、股骨干通常会吸收大部分的能量，所以股骨远端、股骨干骨折常为移位较明显的骨折，此时大部分暴力已在股骨远端、股骨干得到释放，经过传导作用于股骨近端的暴力已较弱，所引发的股骨近端骨折一般为不完全骨折或者移位较小的骨折[3,4]。

股骨近端骨折发生较为隐匿，易出现延迟诊断甚至漏诊。究其主要原因，一方面在于颅脑损伤、胸腹部损伤等其他系统、脏器的损伤，使得接诊医生忽略了损伤相对较轻的股骨近端骨折；另一方面在于患肢剧烈疼痛对股骨近端骨折的掩盖，使得诊断出现延误或遗漏。再次进行髋部 X 线或 CT 检查对于明确是否存在股骨近端骨折是非常必要的，可降低漏诊或延迟诊断的发生率[5]。

面对此类复杂的股骨骨折，骨折部位固定方式困扰着多数骨科医生。基于股骨近端和远端骨折的固定会对股骨干骨折的固定造成影响，股骨干骨折的优先级应次于股骨颈骨折和股骨远端骨折，可根据近端和远端损伤的固定要求，选择合适的固定方案[6]：采用空心钉固定股骨干近端骨折、逆行髓内钉配合小钢板固定股骨干及股骨远端骨折；动力髋、PFNA或者锁定钢板固定股骨近端骨折、钢板固定股骨干及股骨远端骨折；同侧股骨骨折部位全部用钢板固定；空心钉固定股骨近端骨折结合长 LCP 钢板同时固定股骨干和股骨远端骨折；等等。髓内钉因具有微创、中心固定、术后早期负重以及并发症发生率低等优点，在临床上取得了较为满意的疗效，被广大学者公认为治疗股骨干骨折的首选方法[7,8]。对于移位的股骨远端骨折，理想处理方法是进行解剖复位和牢固固定，但良好的股骨远端钢板可能占据股骨远端髓腔的很大部分，使得逆行髓内钉难以应用。同样，如果使用顺行髓内钉，股骨远端又无法进行有效的锁定，使得无论是使用顺行或是逆行髓内钉对股骨干骨折进行固定均较为困难。采用钢板固定患侧多处骨折可作为一种备选治疗方案。但对于损伤较重的患者，患肢大范围的切开在一定程度上会增加软组织损伤以及感染的风险。在这种情形下，桥接组合式接骨板系统作为一种解决上述问题的方案，取得了较为可靠的治疗效果[9]。连接棒、固定块以及固定螺钉共同组成桥接式内固定系统。一方面利用其复位作用，可较好地解决股骨骨折所引发的成角、短缩、移位以及旋转畸形；另一方面，其对骨折端尽可能少的直接暴露，保护骨折断端周围的血液供应，为骨折端愈合提供了相对稳定的生物环境[10]。我们参照 Barei 等[2]文献报道结果并根据所有患者股骨近端及股骨远端骨折类型，先对股骨近端及股骨远端骨折进行有效固定，化繁为简，降低了手术操作难度，最后利用系统本身的滑动块以及连接棒将断裂的股骨桥接为可靠的整体。

关于此类骨折中股骨颈、股骨干和股骨远端骨折预后的报道目前甚少，因为现有研究均为病例报道形式。因为受伤机制类似，故骨折预后结果可能与股骨干合并同侧股骨近端骨折的结果类似：股骨颈骨折术后平均愈合时间为 11～25 周，股骨颈骨折术后骨不连发生率为 0%～6.7%，延迟愈合发生率为 3.7%～5%，股骨头坏死率为 0%～22%，平均为 5%；坏死率要低于单独的股骨颈骨折[6,9]。这可能与股骨颈骨折多数为稳定的基底型骨折有关。而股骨干骨折的预后较差，平均愈合时间为 20.3～27.3 周，骨折不愈合率为 0%～3%，延迟愈合率为 3.7%～40%[11,12]。这可能与股骨干骨折时受到的暴力较大，多数为粉碎性骨折有关。

综上所述，股骨干骨折合并同侧股骨近端、股骨远端骨折较为罕见，股骨近端骨折漏诊率或延迟诊断率高，需要详尽的术前检查。此类受到高能量损伤的患者，在注重骨折治疗的同时，也不能忽视对合并伤的治疗。青壮年人群对于此类骨折的预后有着较高的要求，因此，应以提高骨折愈合率、降低股骨头坏死及畸形愈合率为首要治疗原则。然而，目前的大多数研究为回顾性研究，且样本量小，这些研究不足以证实各种固定方式疗效的差异，还需进行进一步的随机前瞻性研究。桥接组合式内固定系统在本病例中临床疗效良好，可作为股骨干骨折合并同侧股骨近端、股骨远端骨折的一种治疗选择。

参考文献

[1] Käch K. Kombinierte Frakturen des Schenkelhalses mit Femurschaftfrakturen [Combined fractures of the femoral neck with femoral shaft fractures][J]. Helv Chir Acta, 1993, 59: 985-992.

[2] Barei DP, Schildhauer TA, Nork SE. Noncontiguous fractures of the femoral neck, femoral shaft, and distal femur[J]. J Trauma, 2003, 55(1): 80-86.

[3] Griffin M, Dick AG, Umarji S. Outcomes after trifocal femoral fractures[J]. Case Rep Surg, 2014, 2014: 528061.

[4] Bartoníček, J, Stehlík, J, Douša, P. Ipsilateral fractures of the hip, femoral shaft, distal femur and patella[J]. Hip International, 2000, 10(3): 174-177.

[5] Douša P, Bartoníček J, Luňáček L, et al. Ipsilateral fractures of the femoral neck, shaft and distal end: long-term outcome of five cases[J]. Int Orthop, 2011, 35(7): 1083-1088.

[6] Swiontkowski MF, Hansen ST Jr, Kellam J. Ipsilateral fracture of the femoral neck and shaft: a treatment protocol[J]. J Bone Joint Surg, 1984, 66(2): 260-268.

[7] 王丙刚,刘娜,杨佐明,等.股骨干骨折合并同侧股骨近端骨折内固定方式选择探讨[J].实用骨科杂志,2015,21(10):933-937.

[8] 王捷,张铁量,于建华,等.股骨干骨折合并同侧股骨颈骨折的手术治疗[J].中华骨科杂志,2006,26(5):309-312.

[9] 章莹,吴文,王玮,等.桥接钢板治疗长管状骨的高能量损伤[J].临床骨科杂志,2007,10(2):123-125.

[10] 徐永清,吴一芃,熊鹰,等.桥接组合式内固定系统治疗四肢骨折[J].中华创伤骨科杂志,2018,20(6):465-469.

[11] Okcu G, Aktuglu K. Antegrade nailing of femoral shaft fractures combined with neck or distal femur fractures: a retrospective review of 25 cases, with a follow-up of 36-150 months[J]. Arch Orthop Trauma Surg, 2003,123(10): 544-550.

[12] Tsai CH, Hsu HC, Fong YC, et al. Treatment for ipsilateral fractures of femoral neck and shaft[J]. Injury, 2009, 40(7): 778-782.

八、股骨干骨折术后骨不连病例

引言

股骨干骨折是指上至小转子远端 5 cm，下达内收肌结节近端 5 cm 内的骨折。股骨干骨折是临床最常见的骨折之一，约占全身骨折的 6%，占成年人股骨骨折的 36.27%，好发于 20～40 岁年轻人[1]。在年轻患者中，股骨干骨折通常是由机动车交通事故、高处坠落伤等高能量暴力损伤引起，多合并其他损伤，可能危及患者生命。双侧股骨干骨折往往合并其他系统损伤，死亡率高达 1.5%～5.6%[2]。近年来随着治疗方法的进步，股骨干骨折患者的预后明显好转，但其仍是下肢损伤中致死和致残的重要原因之一。股骨干骨折切开复位钢板固定已有 100 多年的历史，虽然现在不再是治疗股骨干骨折的首选方法，但因其具有特殊适应证，如多发创伤、髓腔极度狭窄、临近骨折的骨干畸形等，且手术不需要骨科手术牵引床及仅要求相对简单的 X 线片透视技术，在基层医院仍有应用。股骨干骨折术后骨不连一直是切开复位钢板内固定术后的常见并发症之一，治疗上较为棘手[3]。本节介绍了应用钢板加异体骨板治疗 1 例股骨干钢板内固定术后骨不连的病例，取得良好效果，现报道如下。

诊疗过程

男性患者，21 岁，因“左股骨、胫腓骨骨折术后 3 年余，左大腿酸痛 3 年”于 2011-05-05 入院。3 年前因车祸致左大小腿疼痛、畸形、活动障碍，伤后就诊于外院，拍片检查明确诊断为“左股骨、胫腓骨骨折”，完善各项术前准备后于外院行“左股骨、胫骨切开复位内固定术”，术后予抗炎、换药等对症处理，切口愈合后出院。术后 3 个月 X 线检查提示：“左股骨骨折线清晰，胫骨可见骨痂生长”；术后 6 个月后开始扶拐下地行走，感左大腿酸痛，不敢弃拐行走。现术后 3 年余到我院行 X 线检查提示：“左胫骨骨折线消失，断端塑形良好，左股骨断端清晰，螺钉松动(图 4-8-1 A，B)”。为再次手术治疗，拟“左股骨骨折术后骨不连”收入院。查体：左大小腿外侧可见一长约 10 cm 的皮肤切口瘢痕，皮肤无破溃，关节无肿胀，末梢血运好；左大小腿无压痛及叩击痛，下肢纵向叩击痛阳性，足背动脉搏动正常，皮肤感觉正常；左下肢各关节活动正常；双下肢等长，皮肤感觉正常。完善术前检查未见明显手术禁忌证，于 2011-5-7 在硬膜外麻醉下行“左股骨钢板取出 + 钢板、异体骨板固定术”。取左大腿原皮肤切口，切开皮肤、皮下组织及阔筋膜，钝性分开股外侧肌和股中间肌的外侧部，达到骨折端，用骨膜剥离子剥开骨膜，暴露骨质；术中可见骨折断端成角畸形，钢板螺钉松动，局部可见少许骨痂形成，用内六角螺丝刀取出钢板上 10 枚螺钉后取出钢板，去除局部瘢痕组织；用刮勺将骨折断端的瘀血刮干净，并将两骨折端复位，把 14 孔钢板安放在准确复位的远近骨折端的外侧，并使钢板中心对准骨折断端，予钻孔、测深、先拧入两枚螺钉固定，取异体骨板放置于股骨内侧面，分别钻孔，测深、攻丝及按入长短合适的 3 枚普通螺钉，继续钻孔、测深后于异体骨板上螺钉再固定，使骨折近端固定 5 枚螺钉，远端固定 6 枚螺钉。术后第 1 d X 线片可见骨折复位良好，内固定位置良好(图 4-8-1 C，D)；术后 2 周后扶拐下地行走，3 个月后弃拐行走，术后 1 年 X 线片提示骨折线消失，异体骨板开始吸收(图 4-8-1 E，F)；术后 2 年 X 线片提示骨折线消失，异体骨板大部分吸收(图 4-8-1 G，H)；术后 3 年 X 线片提示骨折线消失，异体骨板吸收塑形良好(图 4-8-1 I，J)；术后 3 年取出内固定后无再骨折(图 4-8-1 K，L)。

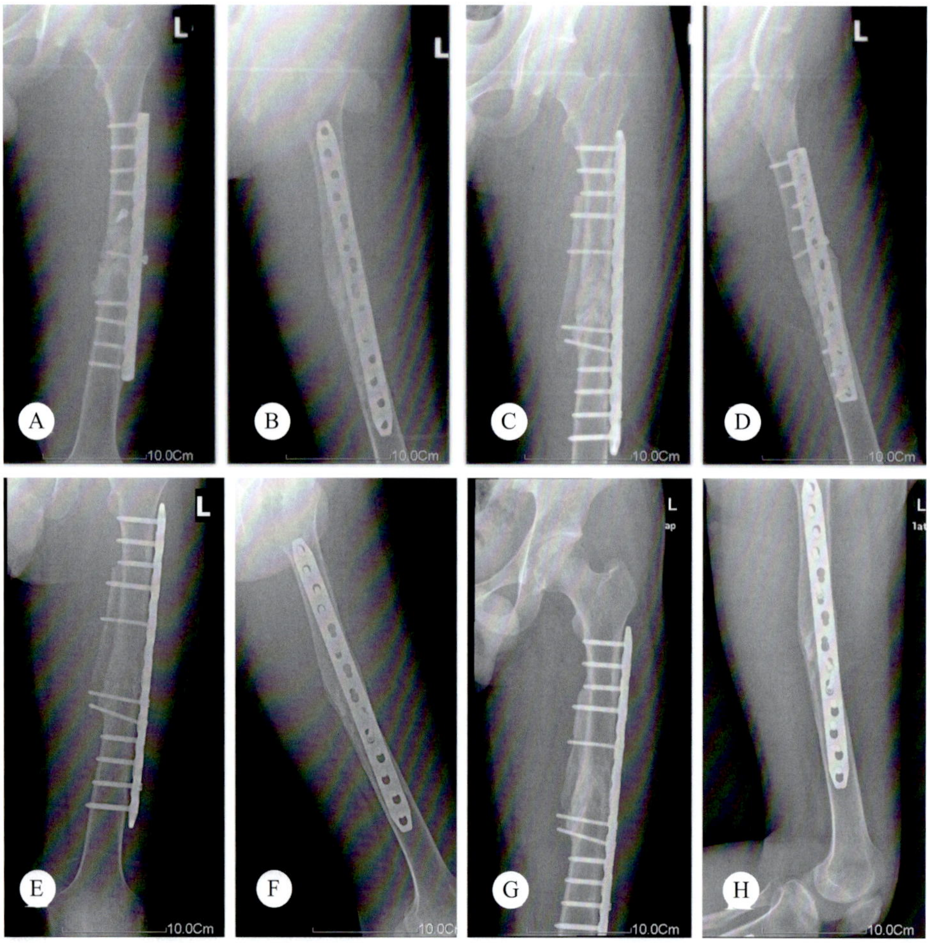

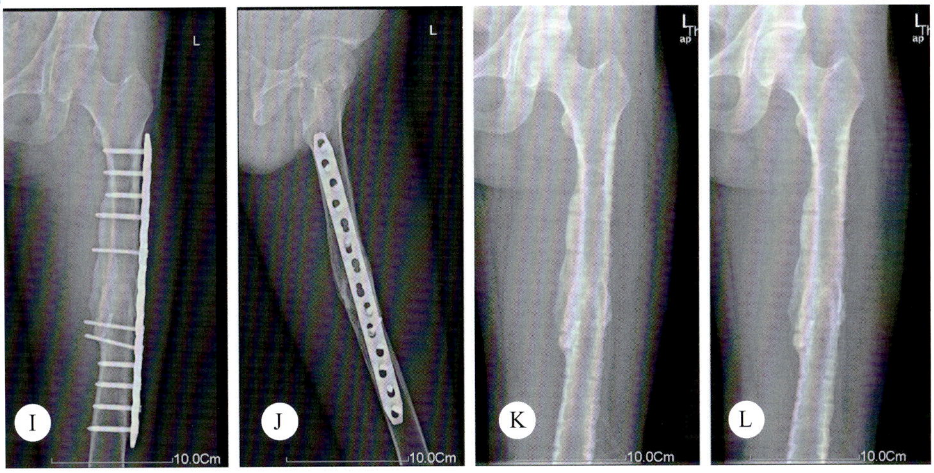

图 4-8-1　术前 X 线片提示骨折线清晰，螺钉松动（A, B）；术后第 1 d X 线片可见骨折复位良好，内固定位置良好（C, D）；术后 1 年 X 线片提示骨折线消失，异体骨板开始吸收（E, F）；术后 2 年 X 线片提示骨折线消失，异体骨板大部分吸收（G, H）；术后 3 年 X 线片提示骨折线消失，异体骨板吸收塑形良好（I, J）；术后 3 年取出内固定后 X 线片提示无再骨折（K, L）

讨论

随着高能量损伤的日益增多和手术适应证的放宽，股骨干骨折术后骨不连的发生率明显增加。软组织的广泛损伤、骨折部位严重粉碎伴骨缺损、骨折固定不牢靠等是骨不连常见的危险因素[4]。由于钢板是偏心固定，比髓内钉承受更大的应力，股骨内收肌群收缩和肢体活动时可产生弯曲、剪切、旋转应力，是导致股骨骨不连的主要原因。尤其是当压力侧存在骨缺损时，外侧钢板承受的张应力就转变为弯曲应力，可引起钢板弯曲、断裂和螺钉松动，单纯更换内固定器材的刚度和强度不能避免灾难的再次发生，只有积极修复骨缺损，恢复骨结构的完整性，才能获得可靠的稳定性。

股骨干骨折术后骨不连再次治疗应遵循以下原则：①保护骨折端血液供应；②牢固固定；③根据骨不连类型决定是否植骨；④利于早期功能锻炼。石膏托长期固定容易并发膝关节僵硬，影响日后行走功能；股骨外固定架无法为骨折端提供稳定固定，长期固定容易并发钉道感染，且在一定程度上妨碍日常生活，不便于护理，限制了其使用；采用带锁髓内钉加植骨治疗则需在股骨外侧原切口基础上，在大转子上方或膝关节前方额外增加切口，增加了创伤且常导致髋膝关节的疼痛。此外，自体骨粒只能松散放置在骨折周围，不易夯实，很容易被吸收。单纯钢板翻修固定时，因股骨骨皮质存在一定萎缩，螺钉把持力弱，容易发生螺钉松动，最终导致不愈合或畸形愈合。因此，我们采用钢板结合异体骨板以解决上述固定方式的不足。虽然手术放置异体骨板时需要剥离股骨内侧骨膜，理论上将进一步破坏骨折端的血供，但已有的临床结果证实这并不影响骨折的愈合[5]，且使用长钢板和短的异体骨板可最大限度地减少对血供的破坏。此外，理论上使用异体骨板可能增加感染的风险，但翻修手术术后感染的主要危险因素包括大的手术切口、广泛的软组织损伤、长时间的暴露、失血过多等[5]，并不包括异体骨板的使用。钢板和异体骨板之间形成半包围腔隙，利于自体松质骨填塞、夯实，减少自体骨移植量和防止骨吸收。加之双板固定大大提高了骨折端的稳定性，有利于早期功能锻炼。综上，钢板加异体骨板夹心法是治疗股骨干骨折术后骨不连的一种有效方法。

我们认为钢板结合异体骨板在治疗股骨干骨折术后骨不连上的优势主要有：①异体骨板具有良好的生物相容性及骨诱导特性，能促进骨折愈合。该异体骨板是将人骨用20%双氧水和乙醚处理制成，又称为人脱蛋白骨。双氧水可脱掉骨板内细胞中的蛋白成分，消除其抗原性[6]。乙醚能将骨板内阻碍新骨生长的脂质成分脱去。胶原染色示脱蛋白骨内含有胶原纤维，和受体骨成分类似，具有较好的生物相容性和骨诱导特性，在体内容易降解吸收和被新生骨爬行替代。本例患者术后X线片检查，1年时可见异体骨板开始降解并逐渐与宿主骨融合，3年时可见骨板完全被降解吸收，提示异体骨板具有良好的生物相容性。股骨内侧原异体骨板附着处的骨皮质显著增厚，骨量显著增加，提示异体骨板具有骨诱导特性。②双板夹心法固定具有更强的生物力学特性，可坚强固定骨折端。内侧异体骨板能恢复压力侧骨皮质的完整性，保护张力侧钢板不受反复的弯曲应力刺激，提高内固定后的稳定性，防止因固定不稳引起的治疗失败。生物力学测试结果[7]显示：双板夹心固定组的抗弯曲应力、抗扭转应力及抗轴向应力均显著强于单纯钢板组。本例患者采用钢板骨板夹心治疗，在无其他外固定情况下膝关节行早期功能锻炼，未发生内固定物失效，支持了生物力学测试的结论。③减少医源性创伤。骨板起到骨移植材料的作用，可减少自体髂骨取骨量。不增加额外部位切口的创伤，不影响骨折愈合及感染概率。④由于固定牢靠，可早期进行关节功能锻炼，以防止关节僵硬，最大限度地保留了患者膝关节功能。

参考文献

[1] Zhang YZ. Clincial epidemiology of orthopedic trauma[M]. Stuttgart: Thieme, 2012: 179-182.

[2] Nork SE, Agel J, Russell GV, et al. Mortality after reamed intramedullary nailing of bilateral femur fractures[J]. Clin Orthop Relat Res, 2003, (415): 272-278.

[3] Akhund MA, Shah KA, Abbasi AN, et al. Diaphyseal femoral fractures : outcome of treated with close vs open[J]. Professional Med J, 2015, 22(4): 476-482.

[4] Copuroglu C, Calori GM, Giannoudis PV. Fracture non-union: who is at risk? [J]. Injury, 2013, 44(11): 1379-1382.

[5] Puvanesarajah V, Shapiro JR, Sponseller PD. Sandwich allografts for long-bone nonunions in patients with osteogenesis imperfecta[J]. J Bone Joint Surg Am, 2015, 97(4): 318-325.

[6] Chen B, Lin H, Wang J, et al. Homogeneous osteogenesis and bone regeneration by demineralized bone matrix loading with collagen-targeting bone morphogenetic protein-2[J]. Biomaterials, 2007, 28(6): 1027-1035.

[7] 丁真奇,翟文亮,康两期,等.肱骨干下段骨折术后骨不连的外科治疗[J].中华创伤骨科杂志,2005,7(8):794-795.

九、股骨远端顽固性骨不连病例

引言

股骨远端骨折(distal femoral fractures, DFF)是指距离股骨髁关节面连线 9 cm 以内的骨折,发病率约为 0.01%,占所有股骨骨折的 3%~6%,占全身骨折的 0.4%~1%[1]。约 85%的患者为老年患者,多见于低能量损伤,其余以高能量损伤、多发伤常见[2]。手术治疗较非手术治疗优势明显,已成为股骨远端骨折首选的治疗方案[3]。目前,微创经皮钢板固定(minimally invasive percutaneous plate osteosynthesis, MIPPO)技术结合外侧锁定钢板固定是最为常用的手术方式,具有手术创伤小、有利于患者康复等优点[4]。然而,股骨远端骨折的愈合率并没有随着锁定钢板的普及得到明显提高,术后延迟愈合或骨不连、钢板拔出、内固定断裂等需要再次手术干预的并发症发生率仍较高[5,6],这也给骨科医生带来了新的挑战。本文介绍了应用逆行髓内钉、外侧锁定钢板结合扩髓冲洗抽吸系统(reamer irrigator aspirator, RIA)植骨治疗 1 例股骨远端骨折术后顽固性骨不连的病例,取得良好效果,现报道如下。

诊疗过程

男性患者,48 岁,因"车祸致右大腿下段肿痛、畸形、活动受限 3 h"于 2018-01-25 入院。患者 7 个月前因"右胫骨上段非骨化性纤维瘤"在我院行"右胫骨上段病灶清除 + 骨水泥注入内固定术"。否认高血压、糖尿病等疾病病史,吸烟,10~15 支/d,无饮酒等不良嗜好。查体见:右大腿中下段肿胀畸形明显,右下肢血运、感觉未见明显异常。右膝关节活动因疼痛未行检查。入院后 X 线检查提示:右股骨中下段粉碎性骨折(图 4-9-1 A, B),根据 AO/OTA 分型,该患者骨折类型为 33A3.3 型。

完善各项术前常规检查于 2018-01-28 在硬腰联合麻醉下行"右股骨骨折切开复位内固定术"(图 4-9-1 C, D),术后手术切口愈合良好并于 2018-02-01 出院。术后患者遵医嘱避免负重,但未戒烟并于术后 2 个月(图 4-9-1 E, F)、5 个月(图 4-9-1 G, H)分别来院复查。2018-11-01 患者自行扶拐下床时突觉右大腿疼痛不适、活动受限,来院行 X 线复查后提示：右股骨钢板断裂，右股骨下段再次骨折（图 4-9-1 I，J）。随即诊断为“右股骨骨折术后钢板断裂”再次入院。2018-11-17 再次于硬腰联合麻醉下行“右股骨骨折术后钢板取出＋复位内固定＋取髂骨植骨术”（图 4-9-2 A，B），术后 1 周患者出院。术后患者遵医嘱戒烟、严格卧床并于术后 2 个月（图 4-9-2 C，D）、术后 10 个月（图 4-9-2 E，F）来院复查。2019-08-22 患者卧床行右下肢功能锻炼时再次出现右大腿疼痛不适、活动受限，入院检查后 X 线和 CT 提示“右股骨骨折术后钢板再次断裂”（图 4-9-2 G，H，I）。2019-08-30 患者再次行“右股骨骨折术后钢板取出＋逆行髓内钉＋外侧锁定钢板＋RIA 植骨术”：取原手术切口，取出断裂的钢板，清除了骨折断端的纤维瘢痕组织、坏死的骨组织。两枚 Schan 钉分别置入骨折远、近端，利用撑开纠正力线，透视下确认患侧力线良好并与健侧对比。之后应用一块锁定钢板置于股骨外侧，断端远、近端分别植入 3 枚单皮质锁定螺钉以维持力线并抗旋转。植入长度、直径合适的逆行髓内钉，RIA 系统收集扩髓骨并植入内侧皮质缺损区。术后 3 d 复查见图 4-9-3 A，B。术后继续嘱患者避免负重、戒烟，术后 3 个月（图 4-9-3 C，D）和 6 个月（图 4-9-3 E，F）定期复查，术后 9 个月可见骨折已基本愈合（图 4-9-3 G，H）。

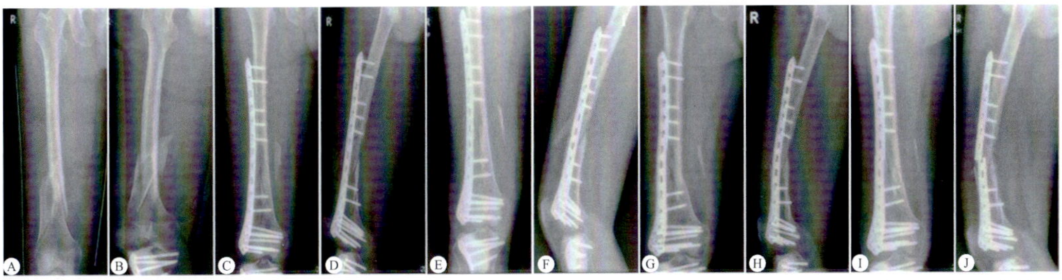

图 4-9-1　第一次入院时 X 线检查结果（A，B）；术后 3 d X 线复查结果（C，D）；术后 2 个月 X 线复查结果（E，F）；术后 5 个月 X 线复查结果，内翻畸形逐渐加重（G，H）；第一次钢板断裂时 X 线复查结果（I，J）

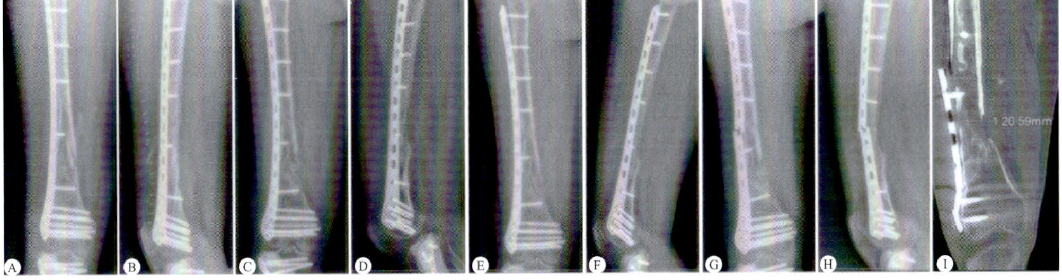

图 4-9-2　第一次翻修术后 3 d X 线检查结果（A，B）；第一次翻修术后 2 个月 X 线复查结果（C，D）；第一次翻修术后 10 个月 X 线复查结果（E，F）；第二次钢板断裂时 X 线复查结果（G，H）；第二次钢板断裂时 CT 复查结果，股骨远端内侧可见＞2 cm 的骨皮质缺损区域（I）

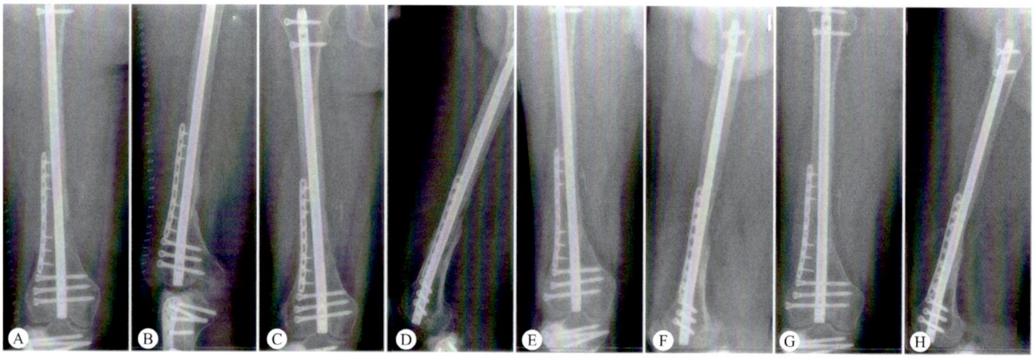

图 4-9-3　第二次翻修术后 3 d X 线检查结果(A, B)；第二次翻修术后 3 个月 X 线检查结果(C, D)；第二次翻修术后 6 个月 X 线检查结果(E, F)；第二次翻修术后 9 个月 X 线检查结果，骨折愈合良好(G, H)

讨论

对于非关节内的股骨远端骨折，最常见的手术方式之一为 MIPPO 技术结合外侧锁定钢板固定。然而，骨不连已成为该种手术方式术后最常见的并发症。早期文献报道应用外侧锁定钢板术后骨不连的发生率低于 6%[7]，而近期的研究发现骨不连的发生率升高至 17%～21%[5]。那么，导致骨不连发生率如此高的原因有哪些？有学者认为除了全身因素如糖尿病、吸烟等会导致骨不连发生外，局部的因素如钢板和螺钉的使用是否合理(钢板的长度应为骨折长度的 3 倍，螺钉的数量和钢板钉孔数量比应为 0.4～0.5)、是否实现较为良好的复位(内外翻角度不超过 5°)及内侧皮质是否存在缺损等也可影响骨不连的发生[8]。另一篇最新的回顾性综述分析了 1 380 例股骨远端骨折患者，提出了导致骨不连发生的因素主要包括医源性因素和患者因素。其中，医源性因素包括不锈钢钢板的使用，钢板工作距离短，开放手术，螺钉固定密度高，使用纯锁定钢板等。患者因素则包括肥胖，开放骨折，粉碎骨折，骨折合并感染[9]。总结上述文献，外侧钢板内固定术后容易发生骨不连的原因是：①外侧入路仅对股骨远端和下段外侧骨折显露充分、复位较容易，而对内侧显露不充分，内侧粉碎骨折往往复位困难、复位轴线不满意，愈合时间自然延长；②锁定钢板位于股骨外侧，属偏心固定，而钛合金材料弹性模量较低，故近钢板侧骨折端的抗压、抗弯曲变量和承受应力相对较小，而钢板对侧(股骨内侧)的骨折端的抗压、抗弯曲变量和承受应力相对较大，在内侧粉碎、缺乏支撑情况下，仅靠外侧钢板固定的抗压、抗弯曲强度存在缺陷，容易发生钢板螺钉弯曲松动或断裂[10]。

分析该患者第一次手术失败原因，除外患者术后仍有吸烟、未遵医嘱部分负重等情况，仍有如下部分医源性因素：①术后股骨内侧皮质存在明显结构性缺损，且缺损长度>2 cm。②钢板放置位置欠佳，近端钢板偏前，导致部分螺钉固定效果不佳，而且螺钉固定密度高

(锁定螺钉置入数量为 13 枚,钢板螺钉钉孔数量为 17,比例为 0.76)、钢板工作距离短。③术中因为透视范围的限制,下肢轴线可能存在一定程度的内翻,术后 5 个月复查可见内翻逐渐加重。上述原因导致了第一次术后骨不连的发生和内固定的失败。分析第一次翻修手术,术者首先清除了骨折断端的纤维瘢痕组织、坏死的骨组织,纠正了内翻畸形并应用自体髂骨进行了股骨内侧缺损的植骨,且患者戒烟、严格卧床休息,为什么仍会出现骨不连和内固定的失败?虽然术者取髂骨植骨以填补股骨内侧的缺损,但从术后复查的 CT 中仍可见内后侧存在>2 cm 结构性缺损(图 4-9-2 I)。对于内侧缺损长度>2 cm,首选的治疗方案应为结构性植骨联合内侧钢板支撑[8]。

顽固性骨不连(至少需行两次手术才能实现骨折愈合)的治疗,对于骨科医生来说仍是一个挑战,因为将面临骨储备低、废用性骨量减少、关节挛缩、内固定失败等一系列难题[11]。在行第二次翻修手术前,我们充分评估了该患者的骨量储备、下肢力线和内侧皮质缺损情况并决定应用逆行髓内钉、外侧锁定钢板结合 RIA 植骨对其进行治疗[12]。应用逆行髓内钉治疗股骨远端骨折临床效果良好,尽管可能出现髓内钉切出、骨折延迟愈合、膝关节疼痛等并发症[13]。髓内钉可以实现中心固定、轴向稳定、良好的力线,辅助外侧钢板则可以有效地抗旋转[12]。相较于传统的髂骨植骨,RIA 植骨并发症少且发生率低,已广泛地应用于股骨或胫骨骨不连髓内固定的治疗过程中,尤其是对于骨皮质较薄或过度扩髓的患者[14]。该患者应用上述方式后 5 个月,骨折已基本愈合。

总结该病例我们认为:①做好初次固定十分关键,应合理确定外侧钢板的长度、螺钉的数量和分布,术中应尽可能实现良好的复位和力线;②需详细评估股骨远端骨折术后骨不连发生的原因,是患者因素还是医源性因素;③骨不连确诊后,应根据患者骨的储备、固定有效性、下肢力线、骨缺损情况决定翻修的方式;④对患者应密切随访,在外侧钢板固定失败前及时干预,如放置内侧钢板或植骨等;⑤对于顽固性骨不连患者,逆行髓内钉、外侧锁定钢板结合 RIA 植骨可作为一种治疗选择。

参考文献

[1] Khan AM, Tang QQ, Spicer D. The epidemiology of adult distal femoral shaft fractures in a central London major trauma centre over five years[J]. Open Orthop J, 2017, 11: 1277-1291.

[2] von Keudell A, Shoji K, Nasr M, et al. Treatment options for distal femur fractures[J]. J Orthop Trauma, 2016, 30(Suppl 2): 25-27.

[3] Ehlinger M, Ducrot G, Adam P, et al. Distal femur fractures: surgical techniques and a review of literature [J]. Orthop Traumatol Surg Res, 2013, 99(3): 353-360.

[4] Wong MK, Leung F, Chow SP. Treatment of distal femoral fractures in the elderly using a less-invasive plating technique[J]. Int Orthop, 2005, 29(2): 117-120.

[5] Henderson CE, Kuhl LL, Fitzpatrick DC, et al. Locking plates for distal femur fractures: is there a problem with fracture healing? [J]. J Orthop Trauma, 2011, 25(3): 8-14.

[6] Hoffmann MF, Jones CB, Sietsema DL, et al. Clinical outcomes of locked plating of distal femoral fractures in a retrospective cohort[J]. J Orthop Surg Res, 2013, (8): 43.

[7] Weight M, Collinge C. Early results of the less invaisve stabilization system for for mechanically unstable fractures of the distal femur (AO/OTA types A2, A3, C2, and C3)[J]. J Orthop Trauma, 2004, 18(8): 503-508.

[8] Peschiera V, Staletti L, Cavanna M, et al. Predicting the failure in distal femur fractures[J]. Injury, 2018, 49(Suppl 3): 2-7.

[9] Wang MT, An VVG, Sivakumar BS. Non-union in lateral locked plating for distal femoral fractures: a systematic review[J]. Injury, 2019, 50(11): 1790-1794.

[10] 李海峰,顾三军,殷渠东,等.附加钢板技术治疗股骨远端骨折外侧钢板内固定术后骨不连的适应证和应用原则[J].中国临床解剖杂志,2017,35(5):567-570.

[11] Kanakeshwar RB, Jayaramaraju D, Agraharam D, et al. Management of resistant distal femur non-unions with allograft strut and autografts combined with osteosynthesis in a series of 22 patients[J]. Injury, 2017, 48(Suppl 2): 14-17.

[12] Attum B, Douleh D, Whiting PS, et al. Outcomes of distal femur nonunions treated with a combined nail/plate construct and autogenous bone grafting[J]. J Orthop Trauma, 2017, 31(9): e301-e304.

[13] Wu CC. Retrograde locked intramedullary nailing for aseptic supracondylar femoral nonunion following failed locked plating[J]. J Orthop Surg (Hong Kong), 2015, 23(2): 155-159.

[14] Bell A, Templeman D, Weinlein JC. Nonunion of the femur and tibia: an update[J]. Orthop Clin North Am, 2016, 47(2): 365-375.

十、股骨远端 AO/OTA 33C 型骨折病例——逆行髓内钉联合 LISS 钢板治疗

引言

股骨远端骨折占所有股骨骨折的 3%～6%，全身骨折的 0.4%～1%[1]，多见于受到高能量损伤后的青壮年患者及低能量损伤后的骨质疏松老年患者。该骨折多为粉碎性骨折，常伴有较大移位和肢体畸形，保守治疗多数无法达到满意的效果，故手术是首选的治疗方案[2]。AO/OTA 33C 型股骨远端骨折常伴有股骨髁骨折和干骺端粉碎，需要通过牢固可靠的固定恢复关节面平整及肢体长度，故手术具有较大的挑战性[3,4]。主要手术方法包括钢板固定、髓内钉固定和全膝关节置换术。单侧钢板固定治疗股骨远端骨折虽然可以实现骨折的牢固固定，但内固定失败和骨不连发生率亦较高[5,6]，同时偏心固定有难以实现术后早期负重等缺点[7]。逆行髓内钉治疗股骨远端关节外骨折效果良好，手术创伤小，并发症发生率低，骨折愈合率高[8]，但由于髓内钉抗旋转能力较差，远端锁定数量少，也存在对于极远端的股骨骨折固定不牢靠、部分患者无法早期负重等不足[9]。膝关节置换可以实现术后即刻负重，降低了肺炎和血栓的发生率，但其不适用于青壮年患者，也存在费用高、感染率高等缺点[10]。近年来联合固定已成为治疗股骨远端骨折的一种新趋势，最新的研究表明钢板联合髓内钉固定治疗老年骨质疏松性股骨远端骨折可以提供足够的稳定性，允许患者早期负重从而实现快速康复[11]。我们采用逆行髓内钉联合 LISS 钢板治疗 1 例 AO/OTA 33C3.1 型股骨远端骨折患者，治疗效果满意，现报道如下。

诊疗过程

女性患者，47 岁，因“车祸致右下肢疼痛、活动受限 3 h”于 2020-02-10 入院。否认高血压、糖尿病等疾病病史；无吸烟、饮酒等不良嗜好。查体见：右大腿中下段肿胀、畸形，右下肢血运、感觉正常。右膝关节活动因疼痛拒绝进一步检查。入院后行 X 线检查提示：右股骨中下段粉碎性骨折，骨折累及股骨髁。根据 AO/OTA 分型，该患者股骨骨折类型为 33C3.1 型(图 4-10-1 A，B，C，D)。

入院后予行右胫骨结节牵引术，完善各项术前检查，排除手术禁忌证后，于 2020-02-20

在气管插管全身麻醉下行“右股骨骨折闭合复位髓内钉联合钢板固定术”。取股骨远端外侧切口，术中先直视下复位股骨髁，在不影响钢板与髓内钉的位置处置入两枚埋头加压螺钉固定维持股骨髁复位，利用撑开器辅助复位干骺端骨折，透视见骨折复位良好，股骨力线纠正，并与健侧做对比未见明显异常。于股骨外侧采用 MIPPO 技术置入长度合适的 LISS 钢板。为避免影响之后逆行髓内钉置入，先于断端远近端分别植入 3 枚单皮质锁定螺钉以维持力线并抗旋转，再次透视确认骨折复位以及钢板位置。髁间窝开口，常规扩髓后，置入合适的髓内钉，股骨远近端分别置入锁钉，最后按照 LISS 钢板远端钉孔位置逐个拧入长度合适的螺钉加强股骨髁骨折固定（图 4-10-1 E，F）。术后手术切口愈合良好并于 2020-02-27 转康复医学科进一步进行术后功能康复锻炼。术后患者遵医嘱避免负重，并于术后 2 个月（图 4-10-1 G，H）、5 个月（图 4-10-1 I，J）、8 个月（图 4-10-1 K，L）分别来院复查。术后 2 个月复查见骨折断端有骨痂形成，嘱患者拄拐下地部分负重活动，5 个月复查见骨折断端骨痂生长，骨折线模糊，嘱患者更换单拐辅助活动，术后 8 个月复查见骨折基本愈合，患者

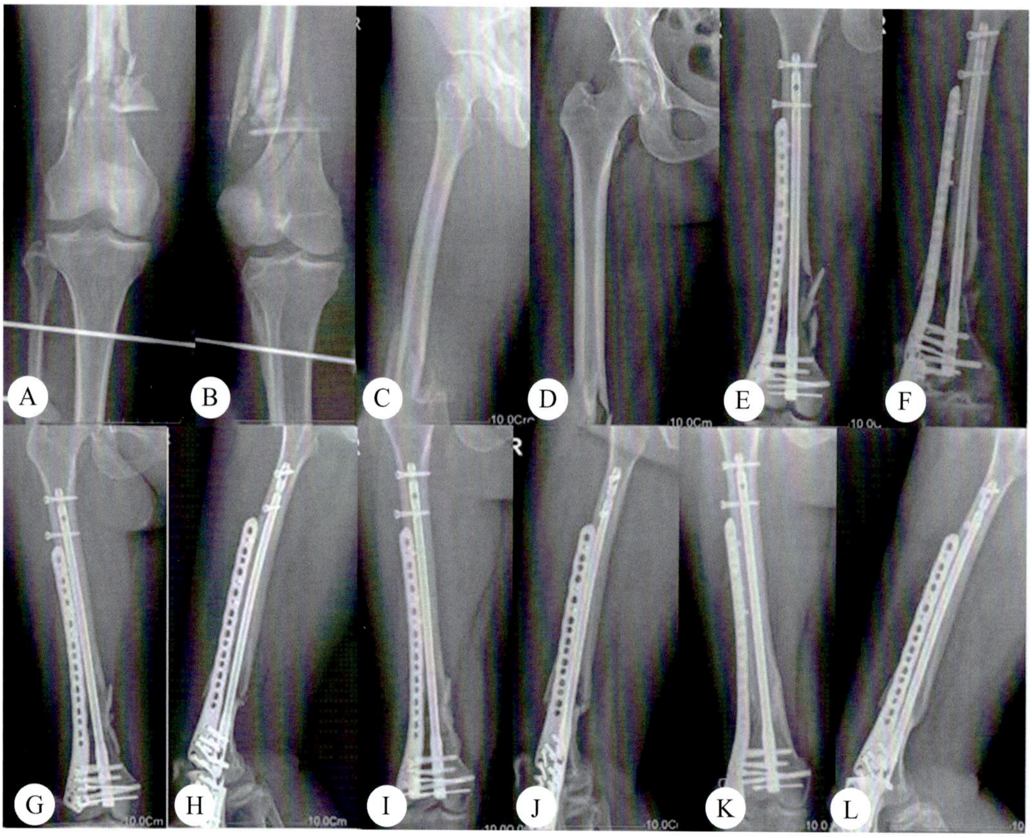

图 4-10-1　患者术前 X 线片检查结果（A，B，C，D）；术后 3 d X 线片复查结果（E，F）；术后 2 个月 X 线片复查结果，骨折断端可见骨痂生长（G，H）；术后 5 个月 X 线片复查结果，骨折线模糊（I，J）；术后 8 个月 X 线片复查结果，骨折基本完全愈合（K，L）

完全负重下地活动无明显不适。患肢膝关节活动度(range of motion, ROM)5°~130°,美国特种外科(hospital for special surgery, HSS)评分 92 分,视觉模拟评分(visual analogue scale, VAS)2 分。

讨论

AO/OTA 33C 型股骨远端骨折是目前骨科治疗的热点和难点,多见于高能量损伤的青壮年或低能量损伤的老年患者。暴力易对关节面以及关节周围的韧带和肌肉造成损伤,且骨折多呈粉碎性,同时可能伴有软骨剥离、干骺端骨折,因此手术难度大。此外,部分患者术后因固定不牢靠及疼痛等原因未能行早期膝关节功能锻炼,膝关节活动障碍、僵硬等术后并发症较为常见[12]。因此有效复位、牢固固定,纠正肢体成角、短缩、旋转等畸形,恢复关节面平整是手术治疗和快速康复的关键。单纯使用钢板固定的一个主要问题是偏心承担负荷,这限制了患者的早期负重。此外,钢板使用不当还可能导致骨折的畸形愈合,从而影响膝关节的屈曲。虽然髓内钉具有分担负荷、中心固定、允许早期负重等优点,但其在骨量差、骨缺损严重的患者中的应用受到了限制。近年来联合固定已成为治疗股骨远端骨折的一种新趋势,尤其是针对复杂的股骨远端骨折。Fontenot 等[13]比较了外侧钢板联合内侧钢板或髓内钉治疗股骨远端骨折的疗效,双钢板组和钉板联合组的刚度和载荷均较高,两者固定效果无显著差异。但双钢板组需要额外手术切口,创伤较大,且股骨内侧包含重要的神经血管束,暴露时易损伤神经血管束,这些劣势也制约其推广应用。钉板联合固定创伤较小,可以提供更好的负载分配和更稳定的构造,并允许患者早期部分或完全负重,对于加速康复具有重大意义,逐渐成为治疗股骨远端复杂骨折的一种新的趋势。Hussain 等[14]报道应用钉板联合系统治疗的 9 例膝关节假体周围骨折,术后患者均允许下地负重,所有患者均获得临床和影像学愈合。Garala 等[15]对 67 例股骨远端及假体周围骨折进行单侧钢板或钉板联合系统治疗的比较研究得出,钉板联合组在术后可早期下地负重,恢复效果更好。Kontakis 和 Giannoudis 总结了钉板联合系统在老年股骨远端骨折中的应用效果,与传统的单钢板固定治疗相比,钉板联合系统可以实现患者早期下地负重,应力刺激下骨折不愈合的风险更低[11]。

累及髁间的 AO/OTA 33C 型骨折多为高能量暴力所致,骨折累及关节面,干骺端多呈粉碎性骨折,且常合并局部软组织损伤或其他部位损伤,临床治疗较为棘手[16]。单纯螺钉可能无法为大多数远端碎片提供足够的稳定性[17],可以通过采用带有股骨髁螺钉的钢板为关节稳定性提供更多支持,同时可以在股骨髁关节面复位稳定的情况下插入髓内钉。不同于顺行髓内钉内固定,逆行交锁髓内钉对骨折复位作用相对较小,每一步操作都需要进行仔细的 X 线透视评估以确定旋转和力线,甚至需要对侧肢体作为参照。该病例通过股骨髁锁定钢板固定，实现了骨折闭合复位，利于髓内钉插入，减少了透视次数。同时髓内钉近端和远端的锁钉装置能有效防止骨折端短缩、旋转和侧方移位，便于患者术后早期进行膝关节功能锻炼[18]。关节僵硬、肢体短缩和感染是本手术方案主要的术后并发症，这与受伤机制、骨折类型和急诊手术处理有关。关节僵硬患者术后因疼痛原因，未能早期行功能锻炼，虽然骨折愈合良好，但末次随访时膝关节屈曲仅为50°。考虑原因为高能量损伤不仅导致股骨远端骨折，还伴有周围软组织损伤。此外，膝前痛也是逆行髓内钉常见的并发症之一，该患者术后疼痛亦较为明显。因此良好的术后镇痛对于该类骨折患者的快速康复非常重要。肢体短缩的患者大部分为开放性骨折，急诊外固定架固定未能有效恢复肢体长度，导致在受伤后2周的二期手术中难以恢复长度。此外，粉碎性骨折导致术中缺少长度恢复的参照也会影响术者判断，最终造成了患者双侧肢体不等长。故术前应同时拍摄健侧股骨全长片并测量其长度作为术中长度参考。感染也是严重开放性股骨远端骨折常见的并发症之一[19]。我们也处理过同类型感染病例，大部分是由于患者为开放性骨折，即使一期彻底清创仍存在较高感染风险。加之二次手术的打击造成患者抵抗力较差，最终导致感染。

综上，我们认为逆行髓内钉联合锁定钢板在治疗AO/OTA 33C型股骨远端骨折时具有以下优点：①分别发挥了两种内固定方式的优势——钢板抗旋转和髓内钉中心固定、分散应力。因此，联合固定牢固可靠，内固定失败和骨不连发生率低。术后无需外固定保护，更有利于患者行早期膝关节功能锻炼。②在埋头螺钉及外侧钢板的双重支撑下，股骨髁骨块得以更加牢固地固定，膝关节骨性支架的稳定性更高，术后康复锻炼时不易发生内外侧髁分离和关节面碎骨移位等问题，术后膝关节疼痛发生率低。③与内外侧双钢板固定相比，钉板联合系统不必剥离股骨内侧的软组织，减小了内侧神经血管束损伤的风险和术中出血量，骨折端的血运受到的影响也较小，有利于患者术后更快、更好地康复。该病例患者于术后2月在康复师指导下部分负重，术后8个月实现完全负重。8个月随访时，患者获得了良好的骨折愈合和膝关节活动度。因此，逆行髓内钉联合锁定钢板治疗AO/OTA 33C型股骨骨折创伤较小，固定牢固可靠，允许早期负重，疗效良好，值得进一步推广。

参考文献

[1] 刘兵，马翔宇，杨超，等. 外侧锁定钢板联合髓内钛笼内固定治疗股骨远端C3型骨折的临床疗效[J]. 局解手术学杂志，2023，32(1)：56-60.

[2] 王瑞雄，吴天然，陈夏平，等. 经皮钢丝环扎结合逆行髓内钉治疗股骨远端骨折26例[J]. 中国中医骨伤科杂志，2022，30(12)：41-44.

[3] Meinberg EG, Agel J, Roberts CS, et al. Fracture and dislocation classification compendium-2018: international comprehensive classification of fractures and dislocations committee[J]. J Orthop Trauma, 2018, 32(Suppl 1): 1-170.

[4] 刘磊，杨峰，纵成成，等. 改良股骨前外侧切口双钢板固定治疗股骨远端C3型骨折[J]. 临床骨科杂志，2022，25(6)：849-850.

[5] 李华平，赵世杰，姚裴，等. 锁定钢板与逆行髓内钉固定股骨远端骨折比较[J]. 中国矫形外科杂志，2022，30(18)：1654-1659.

[6] Siddiqui YS, Mohd J, Abbas M, et al. Technical difficulties and mechanical failure of distal femoral locking compression plate (DFLCP) in management of unstable distal femoral fractures[J]. Int J Burns Trauma, 2021, 11(1): 9-19.

[7] Liporace FA, Aneja A, Carroll EA, et al. Maintaining the neutral axis in the treatment of distal femur fractures via dual plate or nail plate combination technique: when and how? [J]. J Orthop Trauma, 2021, 35(Suppl 5): 38-40.

[8] 胡伟，王晶. 逆行交锁髓内钉治疗股骨远端骨折[J]. 临床骨科杂志，2023，26(2)：288.

[9] Zhao Z, Li Y, Ullah K, et al. The antegrade angle-stable locking intramedullary nail for type-C distal femoral fractures: a thirty four case experience[J]. Int Orthop, 2018, 42(3): 659-665.

[10] Vaishya R, Thapa SS, Vaish A. Non-neoplastic indications and outcomes of the proximal and distal femur megaprosthesis: a critical review[J]. Knee Surg Relat Res, 2020, 32(1): 1-7.

[11] Kontakis MG, Giannoudis PV. Nail plate combination in fractures of the distal femur in the elderly: a new paradigm for optimum fxation and early mobilization? [J]. Injury, 2023, 54(2): 288-291.

[12] Canton G, Giraldi G, Dussi M, et al. Osteoporotic distal femur fractures in the ekderly: prculiarities and treatment strategies[J]. Acta Biomed, 2019, 90(12): 25-32.

[13] Fontenot PB, Diaz M, Stoops K, et al. Supplementation of lateral locked plating for distal femur fractures: a biomechanical study[J]. J Orthop Trauma, 2019, 33(12): 642-648.

[14] Hussain MS, Dailey SK, Avilucea FR, et al. Stable fixation and immediate weight-bearing after combined retrograde intramedullary nailing and open reduction internal fixation of noncomminuted distal interprosthetic femur fractures[J]. J Orthop Trauma, 2018, 32(6): e237-e240.

[15] Garala K, Ramoutar D, Li J, et al. Distal femoral fractures: a comparison between single lateral plate fixation and a combined femoral nail and plate fixation[J]. Injury, 2022, 53(2): 634-639.

[16] Aggarwal S, Rajnish RK, Kumar P, et al. Comparison of outcomes of retrograde intramedullary nailing versus locking plate fixation in distal femur fractures: a systematic review and metaanalysis of 936 patients in 16 studies[J]. J Orthop, 2023, 36: 36-48.

[17] Stofel K, Sommer C, Lee M, et al. Double fixation for complex distal femoral fractures[J]. EFORT Open Rev, 2022, 7(4): 274-286.

[18] Gabarre S, Albareda J, Gracia L, et al. Influence of screw combination and nail materials in the stability of anterograde reamed intramedullary nail in distal femoral fractures[J]. Injury, 2017, 48(Suppl 6): 47-53.

[19] Rupp M, Popp D. Prevention of infection in open fractures: Where are the pendulums now? [J]. Injury, 2020, 51(Suppl 2): 57-63.

十一、股骨远端 AO/OTA 33C 型骨折病例 ——内侧异体骨皮质联合 LISS 钢板治疗

引言

目前股骨远端粉碎性骨折的有效治疗仍然充满挑战[1]。不稳定和粉碎性是此类骨折的主要特点，通常见于 75 岁以上的老年低能量损伤患者或 15～24 岁的青壮年高能量损伤[2]患者。Müller 等首次描述了股骨远端骨折的分类，并在 AO/OTA 分类中进行了延伸[3,4]。这些分类基于骨折的位置和类型，可用于确定治疗方案和评估预后。随着内固定物的改进和发展，手术治疗效果明显优于非手术治疗，尤其对于股骨髁上和髁间粉碎性骨折这类型骨折[5]。既往的内固定物主要包括：髁突支撑钢板、DCS、髓内钉、LISS 钢板和外固定架等[6-9]。然而上述内固定装置并不适用于所有的 AO/OTA 33C 股骨远端粉碎性骨折患者。由于骨折靠近膝关节[10]，此类型骨折的患者预后通常不尽如人意，恢复完整的膝关节运动和功能相对困难。此外，畸形愈合、骨不连、感染、旋转不良和内固定失败的发生率也相对较高[11-15]。异体皮质骨板临床常用于治疗关节置换术后假体周围骨折[16,17]，也可用于治疗良性骨肿瘤切除术后骨缺损、长骨干病理性骨折和对侧皮质存在骨缺损的长骨干骨折[18-20]，均取得满意疗效。为了更好地探讨股骨远端粉碎性骨折的手术治疗策略，本节分享了 2 例采用内侧异体皮质骨板联合 LISS 钢板治疗股骨远端骨折患者的病例。

诊疗过程

患者 1：男性患者，21 岁，因“车祸致左下肢疼痛、流血、活动受限 3 h”于 2018-06-10 入院。否认高血压、糖尿病等疾病病史，无吸烟、饮酒的不良嗜好。查体见：左膝关节前方可见长约 15 cm 皮肤裂伤，骨折断端外露，左大腿下段、左膝肿胀畸形，左下肢血运、感觉正常。左膝关节活动因疼痛拒绝进一步检查。入院后行 X 线检查提示：左股骨中下段粉碎性骨折，骨折累及股骨髁。左胫骨平台粉碎性骨折。诊断：①左股骨中下段开放性粉碎性骨折(Gustilo Ⅱ)；②左胫骨平台开放性粉碎性骨折(Gustilo Ⅲ)(图 4-11-1 A，B)。根据 AO/OTA 分型，该患者股骨远端骨折类型为 33C3. 2 型。入院后予急诊行“左膝关节清创缝

合＋骨折复位拉力螺钉固定＋外固定架固定术”(图 4-11-1 C，D)，术后予抗生素抗炎、止痛、抗凝等对症治疗。术后 10 d 局部创面愈合，软组织条件明显改善，进一步完善各项术前检查，排除手术禁忌证后，于 2018-06-20 在硬膜外麻醉下行“左股骨骨折切开复位异体骨板联合 LISS 钢板固定＋取髂骨植骨＋左胫骨平台骨折切开复位内固定术”(图 4-11-1 E，F)。取膝关节前外侧切口，显露膝关节腔，向内侧翻开髌骨，以显露髁间骨折及股骨远端关节面。先复位髁部，斯氏针及复位钳临时固定，将股骨髁及碎骨块解剖复位，恢复关节面正常解剖结构，注意复位冠状面髁后侧移位骨块，并行透视了解骨折复位情况。在不影响钢板放置部位的情况下用 1～2 枚 6.5 mm 松质骨螺钉或拉力螺钉固定髁部，使股骨髁间骨折转变为股骨髁上骨折。随后牵引复位髁上骨折，尽可能恢复股骨原有长度和正常力线。选择合适长度的股骨髁解剖型钢板，自股外侧肌与骨膜间向股骨近端插入，确保钢板与骨干贴服，于骨折远近端分别置入 3 枚螺钉维持骨折复位。根据患肢股骨的前后径大小选择所需骨板宽度，以股骨内髁上缘至超出骨折近端 3～4 个钉孔的距离作为异体皮质骨板长度。于股骨内髁上缘作长 3～4 cm 切口，显露股骨内上髁，用骨膜剥离子在股骨与股内收肌群之间潜行剥离。将制备好的异体皮质骨板从内侧切口向骨折近端缓慢插入，近端超出骨折 3～4 个钉孔，用螺钉将钢板、骨板一体化固定，骨板两端各至少固定 2 枚螺钉。屈伸膝关节确认骨折固定牢固、髁间窝无明显撞击，冲洗切口。将未能复位的碎骨块植于钢板与异体皮质骨板间骨缺损处，同时取自体髂骨植骨。逐层缝合切口。常规留置引流管 3～5 d，至引流液少于 10 mL 拔管，特别注意观察引流液，以判断异体骨板是否存在免疫排斥反应。手术后 10 d 切口愈合良好，患者办理出院。术后患者遵医嘱避免负重，并于术后 9 个月(图 4-11-1 G，H)、12 个月(图 4-11-1 I，J)、5 年(图 4-11-1 K，L)分别来院复查。术后 12 个月见骨折基本愈合，患者下地活动无明显不适。患肢膝关节 ROM 0°～110°，HSS 评分 90 分，VAS 评分 2 分。

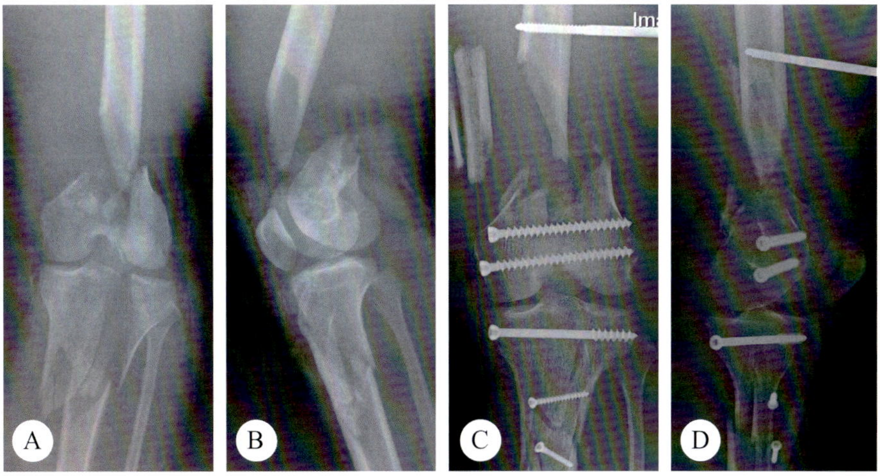

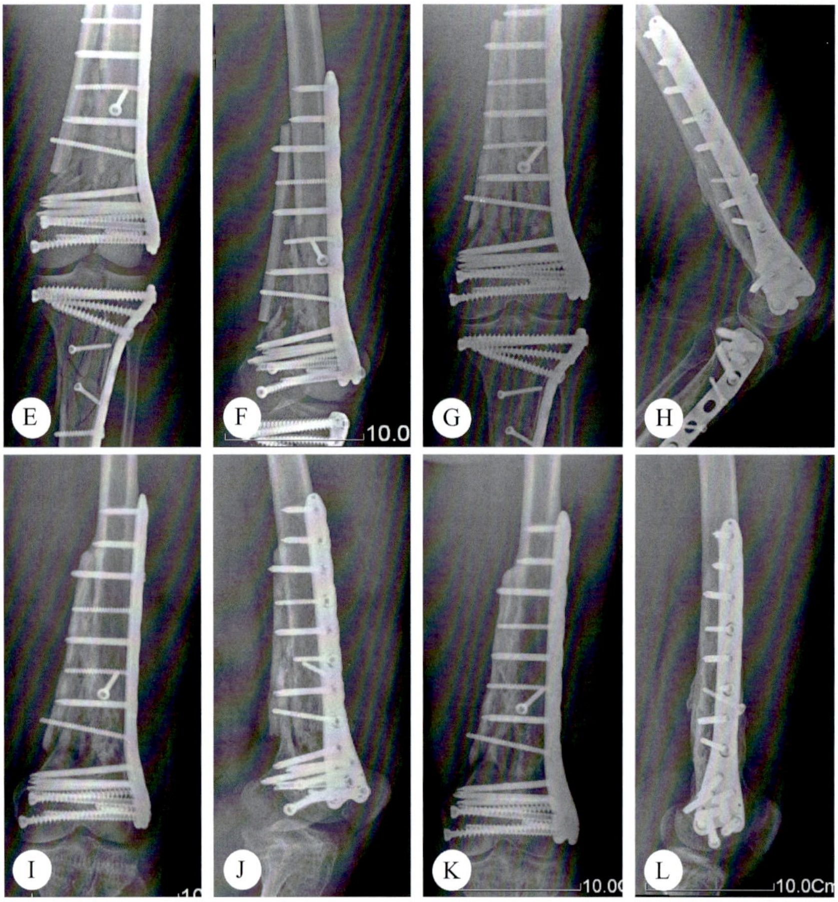

图 4-11-1　患者入院 X 线检查结果(A，B)；患者第一次急诊手术后 X 线复查结果(C，D)；第二次手术后 X 线复查结果(E，F)；术后 9 个月 X 线复查结果，骨折线模糊(G，H)；术后 12 个月 X 线复查结果，胫骨平台内固定已取出(I，J)；术后 5 年随访的 X 线复查结果(K，L)

患者 2：男性患者，29 岁，因"重物砸伤致左大腿肿痛、活动受限 5 h"于 2019-01-15 入院。查体见：左大腿下段肿胀畸形，左下肢血运、感觉正常。左膝关节活动因疼痛拒绝进一步检查。入院后行 X 线检查提示：左股骨中下段粉碎性骨折，骨折累及股骨髁。根据 AO/OTA 分型，该患者股骨远端骨折类型为 33C3.1 型(图 4-11-2 A，B)。入院后行"左胫骨结节牵引术"，予制动、抬高患肢促进消肿。伤后 1 周患肢消肿，完善各项术前检查，排除手术禁忌证后，于 2019-01-22 在硬膜外麻醉下行"左股骨骨折切开复位异体骨板联合 LISS 钢板固定术"(图 4-11-2 C，D)，手术步骤同患者 1。该患者术前评估无明显骨缺损，术中未行植骨操作。术后手术切口愈合良好，患者办理出院。术后患者遵医嘱避免负重，并于术后 3 个月(图 4-11-2 E，F)、30 个月(图 4-11-2 G，H)、33 个月(图 4-11-2 I)分别来院复查。患者术后 3 个月复查，骨折线开始模糊，嘱患者拄拐部分负重下地活动。30 个月返院复查时，患者已经脱拐，患肢完全负重活动半年。术后 33 个月患者随访时患肢膝关节

ROM 0°～90°(图 4-11-2 J, K),HSS 评分 83 分,VAS 评分 3 分。

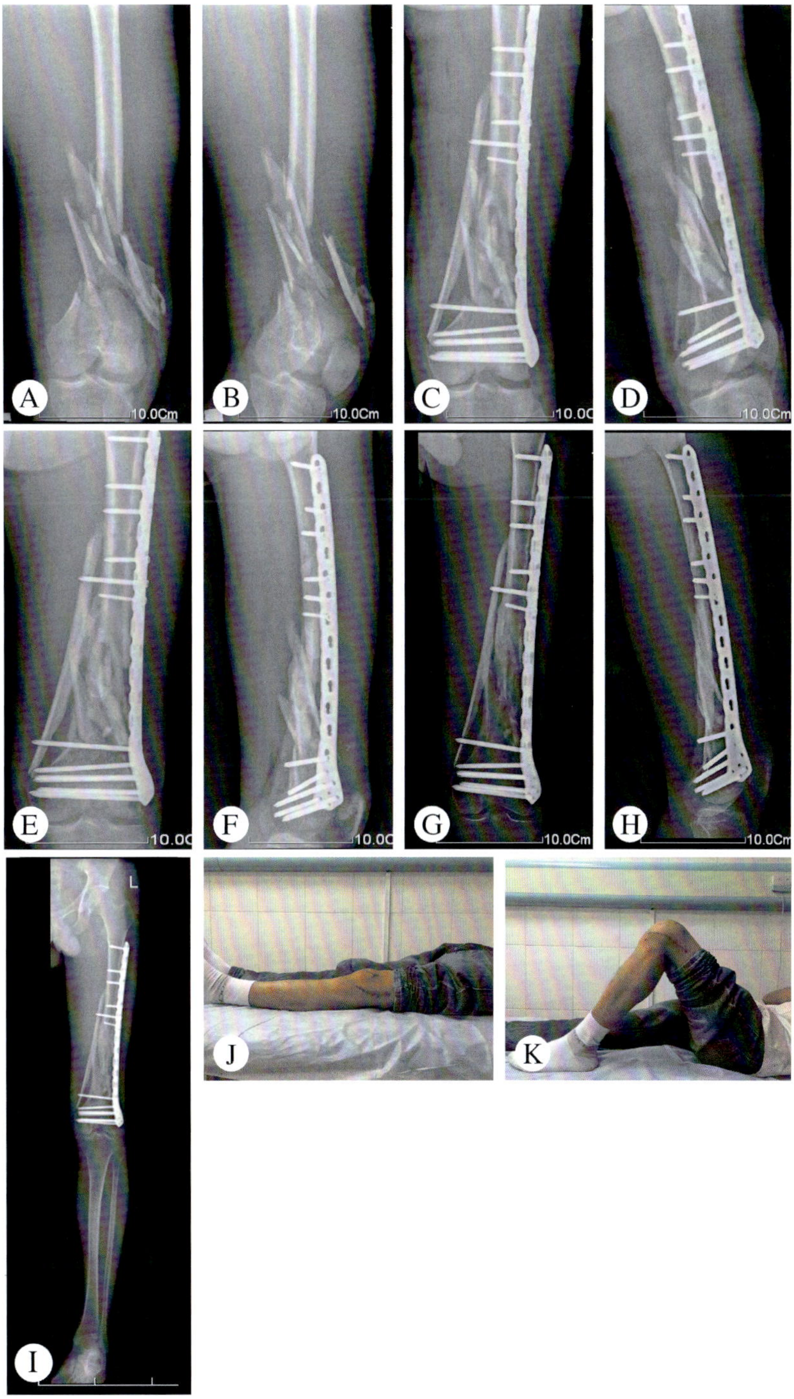

图 4-11-2 患者入院 X 线检查结果(A, B);术后即刻 X 线复查结果(C, D);术后 3 个月 X 线复查结果,骨折断端可见骨痂生长(E, F);术后 30 个月 X 线复查结果(G, H);术后 33 个月患肢下肢全长 X 线复查结果(I),患肢膝关节活动受限,ROM 0°～90°(J, K)

讨论

粉碎性股骨远端骨折通常表现为骨折断端严重粉碎、严重的软组织损伤和骨缺损。在20世纪70年代之前以保守治疗为主[2]。随着手术技术和内固定物的不断发展，手术内固定得到广泛接受。近年来，锁定钢板已成为治疗股骨远端粉碎性骨折的主要方法，尤其是治疗股骨髁上和髁间粉碎性骨折。随着股骨远端干骺端固定螺钉数量的增加，锁定板提供了更大的生物力学应力和稳定性[21]。然而，畸形愈合、骨不连、内固定失败、旋转不良和感染等临床并发症仍比较常见[14,15]。我们分析锁定钢板治疗股骨远端粉碎性骨折内固定失败的主要原因包括以下5个方面：①骨折多为开放性、粉碎性，且常伴有骨缺损，愈合时间长；②股骨外侧解剖型钢板及LISS钢板的广泛应用，使得骨折固定非常牢固，造成了应力遮挡；③由于内固定非常牢固，患者术后往往因疼痛不明显而早期下地负重行走，容易导致内固定物疲劳断裂；④MIPPO技术由于不显露骨折端及不剥离骨膜，简化了手术难度，在粉碎性骨折的复位中得到广泛应用，但因未植骨且仅为外侧偏心型固定，也是造成钢板断裂的重要原因之一；⑤由于MIPPO技术本身的不足及术中透视范围的限制，股骨髁部骨折内固定术后下肢力线不良的发生率较高，有报道高达30%，力线不良导致股骨力线偏移，增加了钢板的负载，易造成钢板疲劳断裂。

同种异体皮质骨板在修复骨缺损中的应用已被频繁报道，也取得了令人满意的临床结果[18-20,22,23]。然而，关于同种异体皮质骨板治疗股骨远端粉碎性骨折的相关报道并不多。我们在上述两个病例中，在先用MIPPO技术置入外侧解剖型钢板的基础上，同样采用MIPPO技术将合适长度及宽度的异体皮质骨板自股骨内上髁植入，既达到了三角支撑的一体化固定效果，又避免了骨折端的骨膜剥离。对于该类型的骨折，也有文献报道[24,25]采用内外侧双钢板内固定，同时大量取髂骨植骨，以降低内固定失败的发生率，但存在骨膜剥离多、创伤大、无法一体化固定等不足。总结病例，我们认为采用同种异体皮质骨板治疗股骨远端粉碎性骨折，具有以下优点：①应用范围广。我们采用在股骨内侧经皮植入异体皮质骨板辅助固定，通过与外侧解剖型钢板一体化固定来治疗C2、C3型及部分A3型股骨远端粉碎性骨折术后骨不连、钢板断裂及感染病灶清除术后骨缺损，内固定牢固程度大大增强，同时也减少了自体髂骨植骨量，减少手术创伤，且术后可早期进行膝关节功能锻炼及患肢的部分负重行走，取得了较好的疗效。②同种异体皮质骨板与宿主骨结合可重建股骨内侧皮质缺损，结合自体髂骨移植，具有较强的骨诱导作用，可促进骨愈合。③使用MIPPO技术植入LISS板和同种异体皮质骨板，最大限度地减少了骨膜抬高和骨折部位血液供应中断，不仅增加了固定刚性，而且增强了骨折断端稳定性，有助于骨折愈合。④异体皮质骨板仅经过脱脂脱蛋白处理，其强度和正常皮质骨相当，对于髁上骨缺损严重的C2、C3型骨折及部分 A3 型骨折，异体皮质骨板可有效重建内侧皮质骨的完整性，获机械固定和生物学固定的双重效应[26]。⑤外侧钢板与内侧骨板呈三角支撑一体化固定，固定牢靠，术后可早期进行膝关节功能锻炼，促进膝关节功能恢复。⑥异体皮质骨板与宿主骨融合后，增加了骨折端的骨量，跨越应力集中区，不易发生再骨折。综上，应用异体皮质骨板股骨内侧辅助固定结合外侧解剖型钢板内固定治疗股骨髁部粉碎性骨折，增加了股骨内侧的支撑力度，提高了固定的稳定性，术后可以早期行膝关节功能锻炼，减少钢板的疲劳断裂。该手术方法可成为临床上治疗股骨远端严重粉碎性骨折的一种选择。

参考文献

[1] Court-Brown CM, Caesar B. Epidemiology of adult fractures: a review[J]. Injury, 2006, 37(8): 691-697.

[2] Martinet O, Cordey J, Harder Y, et al. The epidemiology of fractures of the distal femur[J]. Injury, 2000, 31(Suppl 3): 62-63.

[3] Müller ME, Nazarian S, Koch P, et al. The comprehensive classification of fractures of long bones[M]. Berlin: Springer, 1990.

[4] Marsh JL, Slongo TF, Agel J, et al. Fracture and dislocation classification compendium-2007: orthopaedic trauma association classification, database and outcomes committee[J]. J Orthop Trauma, 2007, 21(Suppl): 1-133.

[5] Johnson KD. Internal fixation of distal femoral fractures[J]. Instr Course Lect, 1987, 36: 437-448.

[6] Davison BL. Varus collapse of comminuted distal femur fractures after open reduction and internal fixation with a lateral condylar buttress plate[J]. Am J Orthop (Belle Mead NJ), 2003, 32(1): 27-30.

[7] Narsaria N, Singh AK, Rastogi A, et al. Biomechanical analysis of distal femoral fracture fixation: dynamic condylar screw versus locked compression plate[J]. J Orthop Sci, 2014, 19(5): 770-775.

[8] Kulkarni SG, Varshneya A, Kulkarni GS, et al. Antegrade interlocking nailing for distal femoral fractures[J]. J Orthop Surg, 2012, 20(1): 48-54.

[9] Smith TO, Hedges C, MacNair R, et al. The clinical and radiological outcomes of the LISS plate for distal femoral fractures: a systematic review[J]. Injury, 2009, 40(10): 1049-1063.

[10] Ali F, Saleh M. Treatment of isolated complex distal femoral fractures by external fixation[J]. Injury, 2000, 31(3): 139-146.

[11] Wang MT, An VVG, Sivakumar BS. Non-union in lateral locked plating for distal femoral fractures: a systematic review[J]. Injury, 2019, 50(11): 1790-1794.

[12] Rollo G, Pichierri P, Grubor P, et al. The challenge of nonunion and malunion in distal femur surgical revision[J]. Med Glas (Zenica), 2019, 16(2): 12.

[13] von Keudell A, Shoji K, Nasr M, et al. Treatment options for distal femur fractures[J]. J Orthop Trauma, 2016, 30(Suppl 2): 25-27.

[14] Henderson CE, Kuhl LL, Fitzpatrick DC, et al. Locking plates for distal femur fractures: is there a problem with fracture healing? [J]. J Orthop Trauma, 2011, 25(Suppl 1): 8-14.

[15] Buckley R, Mohanty K, Malish D. Lower limb malrotation following MIPO technique of distal femoral and

proximal tibial fractures[J]. Injury, 2011, 42(2): 194-199.

[16] Haddad FS, Duncan CP, Berry DJ, et al. Periprosthetic femoral fractures around well-fixed implants: use of cortical onlay allograft with or without a plate[J]. J Bone Joint Surg (Am), 2002, 84(6): 945-950.

[17] Font-Vizcarra L, Munoz-Mahamud E, Fernández-Valencia JA, et al. Evaluation of the results of the treatment of Vancouver B1 periprosthetic fractures and proposed indications for the use of cortical allograft as part of the fixation[J]. Acta Ortop Mex, 2010, 24(4): 215-219.

[18] Ayerza MA, Aponte-Tinao LA, Muscolo DL, et al. Morselized and structural cortical allograft reconstruction after intralesional curettage of a distal femoral giant-cell tumor[J]. Orthopedics, 2006, 29(8): 679-682.

[19] 翟文亮,丁真奇,练克俭,等.钢板结合异体骨板治疗长骨干骨囊肿病理性骨折[J].临床骨科杂志,2001,4(3):212-214.

[20] Pascarella R, Bettuzzi C, Bosco G, et al. Results in treatment of distal femur fractures using polyaxial locking plate[J]. Strategies Trauma Limb Reconstr, 2014, 9(1): 13-18.

[21] Frigg R, Appenzeller A, Christensen R, et al. The development of the distal femur less invasive stabilization system (LISS)[J]. Injury, 2001, 32(Suppl 3): 24-31.

[22] Shih HN, Shih LY, Cheng CY, et al. Reconstructing humerus defects after tumor resection using an intramedullary cortical allograft strut[J]. Chang Gung Med J, 2002, 25(10): 656-663.

[23] Van Houwelingen AP, McKee MD. Treatment of osteopenic humeral shaft nonunion with compression plating, humeral cortical allograft struts, and bone grafting[J]. J Orthop Trauma, 2005, 19(1): 36-42.

[24] Dugan TR, Hubert MG, Siska PA, et al. Open supracondylar femur fractures with bone loss in the polytraumatized patient-Timing is everything! [J]. Injury, 2013, 44(12): 1826-1831.

[25] Khalil Ael-S, Ayoub MA. Highly unstable complex C3-type distal femur fracture: can double plating via a modified Olerud extensile approach be a standby solution? [J]. J Orthopaed Traumatol, 2012, 13(4): 179-188.

[26] Keenan OJF, Ross LA, Magill M, et al. Immediate weight-bearing is safe following lateral locked plate fixation of periprosthetic distal femoral fractures[J]. Knee Surg Relat Res, 2021, 33(1): 19.

十二、石骨症患者股骨干骨折内固定术后再骨折病例

引言

石骨症(osteopetrosis)是一种以破骨细胞功能缺陷为特征的疾病。由于石骨症患者骨骼脆性大,柔韧性差,较易发生骨折,尤以股骨骨折最为常见[1]。目前石骨症骨折的治疗方案多种多样,但预后不尽相同。然而,鲜有文献报道总结石骨症患者股骨骨折术后再骨折的治疗策略。本节介绍了一例石骨症股骨干骨折术后再骨折的患者,联合青少年型股骨髓内钉、重建锁定钢板和骨形态发生蛋白-7(bone morphogenetic protein 7, BMP-7)翻修治疗,长期随访效果良好,现报道如下。

诊疗过程

女性患者,27岁,既往明确诊断为石骨症(图4-12-1 A),于2018-05-12不慎从1 m高处摔下致左大腿疼痛、畸形和活动受限。患者于当地医院诊断为左股骨干骨折并行左股骨干骨折切开复位钢板内固定术。术后患者在我院定期复查(图4-12-1 B)并于6个月后扶拐杖下床行走。2019-05-30患者扶拐行走时突发手术部位剧烈疼痛伴左大腿肿胀、活动受限,即刻被送往我院。查体见:左大腿肿胀畸形,中段外侧可见一长约10 cm的手术瘢痕,左大腿中段压痛,左下肢纵向叩击痛阳性,局部可触及骨擦感,左髋膝关节因疼痛活动受限,四肢肌力、肌张力正常,左下肢较对侧短缩约2 cm,双侧病理征未引出。X线检查提示左股骨干骨折术后再骨折、钢板断裂(图4-12-1 C);实验室检查:WBC 8.57×10^9/L, RBC 3.12×10^{12}/L,血红蛋白109 g/L,红细胞压积0.203,C反应蛋白37.0 mg/L,红细胞沉降率73 mm/h,降钙素0.062 ng/mL,球蛋白33.9 g/L,清蛋白24.6 g/L,谷丙转氨酶39.8 U/L,谷草转氨酶40.1 U/L,谷氨酰转肽酶55.3 U/L,碱性磷酸酶137 U/L,血钙、磷、尿酸等均未见异常。

入院后完善三维CT检查,评估左股骨髓腔直径和形态,测量结果示左股骨髓腔狭窄处直径为8.5 mm,故选用专家型青少年股骨髓内钉(Depuy Synthes,最小直径8.2 mm)作为翻修手术的内固定物。取原左大腿中段外侧切口,切开皮肤和筋膜,从股外侧肌后方间隙

进入，暴露钢板、螺钉和钢丝，取出原内固定物；清理骨折断端瘢痕，在两侧骨折断端显露后，采用电钻打通远近端髓腔；持骨钳夹持复位骨折远近端，复位满意后以两枚 2.0 mm 克氏针临时固定；取一块 8 孔的重建锁定钢板置于左股骨中段外侧，远近端各置入 3 枚 12 mm 的单皮质螺钉固定骨折断端；沿左股骨粗隆顶点做一长约 5 cm 的手术切口，手指触摸到粗

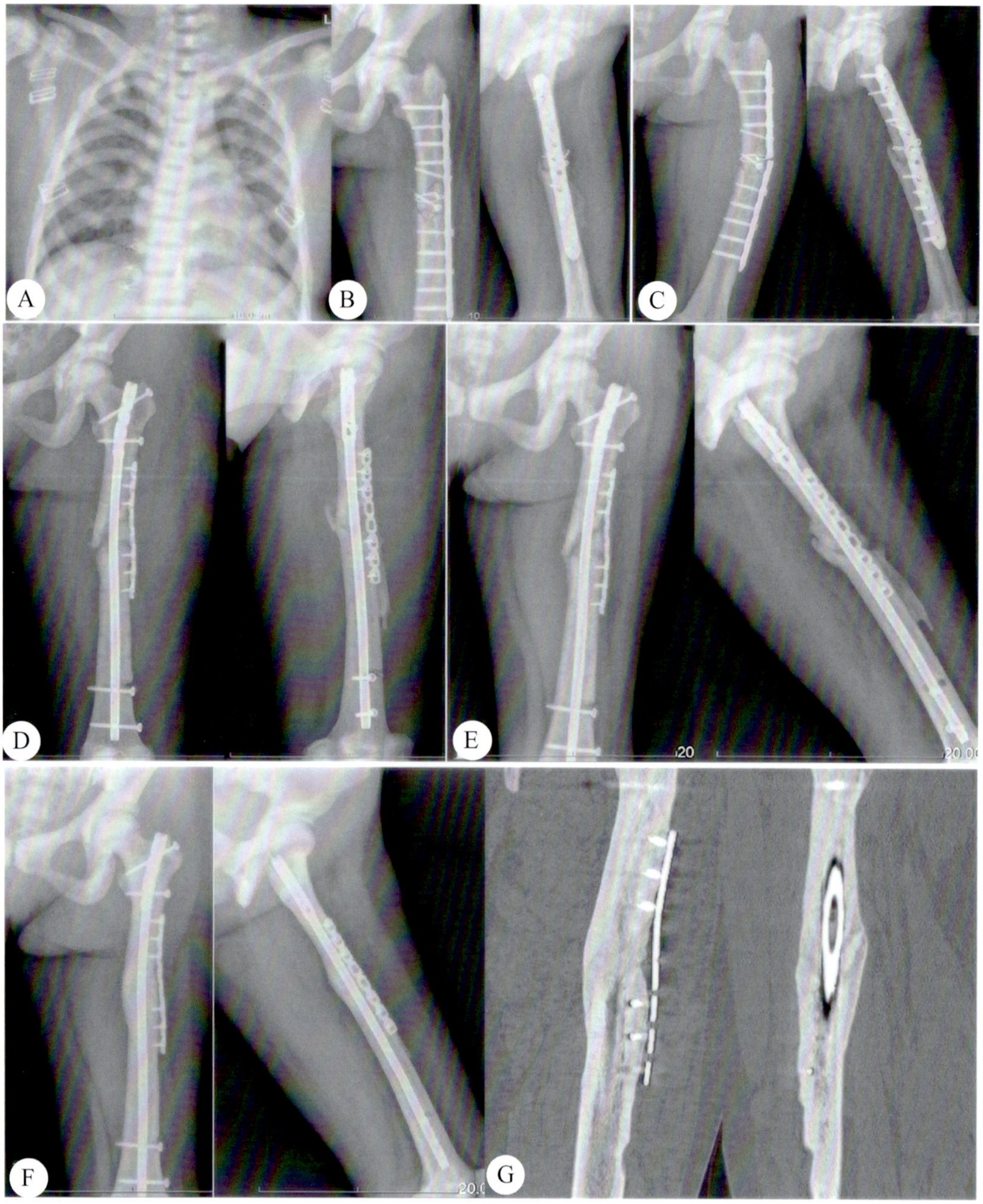

图 4-12-1　胸片提示肋骨密度明显增高且均匀对称，符合石骨症的特征(A)；摔伤致左股骨干骨折行切开复位钢板内固定术，术后 6 个月复查 X 线片(B)；左股骨干骨折术后 1 年出现再骨折、钢板断裂(C)；翻修术后即刻 X 线片(D)；术后 3 个月复查 X 线片(E)；术后 1 年 X 线片和 CT，骨折愈合良好(F，G)

隆顶点，在粗隆顶点偏外侧（青少年股骨髓内钉较普通股骨髓内钉外翻角更大，所以进针点较正常进针点偏外）置入一枚导针，左髋部正、侧位 X 线片示进针点位置良好；开口扩大器扩大近端开口，置入 T 型复位手柄和橄榄针后常规扩髓，按术前计划选取直径 8.2 mm，长度 320 mm 的髓内钉插入左股骨髓腔，依次打入远近端横锁钉及尾帽，旋转左下肢检查固定稳定性；骨折断端植入 20 mg BMP-7（杭州九源），冲洗后逐层关闭手术切口（图 4-12-1 D）。

术后定期随访，每 3 个月拍摄 X 线片检查骨折愈合情况并记录患者髋膝关节功能（图 4-12-1 E）。术后 1 年 X 线片（图 4-12-1 F）及 CT（图 4-12-1 G）检查提示骨折愈合良好，患者膝关节和髋关节活动正常。

讨论

1904 年，德国放射学家 Albers-Schonberg 首先描述了石骨症，其特征是破骨细胞功能障碍导致的骨硬化[2]。由于患者存在破骨细胞缺失或骨吸收功能的缺陷[3,4]，骨基质过度积聚，骨骼坚固致密而缺乏弹性[5]，杨氏弹性模量降低，骨骼抗弯曲能力降低，导致骨折风险进一步增加[6]。1942 年，Clairmont 和 Sching 首次确认了石骨症具有家族遗传性且根据遗传形式不同，可分为常染色体隐性遗传石骨症（autosomal recessive osteopetrosis，ARO）和常染色体显性遗传石骨症（autosomal dominant osteopetrosis，ADO）。ARO 发病率为 1/30 万～1/20 万[7]，有地区特异性。ADO 多发生于成年人，起病晚，病情稳定，为良性石骨症[8]。此类患者可无明显症状，但由于骨质脆，常发生多次骨折，尤其是下肢。此外，也可有颅神经受压的表现，常伴有关节、长骨畸形等。患者鲜见全身性疾病，寿命一般不受影响。ADO 又分为 3 个亚型[9]：① Ⅰ 型，轻度泛发性全身骨硬化，仅有全身骨密度增高的临床特点。② Ⅱ 型，椎骨上下终板严重钙化，椎体呈“夹心蛋糕样”改变，长骨干骺端硬化，可出现条纹状横带，常发生长骨骨折，颅底硬化，酸性磷酸酶、脑型肌酸激酶同工酶水平升高，颅神经压迫症状少见，约 5％的患者会出现视听觉减退的症状，结合影像学检查及实验室检查结果，本例患者即为 ADO-Ⅱ 型。③ Ⅲ 型，“离心性”石骨症，骨硬化大多发生于远离躯干处，常见四肢、头颅硬化明显。

对于石骨症患者的四肢长骨干骨折，尽管有些病例报道表明保守治疗有效，但也仅限于儿童患者或无移位的骨折。对于股骨近端及股骨干骨折，保守治疗通常无法取得满意效果[10]。石骨症患者股骨干骨折的手术治疗，目前文献多以个案形式报道，包括钉板系统（动力髋、动力髁、锁定钢板和空心钉等）和髓内钉系统。每个系统在手术实际操作过程中均存在很多困难，如石骨症患者骨质硬而脆且髓腔狭窄，髓内钉扩髓相当困难，容易导致医源性骨折、扩髓钻钻头断裂等。如选用钢板固定，也面临同样的问题。由于骨质坚硬，需长时间钻孔，钻孔处易过热导致骨质坏死和骨折。此外，术后骨折延迟愈合、不愈合甚至再骨折的发生概率也很高。

目前对于石骨症患者股骨干骨折术后再骨折治疗的报道非常少，故制定本例患者治疗方案时缺乏既往文献参照。总结首次内固定手术失败原因：①锁定钢板使用不当，未遵循“长钢板、少螺钉”原则，钢板工作距离短，螺钉分布密集导致应力集中、固定不牢靠，容易造成骨不连、钢板断裂。②该患者为石骨症患者，骨的硬度和脆性较大，柔韧性差，生物力学上无法实现螺钉牢固固定，导致了手术失败[11]。基于第一次手术钢板断裂的教训，我们在拟定术前计划时讨论通过使用外固定架固定或更换内固定来改善骨折部位的机械稳定性、促进骨折愈合。考虑到容易出现关节僵硬和针眼感染等手术并发症，排除使用外固定架。对于股骨干骨折骨不连，髓内固定相比髓外固定更具有生物学和生物力学优势，并可产生良好的临床和放射学结果[12]。因此，我们更倾向于使用髓内钉进行翻修。但成人型髓内钉直径太大，而儿童弹性髓内钉的直径又太小无法实现牢固固定。幸运的是本例患者的髓腔直径尚可，且髓腔内没有断裂的螺钉，故应用某种较细直径的髓内钉可实现较为良好的固定。青少年型股骨髓内钉可用于弹性髓内钉固定不牢靠的青少年长骨干骨折患者，以及因髓腔过细而无法使用成人型髓内钉的长骨干骨折患者。这是一种基于股骨解剖形态的设计，可用长度从 240 mm 到 400 mm，髓内钉直径有 8.2 mm、9.0 mm 和 10.0 mm 三种型号，故适用于本例患者[13]。此外，我们还附加重建锁定钢板抗旋转，并植入 BMP-7 促进骨折愈合。我们使用钉板联合系统分别发挥了两种内固定方式的优势——钢板抗旋转和髓内钉中心固定、分散应力。联合固定牢固可靠，内固定失败和骨不连发生率低，术后无需外固定保护，更有利于患者行早期膝关节功能锻炼。目前，BMP-2 和 BMP-7 已通过重组基因技术商业化[14]并广泛应用于各种骨不连的治疗中。研究表明，植入 BMP 与自体骨移植效果相当，且没有自体移植相关的并发症，感染风险更低，收益更大[15]。此外，由于其骨诱导特性，BMP 还可以刺激间充质细胞分化为成骨细胞，促进骨折愈合，因此也用于石骨症骨折患者的治疗。

综上，我们认为：①石骨症股骨干骨折患者应首选手术治疗。②对于石骨症股骨干骨折术后再骨折患者的翻修手术，应制定详细的术前计划，选择合适的内固定物。③钉钢联合对于上述患者而言是一种可行的翻修策略，固定方式牢固可靠，允许患者早期功能锻炼，疗效良好。④BMP-7 有助于石骨症患者的骨折愈合。

参考文献

[1] Chhabra A, Westerlund L, Kline A, et al. Management of proximal femoral shaft fractures in osteopetrosis：a case series using internal fixation[J]. Orthopedics, 2005, 28(6)：87-92.
[2] Tolar J, Teitelbaum SL, Orchard PJ. Osteopetrosis[J]. N Engl J Med, 2004, 351(27)：2839-2849.
[3] Del Fattore A, Cappariello A, Teti A. Genetics, pathogenesis and complications of osteopetrosis[J]. Bone, 2008, 42(1)：19-29.

[4] Landa J, Di Cesare P. Management of the patient with osteopetrosis[J]. J Am Acad Orthop Surg, 2007, 15(11): 654-662.
[5] Farfán MA, Olarte CM, Pesantez RF, et al. Recommendations for fracture management in patients with osteopetrosis: case report[J]. Arch Orthop Trauma Surg, 2015, 135(3): 351-356.
[6] Amit S, Shehkar A, Vivek M, et al. Fixation of subtrochanteric fractures in two patients with osteopetrosis using a distal femoral locking compression plate of the contralateral side[J]. Eur J Trauma Emerg Surg, 2009, 36(3): 263-269.
[7] 周卫军,唐尚坤,沈晔,等. SNX10 在石骨症中的分子机制研究进展[J]. 生物骨科材料与临床研究, 2021,18(3):72-77.
[8] 田园,季卫锋,朱周玮,等. 石骨症发病机制及相关基因研究进展[J]. 中国中医骨伤科杂志,2021,29(6):85-88.
[9] 刘权中,崔清波,贾学渊,等. 骨硬化症临床表现与遗传致病性[J]. 国际遗传学杂志,2020,43(1):46-51.
[10] Bhargava A, Vagela M, Lennox CM. "Challenges in the management of fractures in osteopetrosis"! Review of literature and technical tips learned from long-term management of seven patients[J]. Injury, 2009, 40(11): 1167-1171.
[11] Chhabra A, Westerlund LE, Kline AJ, et al. Management of proximal femoral shaft fractures in osteopetrosis: a case series using internal fixation[J]. Orthopedics, 2005, 28(6): 587-592.
[12] Mara KM, Allam MF. Intramedullary fixation of failed plated femoral diaphyseal fractures: are bone grafts necessary? [J]. J Trauma, 2008, 65(3): 692-697.
[13] 李兵兵,王晓燕. 专家级青少年股骨外侧髓内钉内固定治疗大龄儿童股骨干骨折[J]. 中国骨与关节损伤杂志,2019,34(2):155-156.
[14] Gillman CE, Jayasuriya AC. FDA-approved bone grafts and bone graft substitute devices in bone regeneration[J]. Mater Sci Eng C Mater Biol Appl, 2021, 130: 112466.
[15] Termaat MF, Den Boer FC, Bakker FC, et al. Bone morphogenetic proteins: development and clinical efficacy in the treatment of fractures and bone defects[J]. J Bone Joint Surg Am, 2005, 87(6): 1367-1378.

第五章 复杂胫骨骨折病例

一、胫骨平台骨折合并同侧膝关节骨关节炎病例

引言

胫骨平台骨折是临床常见创伤类型，其发生率占全身骨折的1%[1]，占老年骨折的8%[2]，通常由膝关节遭受内外翻暴力的撞击或高处坠落导致的压缩暴力引起[3]。由于胫骨平台骨折是典型的关节内骨折，常伴有关节软骨、膝关节韧带或半月板的损伤，处理不当易导致膝关节畸形、下肢力线不良、膝关节不稳，引起功能障碍。与此同时，随着全球老年化进程的加速，到2022年，罹患膝关节骨关节炎(osteoarthritis, OA)的60岁以上患者占50%，占75岁以上人群的80%，全球约有5.7亿人受膝关节OA的困扰。在超过50岁以上人群中，OA在导致长期残疾的疾病中仅次于心血管疾病，排名第二[4]。目前，对于老年患者的胫骨平台骨折，治疗方式的选择仍存在一定争议[5,6]。以往的治疗大多关注胫骨平台骨折复位内固定本身，但骨折内固定治疗后康复期长，卧床时间久，并发症多[7]，因此本节介绍的2例老年胫骨平台骨折采用了一期不同类型假体人工膝关节置换(total knee arthroplasty, TKA)，治疗取得良好疗效，现报道如下。

诊疗过程

患者1：女性患者，71岁，因“外伤致右膝部肿痛、活动受限3 h”于2023-01-14入院。否认高血压、糖尿病等疾病病史，无吸烟饮酒等不良嗜好。既往有反复右膝疼痛及口服止痛药物史。查体见：右膝关节外侧明显瘀斑，皮肤无破溃，局部压痛明显，右膝关节因疼痛拒

绝活动。入院后 X 线及 CT、MRI 检查提示：①右胫骨平台骨折（Schatzker Ⅱ型）；②右膝 OA（K-L 分级Ⅲ级）（图 5-1-1 A，B，C，D）。完善术前检查未见明显手术禁忌证，于 2023-01-22 在腰麻下行“右侧全膝关节置换术”。取患膝前正中略偏内纵形切口，依次切开皮肤、皮下组织及关节囊，向外侧翻开髌骨后屈曲膝关节；沿胫骨平台内侧松解关节囊，切除肥厚的髌下脂肪垫，切除交叉韧带，术中可见平台外侧部分塌陷，依次进行股骨远端截骨及胫骨平台截骨后，插入相应厚度的伸直间隙测量器，检查稳定性、伸直状况和下肢力线，见各项正常，去掉固定钉。再次屈曲膝关节，选择合适大小的股骨试模，进行股骨髁四合一截骨；选择大小合适的胫骨模板，安装导向环后用环钻在胫骨平台上钻孔，安装平台试模，安装并打紧股骨试模，根据截骨量选取不同的高度垫片，伸直膝关节检查内外翻的稳定情况，见稳定性好。膝关节伸直活动良好，直视下确定患肢力线良好，予股骨上钻孔以利于股骨假体安装；选用合适大小型号的假体，股骨侧使用常规假体，胫骨侧使用 PS 假体并加装延长杆，骨水泥固化后被动活动膝关节，活动良好，轴线正常，屈曲可达 130°，伸直可达 0°。术后抬高患肢、镇痛、消肿及使用抗生素预防感染，术后 72 h 内予抗凝治疗。术后第

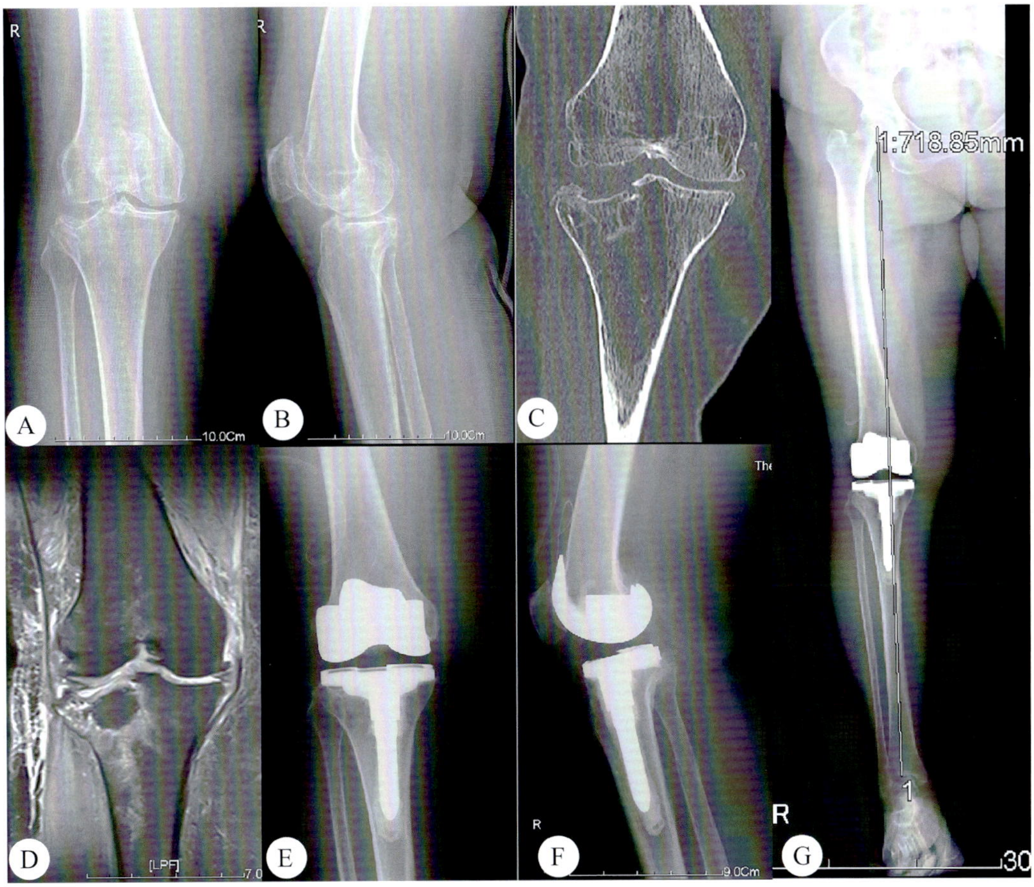

图 5-1-1　术前 X 线片（A，B）；术前 CT（C）；术前 MRI（D）；术后 X 线片（E，F）；术后全长片（G）

1 d 开始进行膝关节被动功能锻炼，术后第 2 d 开始膝关节主动功能锻炼，术后第 2 d 拔除引流管后助行器辅助下下床活动。术后复查见假体位置好，下肢力线良好（图 5-1-1 E，F，G），术后切口愈合良好出院。

患者 2：女性患者，77 岁，因“左膝反复疼痛 10 年余，外伤后左小腿肿痛 3 d”于 2021-10-01 入院。否认高血压、糖尿病等疾病病史，无吸烟饮酒等不良嗜好。既往有反复左膝疼痛及口服止痛药物史。查体见：左膝关节内侧明显瘀斑，皮肤无破溃，局部压痛明显，左膝关节因疼痛拒绝活动。入院后 X 线及 CT、MRI 检查提示：①左胫骨平台骨折（Schatzker Ⅱ 型）；②左胫骨上段骨折；③左膝 OA（K-L 分级Ⅲ级）（图 5-1-2 A，B）。完善术前检查未见明显手术禁忌证，于 2021-10-08 在腰麻下行“左胫骨骨折切开复位内固定 + 左侧全膝关节置换术”，取患膝前正中略偏内纵形切口，起自髌上 8 cm，止于胫骨结节下方 10 cm，长约 25 cm，依次切开皮肤、皮下组织、筋膜、骨膜，暴露骨折端，清理骨折端软组织后，复位骨折块后于内侧放置一长短合适的解剖型锁定钢板，电钻钻孔、测深器测深、依次拧入长短合适的单皮质锁定螺钉。后续手术步骤同病例 1（图 5-1-2 C，D）。术后抬高患肢、镇痛、消肿及使用抗生素预防感染，术后 72 h 内予抗凝治疗。术后第 1 d 开始进行膝关节被动功能锻炼，术后第 2 d 开始膝关节主动功能锻炼，术后第 2 d 拔除引流管，术后复查见假体位置好，下肢力线良好（图 5-1-2 E，F，G），术后切口愈合良好出院。术后 6 周复查 X 线见骨折端愈合良好，助行器辅助下下床活动（图 5-1-2 H，I）。

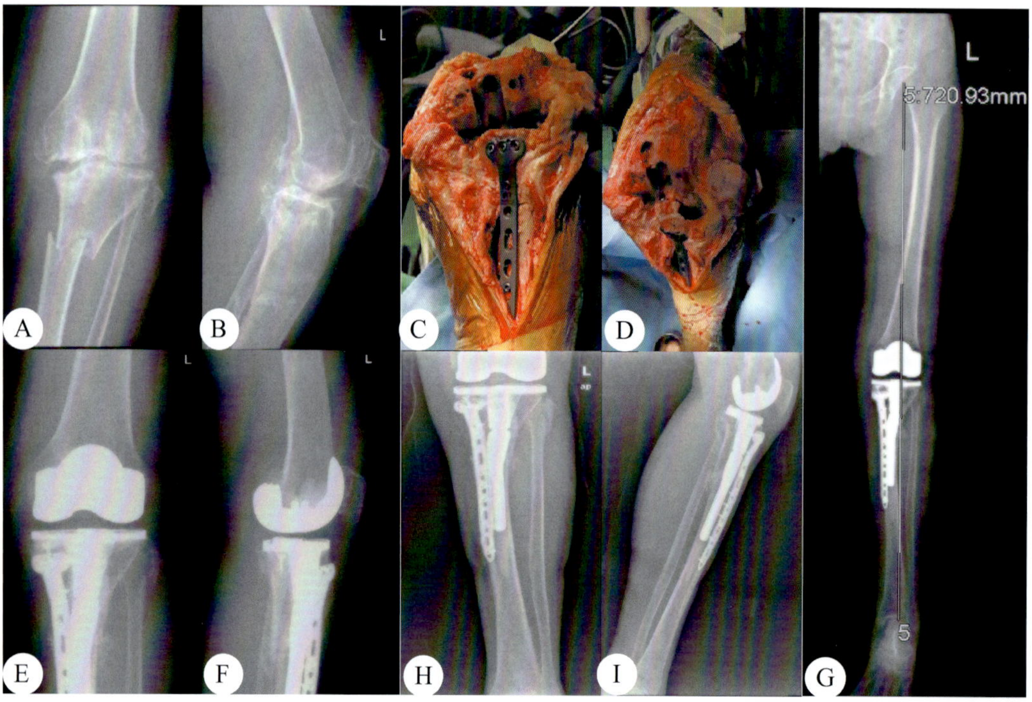

图 5-1-2　术前 X 线片（A，B）；术中所见（C，D）；术后 X 线片（E，F）；术后全长片（G）；术后 6 周 X 线片（H，I）

讨论

对于老年患者的胫骨平台骨折，采取切开复位内固定治疗的术后满意度低[7]，Frattini等报道了一组平均年龄72岁的胫骨平台患者，对于复杂的胫骨平台骨折行切开复位内固定术，其术后拉斯穆森的临床分级系统只有52.6%的满意度，在拉斯穆森放射分级系统的评分的满意度也只有31.6%[8]。此外，胫骨平台骨折内固定术后继发创伤性关节炎的风险也高，Honkonen等[9]的研究发现131例胫骨平台骨折后继发性骨关节炎发生率为44%。由于胫骨平台骨折后关节炎持续进展，后期往往需要再次行全膝关节置换术，近年来，为了使患者术后能够立即完全负重，老年胫骨平台骨折患者行一期全膝关节置换术治疗越来越普遍，但仍有一些细节需要完善[10]。例如对于假体的选择，全膝关节置换术中假体常常使用后交叉韧带替代型假体、髁限制性假体，并且通常使用胫骨延长杆，以确保骨干固定[11-14]。Vermeire等[15]建议应避免使用股骨延长杆，因为有股骨近端应力骨折的风险。Huang等[16]研究了6例老年复杂胫骨平台骨折采用标准内侧髌旁入路TKA治疗，随访时间为32.3个月，HSS膝关节评分平均为89.8分，平均膝关节屈曲度为119.2°，所有患者膝关节功能评分均为优秀，术后无明显并发症。因此，作者认可TKA是治疗老年复杂胫骨平台骨折的合适方案。Scott等研究[17]发现31例在胫骨平台骨折后接受了TKA的患者，与原发性骨关节炎的患者进行比较，尽管随访的效果良好，但是感染、假体周围骨折、深静脉血栓等并发症风险增加。

基于我们的研究结果和文献报道的结果，对于已有骨关节炎且骨质量较差的老年患者胫骨平台骨折，内固定术效果可能较差，而一期行TKA是一种合适的选择。TKA的优势在于术后可以立即负重和更快地恢复。然而，这是一项对术者操作技术要求很高的手术，并发症发生率很高，应该严格把控适应证，并由有经验的外科医生操作。

参考文献

[1] Hung SS, Chao EK, Chan YS, et al. Arthroscopically assisted osteosynthesis for tibial plateau fractures[J]. J Trauma, 2003, 54(2): 356-363.

[2] Hsu CJ, Chang WN, Wong CY. Surgical treatment of tibial plateau fracture in elderly patients[J]. Arch Orthop Trauma Surg, 121, (1-2): 67-70.

[3] 孙豪君，潘宇杰，赵健宇，等. 膝关节伸直状态下胫骨平台骨折受伤机制的有限元分析[J]. 中华创伤骨科杂志，2017，19(10):866-873.

[4] Chillemi C, Franceschini V, Dei Giudici L, et al. Epidemiology of isolated acromioclavicular joint dislocation[J]. Emerg Med Int, 2013: 171609.

[5] Shimizu T, Sawaguchi T, Sakagoshi D, et al. Geriatric tibial plateau fractures: clinical features and surgical outcomes[J]. J Orthop Sci, 2016, 21(1): 68-73.

[6] Manidakis N, Dosani A, Dimitriou R, et al. Tibial plateau fractures: functional outcome and incidence of osteoarthritis in 125 cases[J]. Int Orthop, 2010, 34(4): 565-570.

[7] Ali A, Saleh M, Eastell R, et al. Influence of bone quality on the strength of internal and external fixation of tibial plateau fractures[J]. J Orthop Res, 2006, 24(11): 2080-2086.

[8] Frattini M, Vaienti E, Soncini G, et al. Tibial plateau fractures in elderly patients[J]. Chir Organi Mov, 2009, 93(3): 109-114.

[9] Honkonen SE. Degenerative arthritis after tibial plateau fractures[J]. J Orthop Trauma, 1995, 9(4):273-277.

[10] Sabatini L, Aprato A, Camazzola D, et al. Primary total knee arthroplasty in tibial plateau fractures: literature review and our institutional experience[J]. Injury, 2023, 54(Suppl 1):15-23.

[11] Kini SG, Sathappan SS. Role of navigated total knee arthroplasty for acute tibial fractures in the elderly [J]. Arch Orthop Trauma Surg, 2013, 133(8):1149-1154.

[12] Boureau FF, Benad K, Putman S, et al. Does primary total knee arthroplasty for acute knee joint fracture maintain autonomy in the elderly? a retrospective study of 21 cases[J]. Orthop Traumatol Surg Res, 2015, 101(8): 947-951.

[13] Abdelbadie A, El-Hennawy A, Sallam A. Primary total knee arthroplasty: a viable surgical option for complex tibial plateau fractures in elderly[J]. J Knee Surg, 2020, 33(5): 496-503.

[14] Tapper V, Toom A, Pesola M, et al. Knee joint replacement as primary treatment for proximal tibial fractures: analysis of clinical results of twenty-two patients with mean follow-up of nineteen months[J]. Int Orthop, 2020, 44(1): 85-93.

[15] Vermeire J, Scheerlinck T. Early primary total knee replacement for complex proximal tibia fractures in elderly and osteoarthritic patients[J]. Acta Orthop Belg, 2010, 76(6):785-793.

[16] Huang JF, Shen JJ, Chen JJ, et al. Primary total knee arthroplasty for elderly complex tibial plateau fractures[J]. Acta Orthop Traumatol Turc, 2016, 50(6):702-705.

[17] Scott CE, Davidson E, MacDonald DJ, et al. Total knee arthroplasty following tibial plateau fracture: a matched cohort study[J]. Bone Joint J, 2015, 97(4):532-538.

二、开放性胫骨骨折合并感染病例

引言

近年来随着现代交通及建筑业的高速发展，四肢高能量损伤十分常见。由于胫骨远端的解剖位置及特点，开放性粉碎骨折较为常见，且41%～49%为Gustilo Ⅲ型[1,2]。该骨折在急诊清创术后仍有高达25%～32.4%的患者发生创伤区软组织坏死、感染[3]，进一步行扩创术后，多数会留下较大的骨与软组织复合缺损，给治疗带来巨大挑战。传统的治疗方法分为多期，包括多种术式：一期清创、二期扩创、三期显微皮瓣移植修复创面、同期（或四期）植骨或骨搬移修复骨缺损[4-6]，其技术难度大、风险高，“拆东墙补西墙”，增加了新的医源性损伤，甚至可能伴发严重并发症，治疗周期及费用也大大增加。尽可能减少手术次数和创伤，以控制感染、“原位”修复骨和软组织复合缺损，更加符合损伤控制的理念，一直是骨科医生所追求的理想治疗方式。

Ilizarov骨搬运技术以张力-应力法则为基本原理，在外固定的缓慢牵张作用下，实现骨与软组织的同步再生，已成为肢体创伤后骨缺损修复重建时公认的有效技术手段，平均骨修复成功率达90%以上[7]。在此基础上，Saleh等[8,9]提出对于4 cm以内的骨与软组织复合缺损，采用急性短缩-再延长技术，能快速闭合骨接合区的创面，减少甚至无需植骨及皮瓣转移，效果满意。本节介绍1例开放性胫骨骨折合并感染的患者，采用肢体急性短缩-延长技术进行治疗，诊疗过程汇报如下。

诊疗过程

男性患者，62岁，因“外伤后左小腿肿痛、畸形伴渗液2周”于2020-10-27入院。患者诉2周前不慎车祸外伤，左小腿受撞击导致皮破出血伴骨外露，伤后2 h就诊当地医院，诊断“左胫骨远端开放性骨折”，急诊行左小腿清创缝合术+骨牵引术。术后予以抗感染及止痛等相关治疗，但伤口逐渐红肿、破溃，经2周治疗无好转，患者转诊至我院。入院查体：左小腿中下段仍肿胀明显，远端外侧可见15 cm×7 cm大小创面，部分腓骨长短肌肌肉、肌腱，以及腓骨、胫骨远端外露（图5-2-1 A），稍渗液，有异味，跟部骨牵引针在位，足部末梢肤色尚可，局部压痛伴明显骨擦音，左足背外侧皮肤感觉麻木，余区域皮肤感觉正常，左足背及胫后动脉搏动存在，左踝关节活动障碍，双下肢基本等长。辅助检查：X线片示"胫腓骨远端粉碎性骨折"。CT示左胫腓骨远端粉碎性骨折，波及关节面（图5-2-1 B，C，D，E）。外院细菌培养结果回报：金黄色葡萄球菌。综上诊断：左侧胫腓骨远端开放性粉碎性骨折术后感染（胫骨远端骨折AO/ATO 43C3型；Pilon骨折Rüedi-Allgöwer Ⅲ型）。完善术前相关检查，未见明显手术禁忌证，于2020-10-30在持续硬膜外麻醉下予行"左小腿扩创+胫距急性短缩融合+取皮植皮+胫骨上段截骨延长环形外固定架固定术"。

患者麻醉起效后取平卧位，左侧大腿中上段备扎气囊止血带，左下肢常规消毒、铺巾。探查左小腿创面见：腓骨长短肌下段肌肉、肌腱，以及腓骨、胫骨远断端外露，部分骨质发黑，无渗血，去除坏死的外侧腓骨骨段，见胫骨远端骨断端内部有明显脓性分泌物，松质骨发黄、无渗血，炎性肉芽及脓性分泌物波及踝关节内（图5-2-1 F）。止血带充气，考虑胫腓骨远段感染伴骨坏死，无保留条件，彻底清创并切除远段感染死骨块（用摆锯节段性切除，取三处组织进行细菌培养），并去除踝关节软骨，形成骨缺损（长度为9 cm）与软组织复合缺损创面（约15 cm×7 cm）；使用生理盐水及碘伏液反复冲洗创面。将足距骨向胫骨远端急性短缩6 cm，使胫骨远段与距骨骨面靠近，残留约3 cm，3枚克氏针临时固定，使用外侧创面剩余的肌肉组织闭合骨外露组织，形成约6 cm×8 cm皮肤缺损创面（图5-2-1 G）。采用四环Ilizarov环形外架进行左小腿至足部的固定：胫骨近段2环，胫骨中段1环，足部1环，各环采用全针与半针组合的方式进行固定。左小腿再次消毒并加铺单，开截骨器械包，于胫骨结节下2 cm处进行闭合截骨：局部胫前内侧做1 cm纵行切口，采用闭合连孔截骨器进行截骨，凿子打断残余骨质，透视确认胫骨已完全截断，远断端对位良好、患肢轴线良好，各固定钉位置良好，缝合切口。松止血带，足背及胫后动脉搏动有力，足部肤色红润。于左大腿取皮，行左小腿下段残留创面植皮，并采用荷包加压包扎植皮区（图5-2-1 H，I）。

术后抬高患肢以利于消肿，注意观察足部末梢血运（术后3 d内要求每半小时进行监测并记录），根据细菌培养及药敏检查结果选择抗生素，待创口基本愈合且血常规、红细胞沉降率、C反应蛋白基本恢复正常后停用，复查术后X线片（图5-2-1 J）。术后1周开始，胫骨远端接合区上下两环进行环架加压，每天3～4 mm，分3～4次进行，约10 d完成；在胫骨近端截骨区以1 mm/d速度进行肢体延长（后期降至0.75 mm/d），延长期间每3～4周复查X线片，了解牵张骨生成、矿化情况和肢体长度恢复情况，以利于及时调整骨搬移速度和下肢力线；恢复肢体长度后每4～6周复查1次。植皮区完全成活，稳定后即鼓励患者扶拐下地负重行走，防止足下垂及骨质疏松，促进骨在应力作用下的愈合、生长及矿化。患者在术后1年半时复查X线片示：左胫骨截骨区矿化良好，左胫骨与距骨接合端骨愈合良好（图5-2-1 K，L）。分步拆除外固定架。本例患者的带架指数为2月/cm。

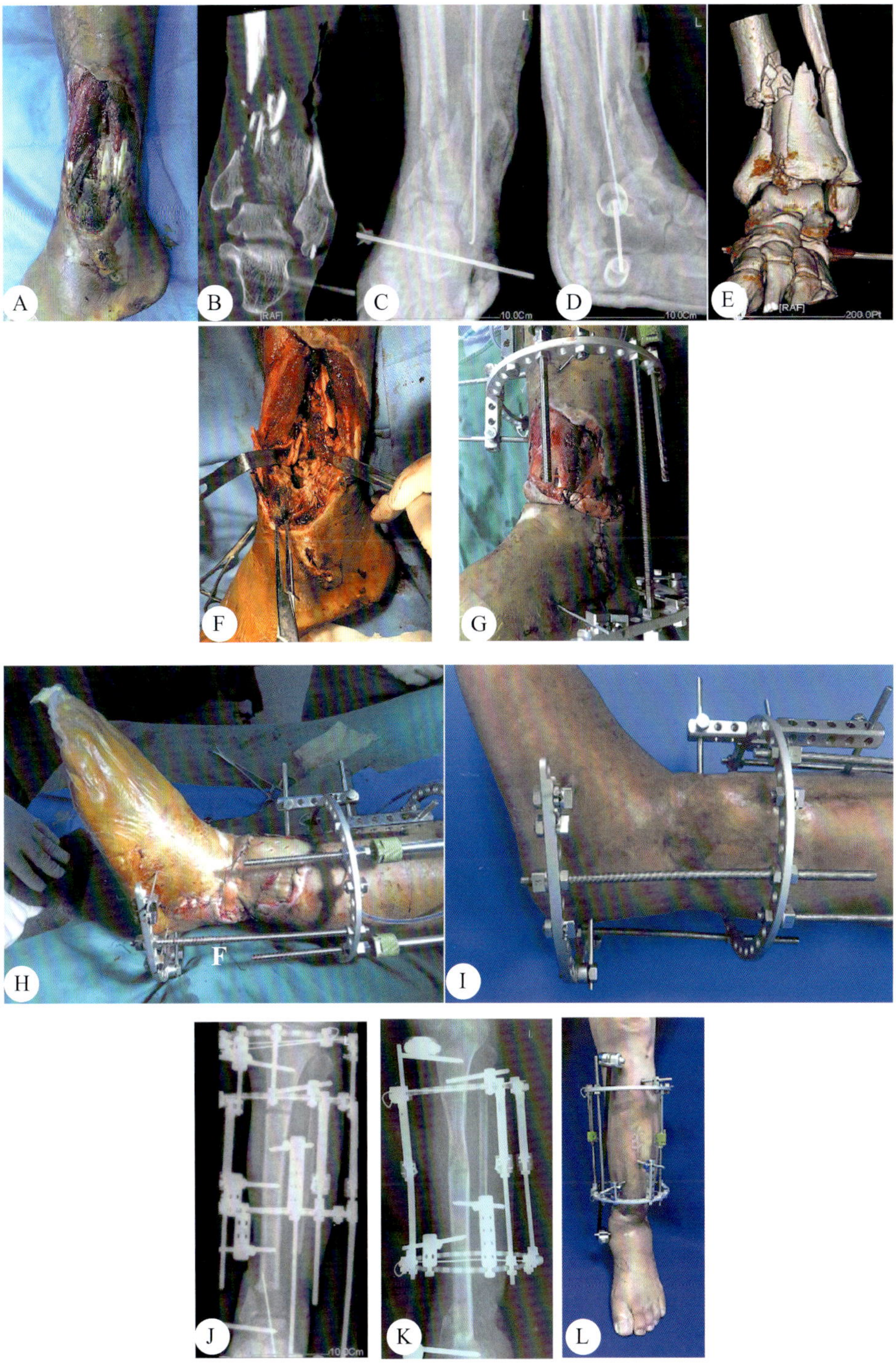

图 5-2-1　男性患者，62 岁，采用短缩-延长术治疗开放性胫骨骨折伴感染的过程。入院时创面情况(A)；术前 X 线及三维 CT(B，C，D，E)提示：胫腓骨远端粉碎性骨折，波及关节面(Pilon 骨折)；术中扩创见感染进入关节并有多个游离骨块(F)；节段性骨切除后进行肢体短缩后形成皮肤缺损创面并植皮(G，H)；术后创面获得良好愈合(I)；采用短缩-延长术后复查 X 线片(J)；1 年半后 X 线片提示胫骨远端与距骨愈合良好，胫骨上段骨延长区矿化良好(K)，外观良好(L)

讨论

1965年，苏联的Ilizarov教授提出“张力-应力法则”“牵张性骨再生”的生物学原理，即在持续、稳定、缓慢牵张下，刺激自身局部组织细胞分裂、再生，组织新陈代谢变得活跃，调动组织自然修复潜能，使骨骼及其周围的软组织、皮肤、血管及神经同步生长延长，其生长方式类似胎儿组织，均为相同的细胞分裂。并研制出系列环形外固定支架应用于临床，其衍生出的主要技术包括骨延长、骨搬运、肢体短缩-延长技术。这些技术经过几十年的临床应用和发展，已治愈不计其数的复杂、难治性的骨缺损，成为治疗四肢长骨骨感染或不伴感染的骨缺损、骨不连最常用的方法之一。

本例患者为开放性胫骨远端骨折伴发感染，常规的内固定方式并不适合，且感染波及踝关节内，关节无保留条件，需进行彻底清创，清创后形成骨缺损及软组织复合缺损创面。以往皮瓣、植骨等传统修复方式需要多次手术，因此我们采用“左小腿扩创＋胫距急性短缩融合＋取皮植皮＋胫骨上段截骨延长环形外固定架固定”的术式，一次手术进行肢体修复与重建，其具有以下优点：①与骨搬运技术相比，本技术可明显缩短胫距对合端骨愈合时间，清创后对合两端均为新鲜骨面、骨愈合能力强，且由于外固定的加压作用，可使骨折断端的骨愈合速度进一步加快，明显优于常规骨搬运技术中对合端的骨愈合率。②有利于感染的控制与创面的闭合。本手术在扩创时，对骨感染段采用“en bloc”的方式，容易做到彻底有效的骨与软组织清创，最终实现感染治愈；小腿短缩后横径增大，容易采用局部邻近肌瓣或皮瓣直接修复原创面，避免骨端外露。本例患者小腿短缩后术者将骨与软组织复合缺损创面转化成皮肤缺损创面，处理难度上明显简化，无需反复扩创，无需“拆东墙补西墙”式的皮瓣修复。③环形外固定架固定小腿稳定性更好，患者可早期下地负重功能锻炼，防止废用性肌萎缩和骨质疏松发生，降低膝关节僵硬和足下垂发生风险。④胫骨上段截骨延长，骨再生可靠，无需取髂骨进行植骨，患者接受度高。

需注意的是：①急性短缩的长度问题。黄雷等[10]研究认为胫骨骨缺损＜5 cm者可考虑急性短缩。同时他们还发现，局部软组织缺损情况可能会影响短缩后软组织臃肿及对血管的压迫程度（软组织缺损较少时，急性短缩的距离短，一般为3 cm，软组织缺损较多时，最多可一次性短缩9 cm）。但多篇文献提示对小腿进行超过4 cm的急性短缩，可导致主要血管迂曲、受压，使肢体远端缺血[11,12]，建议该术式只用于骨缺损＜4 cm的患者。本例患者节段性骨扩创后，骨缺损达9 cm，术中先急性短缩6 cm，使断端靠拢，用克氏针临时固定，有利于在骨折断端良好对位对线的情形下进一步安装环形外固定架。环架安装完成后，再松止血带，了解即刻足部胫前、胫后动脉搏动情况，本例患者术中证实血管未因短缩受明显影响。当然，假如患者术中血管搏动受影响，我们拟通过调整环架，将断端临时分开，使急性短缩的距离符合多数文献要求的 4 cm 以内，残余的间隙可在术后逐渐闭合（术后 1 周开始，每天 3～4 mm，可分次），实现亚急性短缩及骨断端的闭合。考虑术后肢体可能肿胀，进而再影响动脉管腔的通畅，术后的护理观察需更加密切，每半小时进行动脉搏动及血氧饱和度的监测与记录。最终本例患者血管一直保持通畅，没有出现血管危象。考虑本例患者的软组织缺损大，术中急性短缩达 6 cm，但患者血管受压未超过极限。因此，我们认为，安全起见，急性短缩原则上宜保持在 4 cm 以内，残留间隙在术后采用亚急性短缩技术，对特殊病例，如软组织缺损大或血管有进行短缩吻合者，可考虑急性短缩 4 cm 以上，但术中术后需密切观察，防止出现动脉危象。②对于骨延长的速度，一般认为保持在 1 mm/d，分 4～6 次完成；但也有文献[10]报道对于年龄>65 岁，或局部软组织损伤严重的患者，如果骨矿化不良，可适当降低，一般降低至 0.5～0.75 mm/d。本例患者在延长期的后半部分采用了降速延长的方式，患者总体矿化较慢，最终也导致了带架指数偏高。

结合本病例治疗经过及相关文献报道，我们认为急性短缩-延长技术的主要适应证包括：下肢长骨创伤后或感染清创后骨与软组织复合缺损；萎缩性骨不连等。该技术能够实现尽可能少的手术次数，尽可能少的副损伤，实现骨折及骨缺损的修复及肢体的延长，最大限度恢复肢体功能。

参考文献

[1] Schade A T, Hind J, Khatri C, et al. Systematic review of patient reported outcomes from open tibia fractures in low and middle income countries[J]. Injury, 2020, 51(2): 142-146.

[2] Nicolaides M, Vris A, Heidari N, et al. The effect of delayed surgical debridement in the management of open tibial fractures: a systematic review and meta-analysis[J]. Diagnostics (Basel), 2021, 11(6): 1017.

[3] Kuripla C, Tornetta P R, Foote C J, et al. Timing of flap coverage with respect to definitive fixation in open tibia fractures[J]. J Orthop Trauma, 2021, 35(8): 430-436.

[4] Li R, Zeng C, Yuan S, et al. Free flap transplantation combined with Ilizarov bone transport for the treatment of severe composite tibial and soft tissue defects[J]. J Int Med Res, 2021, 49(5): 3000605211017618.

[5] Hohmann E, Birkholtz F, Glatt V, et al. The "Road to Union" protocol for the reconstruction of isolated complex high-energy tibial trauma[J]. Injury, 2017, 48(6): 1211-1216.

[6] Abula A, Yushan M, Ren P, et al. Reconstruction of soft tissue defects and bone loss in the tibia by flap transfer and bone transport by distraction osteogenesis: a case series and our experience[J]. Ann Plast Surg, 2020, 84(Suppl 3): S202-S207.

[7] Aktuglu K, Erol K, Vahabi A. Ilizarov bone transport and treatment of critical-sized tibial bone defects: a narrative review[J]. J Orthop Traumatol, 2019, 20(1): 22.

[8] Saleh M, Rees A. Bifocal surgery for deformity and bone loss after lower-limb fractures: comparison of bone-transport and compression-distraction methods[J]. J Bone Joint Surg Br, 1995, 77(3): 429-434.

[9] Thakeb MF, Fayyad TA, Elgebeily MA, et al. Bifocal compression-distraction for combined bone and soft-tissue defects in post-traumatic tibial nonunion[J]. J Orthop Trauma, 2019, 33(10): e372-e377.

[10] 黄雷,赵刚,王慎东,等.短缩-延长肢体治疗胫骨骨缺损合并软组织缺损[J].中华创伤骨科杂志,2007,9(12):1115-1119.

[11] Atef A, El-Tantawy A. Management of open infected comminuted tibial fractures using Ilizarov concept[J]. Eur J Orthop Surg Traumatol, 2014, 24(3): 403-408.

[12] Atbasi Z, Demiralp B, Kilic E, et al. Angiographic evaluation of arterial configuration after acute tibial shortening[J]. Eur J Orthop Surg Traumatol, 2014, 24(8): 1587-1595.

三、合并腓骨骨折的 AO/OTA 43A 胫骨远端骨折病例

引言

胫骨远端骨折是一种常见的下肢骨折，多为高能量损伤所致，通常伴有小腿软组织损伤[1]。由于胫骨远端靠近踝关节，骨折复位与固定均较为困难，是目前骨科医生面临的棘手问题。钢板和髓内钉是此类骨折两种主要的内固定方式，但有研究表明无论是否使用钢板或髓内钉，如伴随腓骨骨折即胫腓骨远端骨折都会使胫骨远端骨折更加不稳定[2]，增加了手术的难度。此外，胫腓骨远端骨折愈合后一旦出现力线不良就可能导致踝关节创伤性关节炎，这是因为畸形愈合的位置靠近踝关节，由此造成的力线不良会导致踝关节面上压力分布异常，进而导致关节炎的发生。因此，对于合并腓骨骨折的胫骨远端骨折，良好的腓骨复位有助于胫骨远端骨折的复位，减少胫骨远端术后旋转和力线不良的发生率[3]，故通常在行胫骨远端内固定之前进行腓骨复位和固定。钢板是常用的一种腓骨固定方式，然而对于腓骨区域软组织已有损伤的患者，使用钢板可能会增加软组织损伤风险，导致如感染、软组织激惹等一系列并发症[4]。

为了解决上述问题，一种可经皮植入的小直径髓内装置——腓骨髓内钉应运而生。生物力学研究结果显示，与标准钢板相比，腓骨髓内钉的失效扭矩更大，腓骨结构维护更好[5]。临床研究进一步证实了上述观点：对于伴有较为严重软组织损伤的踝关节骨折患者，腓骨髓内钉固定是一种安全、可接受的治疗方法，并发症少，临床和功能结果令人满意[6]。目前关于腓骨髓内钉的研究多集中于踝关节骨折，其在胫腓骨远端关节外骨折中应用的文献报道较少。本节展示了 2 例应用腓骨髓内钉治疗的合并腓骨骨折的胫骨远端关节外骨折患者，临床疗效满意，现报道如下。

诊疗过程

患者 1：男性患者，40 岁，因“车祸致右下肢疼痛、活动受限 3 h”于 2020-08-13 入院。否认高血压、糖尿病等疾病病史；无吸烟、饮酒等不良嗜好。查体见：右小腿中下段肿胀、畸形，右下肢血运、感觉正常，右踝关节活动因疼痛拒绝进一步检查。入院后行 X 线检查提

示：右胫骨远端骨折，右腓骨中下段骨折。根据 AO/OTA 分型，该患者胫骨骨折类型为 43A3.1（图 5-3-1 A，B）。

入院后予行右跟骨结节牵引术、抬高患肢、消肿、止痛等对症治疗。完善各项术前检查，排除手术禁忌证后，于 2020-08-18 在硬膜外＋强化麻醉下行“右胫骨骨折切开复位钢板内固定＋右腓骨骨折闭合复位髓内钉内固定术”。首先按照 Acumed Fibula Rod System 手术技术指南进行腓骨手术。于外踝尖远端纵行切开 1.5 cm 切口，C 臂机引导下确定进钉点后置入导针。使用撑开器恢复腓骨长度和力线，待骨折复位后导针通过骨折远近端，C 臂机透视确保导针于髓腔内居中。扩髓后使用专用器械维持复位，复位满意后置入长度型号适合的腓骨髓内钉，常规安装锁定钉瞄准系统，视情况给予远近端骨折区域锁定钉固定。骨折远端通常使用 1～2 枚锁定钉固定，近端视情况 1 枚或无需锁定钉固定。之后采用切开复位钢板固定治疗胫骨远端骨折（图 5-3-1 C，D）。

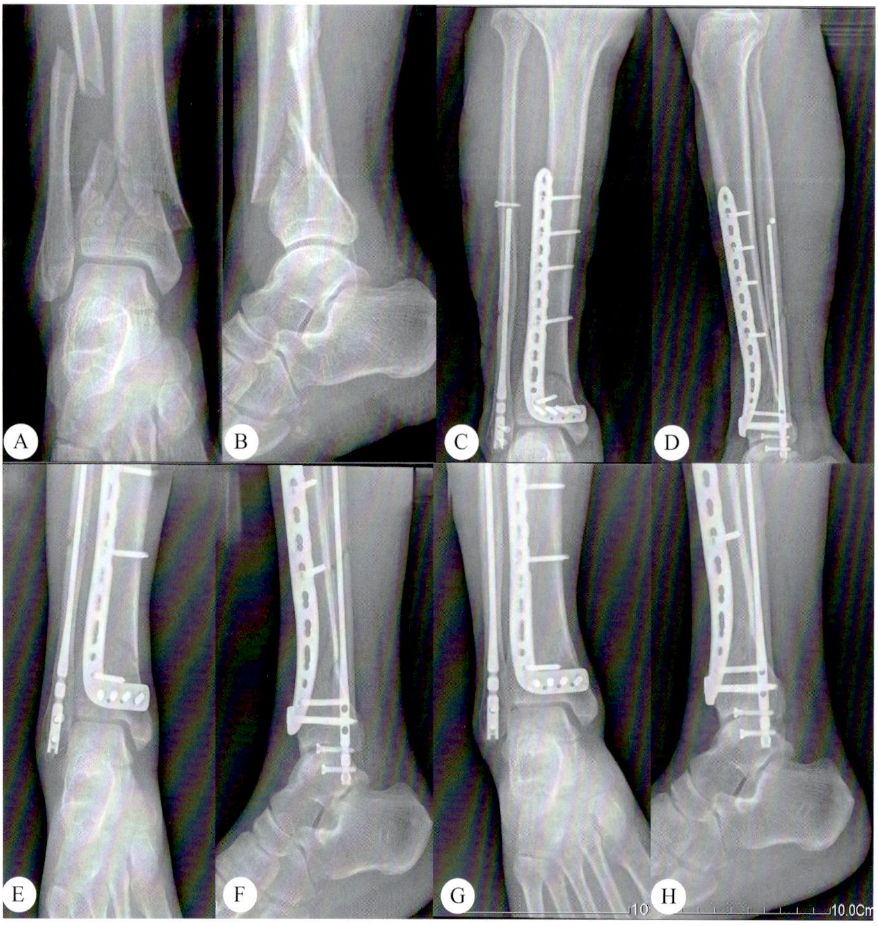

图 5-3-1　男性患者，40 岁，交通事故伤，闭合骨折。术前 X 线正侧位片示右胫骨远端骨折，OTA/OA 分型为 43A3.1；右腓骨中远端骨折（A，B）；行右胫骨切开复位钢板内固定＋右腓骨髓内钉固定术（C，D）；术后 1 个月复查见内固定在位，骨折复位维持良好（E，F）；术后 4 个月复查，胫腓骨骨折愈合良好（G，H）

术后抬高患肢、镇痛、消肿及使用抗生素预防感染，术后 72 h 内予抗凝治疗。术后第 3 d 开始进行踝关节被动功能锻炼，术后第 4 d 开始踝关节主动功能锻炼。术后定期随访并复查踝关节 X 线(图 5-3-1 E，F，G，H)。该患者胫腓骨骨折于术后 4 个月愈合，末次随访时腓骨力线角 1°，胫距角 7°，Olerud Molander 踝关节评分(Olerud Molander Ankle Score，OMAS)和美国足踝外科矫形协会评分(the American Orthopaedic Foot and Ankle Society，AOFAS)分别为 95 分和 94 分，临床效果满意。

患者 2：男性患者，59 岁，因“重物砸伤致右小腿疼痛、出血、活动受限 8 h”于 2021-02-21 入院。否认高血压、糖尿病等疾病病史；无吸烟、饮酒等不良嗜好。查体见：右小腿中下段肿胀、畸形，可见一长约 4 cm 的不规则伤口，软组织挫伤严重，深及骨质(Gustilo Ⅲa 型开放性骨折)；右下肢血运、感觉正常，右踝关节活动因疼痛拒绝进一步检查。入院后行 X 线检查提示：右胫腓骨远端骨折，根据 AO/OTA 分型，该患者胫骨骨折类型为 43A3. 3 (图 5-3-2 A，B)。

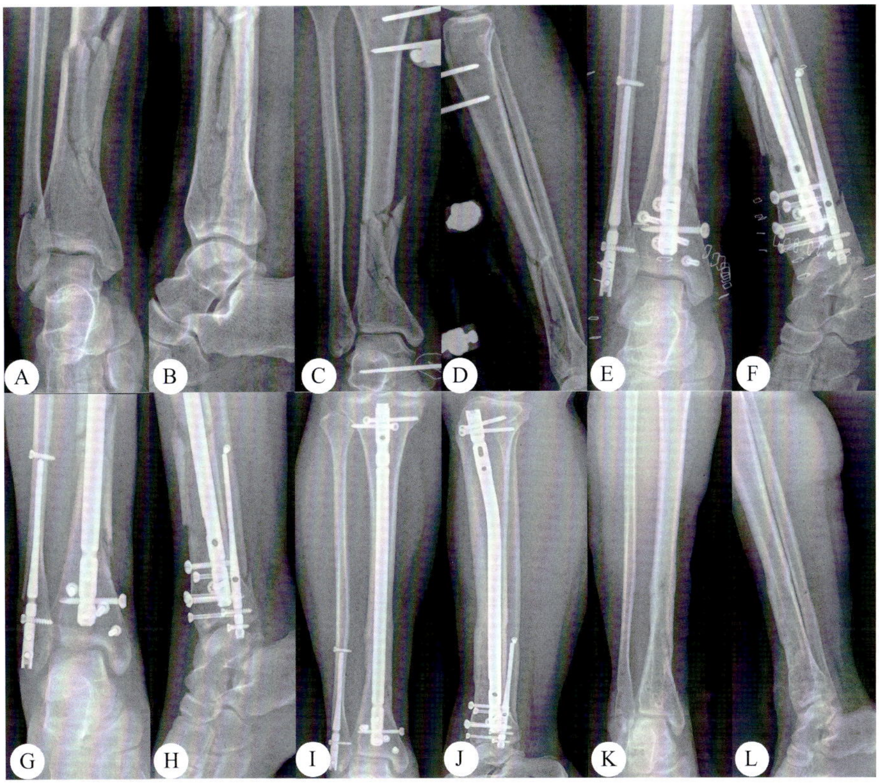

图 5-3-2 Gustilo Ⅲa 型开放性骨折。术前 X 线正侧位片示右胫骨远端骨折，OTA/OA 分型为 43A3. 3；右腓骨远端骨折(A，B)；入院后即行清创缝合术 + 外固定架固定术(C，D)；待术区软组织条件允许后行右胫骨闭合复位髓内钉固定 + 右腓骨髓内钉固定术(E，F)；术后 2 个月复查见内固定在位，骨折复位维持良好(G，H)；术后 4 个月复查见胫腓骨骨折愈合良好(I，J)；术后 12 个月取出内固定物(K，L)

入院后急诊行“右小腿清创缝合+外固定架固定术”（图 5-3-2 C，D），术后予抬高患肢、消肿、止痛等对症治疗。完善各项术前检查以排除手术禁忌证，待患者术区软组织情况允许后于 2021-03-03 在硬膜外+强化麻醉下行“右胫腓骨骨折闭合复位髓内钉内固定术”（图 5-3-2 E，F）。手术步骤和术后处理同患者 1。术后定期随访并复查踝关节 X 线片（图 5-3-2 G，H，I，J）。该患者胫腓骨骨折于术后 4 个月愈合，术后 1 年患者取出内固定物（图 5-3-2 K，L）。末次随访时腓骨力线角 1°，胫距角 9°，OMAS 和 AOFAS 评分分别为 81 分和 78 分，临床效果满意。

讨论

胫骨远端骨折在临床中较为常见，多见于发生高能量损伤的青壮年，也见于中低能量损伤的老年患者。由于胫骨远端周围软组织覆盖较少，皮肤张力较大、骨折部位在解剖上属于缺血区域，再加上骨折位置靠近踝关节[7]，易出现切口处皮肤缺血坏死、感染、骨折延迟愈合甚至不愈合等[1]。目前，髓内钉、MIPPO 和钢板切开复位内固定术（open reduction and internal fixation，ORIF）是三种治疗胫骨远端骨折的主要技术。尽管这三种技术通常都能取得良好疗效，但每种技术都有各自的不足。髓内钉可能增加胫骨远端成角畸形和膝前疼痛发生的风险，ORIF 和 MIPO 技术则可能导致感染风险增加、手术时间和辐射暴露时间延长[8]。因此，对于高能量损伤所致的伴有较严重软组织损伤或开放性的胫骨远端骨折的治疗目前仍不能令人满意。

研究表明，腓骨参与肢体的负重，承担 6%～17% 的体重[9]。在踝关节骨折的患者中，腓骨良好复位和牢固固定是重建踝关节解剖结构和降低继发性创伤性关节炎发生率的必要条件[10]。然而，在治疗伴有腓骨骨折的胫骨远端关节外骨折时是否需要对腓骨进行固定目前仍存在争议。有研究认为，腓骨固定可以提供更大的稳定性，有助于维持胫骨远端骨折的复位，减少胫骨远端术后旋转和力线不良[3]。也有研究认为，腓骨固定可能会增加胫骨远端骨不连发生率，且并不能降低胫骨远端力线不良和复位丢失发生率[11]，甚至会增加感染发生率[12]。尽管如此，在合并较严重软组织损伤的胫腓骨远端骨折患者中，腓骨固定仍有利于患者功能的恢复[13]。

1972 年，文献首次报道了采用髓内钉固定治疗腓骨骨折[14]。从那时起，微创、经皮入路和髓内钉固定逐渐成为腓骨骨折治疗的新理念。目前，腓骨髓内钉已应用于踝关节骨折[15]、合并腓骨骨折的胫骨远端骨折[13]以及 Pilon 骨折[16]的治疗中，取得了令人满意的疗效。总结文献及自身经验，使用髓内钉固定腓骨的优势有：①手术切口小，创伤小，固定牢靠，对于腓骨术区有软组织损伤的患者可以减少术前等待时间，降低术后感染发生率。②与钢板比较，内固定物相关并发症发生率如取出率、软组织和腓骨肌腱激惹率更低[17]。

本节展示的病例中，未出现腓骨切口相关并发症，此外，由于腓骨固定的微创性，既保证了更多的胫骨固定方式选择，又避免了钢板固定可能导致的胫骨前内侧切口间皮肤桥，切口并发症更少。腓骨固定加上胫骨远端骨折髓内钉固定可有效维持上述骨折的复位，且腓骨的复位固定可间接复位胫骨，使得之后的胫骨髓内钉操作更为容易。因此，1例患者选择了同时行胫腓骨髓内钉固定。另1例患者因惧怕胫骨髓内钉术后可能出现的膝前痛等原因而选择钢板固定胫骨远端骨折。2例患者术后随访结果示：①胫腓骨骨折愈合良好，未出现骨折延迟愈合或不愈合，提示腓骨固定并不影响胫骨的愈合。②腓骨力线和胫距角均正常，提示髓内钉可有效维持腓骨的力线和长度，固定牢靠。③OMAS和AOFAS评分良好，提示腓骨髓内钉联合胫骨髓内钉或钢板均可实现合并腓骨骨折的胫骨远端关节外骨折术后良好的踝关节功能。

综上，带锁腓骨髓内钉是治疗合并腓骨骨折的胫骨远端关节外骨折的一种有效的方法，它具有微创、固定牢靠、并发症少、疗效良好等优点，尤其适用于合并软组织损伤的胫腓骨远端骨折患者（图5-3-3）。

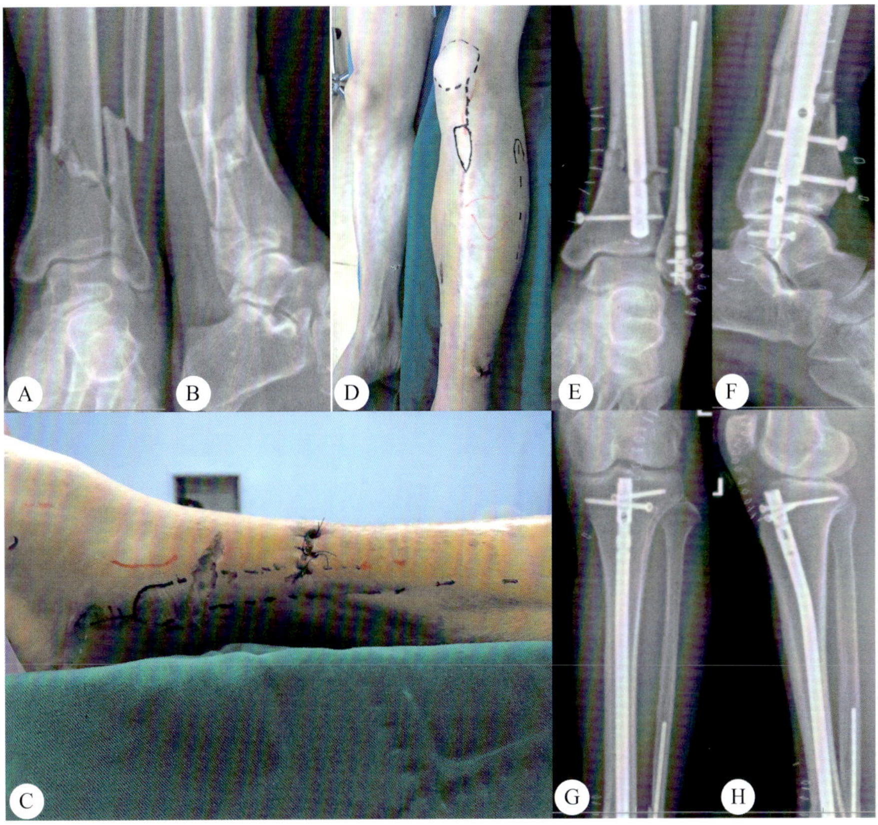

图5-3-3　男性患者，18岁，交通事故伤，Gustilo Ⅰ型开放性骨折。术前X线正侧位片示左胫远端骨折，OTA/OA分型为43A2.1；左腓骨远端多节段骨折（A，B）；清创缝合术后可见外踝区域明显软组织损伤（C）；行左胫骨闭合复位髌旁入路髓内钉固定＋左腓骨髓内钉固定术，术前手术切口标记（D）；术后复查膝关节和踝关节X线正侧位片（E，F，G，H）

参考文献

[1] 何敏,李正茂,谭文甫,等.新型逆行胫骨髓内钉治疗胫骨远端骨折的初步疗效分析[J].中华创伤骨科杂志,2022,24(4):334-338.

[2] Strauss EJ, Alfonso D, Kummer FJ, et al. The effect of concurrent fibular fracture on the fixation of distal tibia fractures: a laboratory comparison of intramedullary nails with locked plates[J]. J Orthop Trauma, 2007, 21(3): 172-177.

[3] Peng J, Long X, Fan J, et al. Concomitant distal tibia-fibula fractures treated with intramedullary nailing, with or without fibular fixation: a meta-analysis[J]. J Foot Ankle Surg, 2021, 60(1): 109-113.

[4] Stufkens SA, van den Bekerom MP, Kerkhoffs GM, et al. Long-term outcome after 1822 operatively treated ankle fractures: a systematic review of the literature[J]. Injury, 2011, 42(2): 119-127.

[5] Carter TH, Wallace R, Mackenzie SA, et al. The fibular intramedullary nail versus locking plate and lag screw fixation in the management of unstable elderly ankle fractures: a cadaveric biomechanical comparison[J]. J Orthop Trauma, 2020, 34(11): e401-e406.

[6] Walsh JP, Hsiao MS, LeCavalier D, et al. Clinical outcomes in the surgical management of ankle fractures: a systematic review and meta-analysis of fibular intramedullary nail fixation vs. open reduction and internal fixation in randomized controlled trials[J]. Foot Ankle Surg, 2022, 28(7): 836-844.

[7] 李孟杰,赵岩,任军,等.髓内钉与微创经皮接骨板治疗胫骨远端骨折疗效的 Meta 分析[J].中华创伤骨科杂志,2021,23(7):622-626.

[8] Bleeker NJ, van de Wall BJM, IJpma FFA, et al. Plate vs. nail for extra-articular distal tibia fractures: How should we personalize surgical treatment? a meta-analysis of 1332 patients[J]. Injury, 2021, 52(3): 345-357.

[9] Takebe K, Nakagawa A, Minami H, et al. Role of the fibula in weight-bearing[J]. Clin Orthop Relat Res, 1984, (184): 289-292.

[10] Tracey J, Vovos TJ, Arora D, et al. The use of modern intramedullary nailing in distal fibula fracture fixation[J]. Foot Ankle Spec, 2019, 2(4): 322-329.

[11] Li C, Li Z, Wang Q, et al. The role of fibular fixation in distal tibia-fibula fractures: a meta-analysis[J]. Adv Orthop, 2021, 2021: 6668467.

[12] van Veelen NM, van de Wall BJM, Bleeker NJ, et al. The value of fibular fixation in patients with stabilized distal tibia fractures[J]. Eur J Trauma Emerg Surg, 2022, 48(4): 3257-3263.

[13] Kim RG, An VVG, Petchell JF. Fibular fixation in mid and distal extra-articular tibia fractures: a systematic review and meta-analysis[J]. Foot Ankle Surg, 2022, 28(7): 809-816.

[14] Stöhrer M, Franke D. Nagelosteosynthese distaler extraartikulärer Unterschenkelfrakturen [Nail osteosynthesis of distal extra-articular fractures of the lower leg][J]. Monatsschr Unfallheilkd Versicher Versorg Verkehrsmed, 1972, 75(7): 312-319.

[15] Wordie SJ, Carter TH, MacDonald D, et al. Percutaneous fixation of posterior malleolar fractures in patients with unstable ankle fractures treated with a fibular intramedullary nail: a description of a technique and review of outcomes[J]. J Orthop Trauma, 2022, 36(4): 195-200.

[16] Faber RM, Parry JA, Haidukewych GH, et al. Complications after fibula intramedullary nail fixation of pilon versus ankle fractures[J]. J Clin Orthop Trauma, 2021, 16: 75-79.

[17] Bäcker HC, Vosseller JT. Intramedullary fixation of fibula fractures: a systematic review[J]. J Clin Orthop Trauma, 2021, 18: 136-143.

第六章
复杂踝关节骨折病例

一、Pilon 骨折病例

引言

胫骨远端 Pilon 骨折最初由 Destot 等于 1911 年提出，Bonin 于 1950 年将其重新命名为胫骨远端关节面天花板骨折。该骨折在临床中较为常见，占胫骨骨折的 5%～10%，占所有成人骨折的 1%～2%[1,2]。由于该骨折伤情复杂，涉及踝关节、胫骨远端干骺端和软组织损伤，加上胫骨远端前内侧本身无肌肉覆盖和相对较差的血运，治疗上给创伤骨科医生带来了重大挑战。Pilon 骨折损伤机制主要包括由轴向载荷引起的高能量损伤和低能量损伤伴旋转损伤，前者多见，且多见于中青年患者；后者少见，主要见于老年骨质疏松性患者。手术是治疗 Pilon 骨折的主要方法，主要包括切开复位内固定、有限内固定复合外固定架固定、微创钢板内固定和踝关节融合术[3,4]。由于 Pilon 骨折本身的特点，即关节内存在塌陷骨折，切开复位内固定往往是最常见的选择，有利于恢复胫骨远端关节面的解剖结构。但切开复位内固定常常需进行骨膜和软组织的广泛剥离，感染、伤口愈合并发症、延迟愈合和不愈合发生率较高[5,6]。因此采用合适的手术入路，兼顾并处理好干骺端粉碎性骨折复位、骨缺损修复和周围受损的软组织损伤，才能取得最有利的结果。对于 Pilon 骨折的手术入路选择，文献报道的有单一开放入路、微创入路、各种组合入路，多达 15 种以上[7]，各种入路有其适应证及优缺点，目前尚无最佳手术入路。本节介绍 1 例相对少见的高龄 Pilon 骨折患者，采用经腓骨骨折入路进行骨折复位固定，获得良好效果，现将治疗过程汇报如下。

诊疗过程

女性患者，90 岁，因“外伤致右踝关节肿痛、畸形 4 h”于 2022-04-12 入院。患者诉入院前 4 h 左右不慎滑倒外伤，否认头胸腹部不适。入院查体：右踝关节周围肿胀，局部压痛伴明显骨擦音，右足部皮肤感觉正常，足背及胫后动脉搏动存在，右踝关节活动障碍，双下肢基本等长。辅助检查：X 线片示右胫骨远端粉碎性骨折伴踝关节半脱位；三维 CT 示右胫腓骨远端粉碎性骨折，波及关节面（图 6-1-1）。综上，诊断为右侧胫腓骨远端粉碎性骨折（胫骨远端骨折 AO/OTA 分型 43B 型；Pilon 骨折 Rüedi-Allgöwer 分型Ⅲ型）。入院后给予手法整复及跟骨骨牵引术，适当抬高患肢，同时完善术前相关检查。骨密度检查提示：重度骨

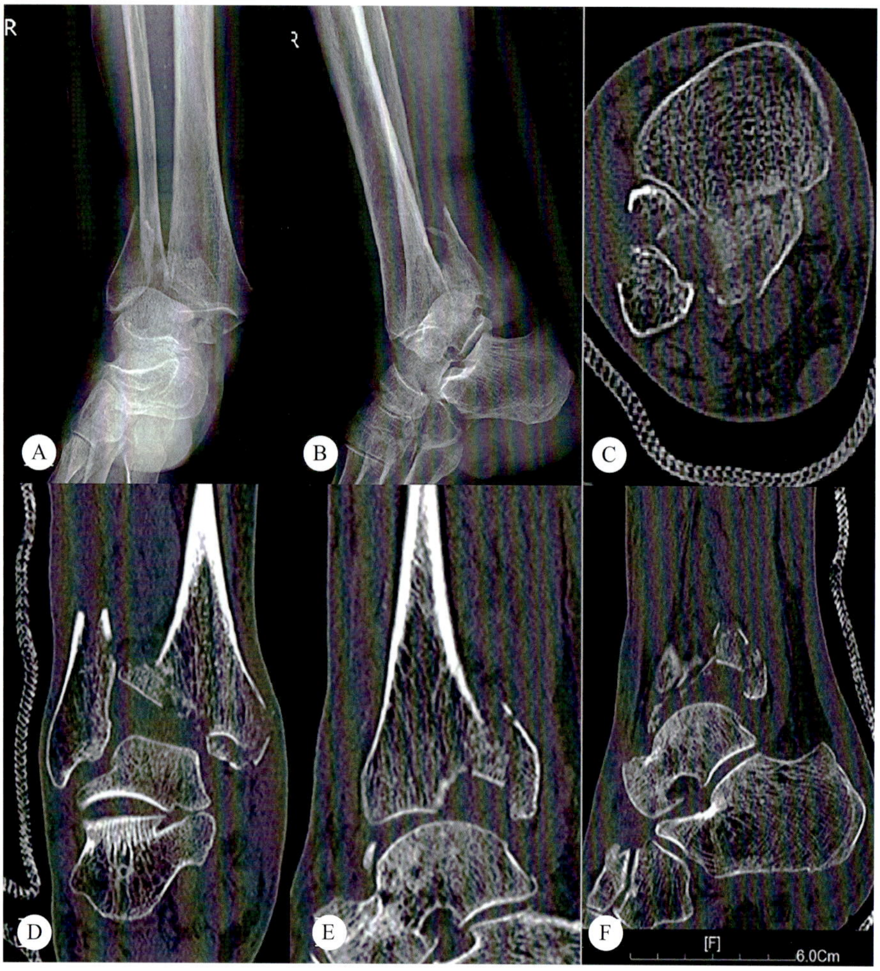

图 6-1-1　女性患者，90 岁，右胫腓骨骨远端骨折。术前 X 线（A，B）及三维 CT（C，D，E，F）提示：右胫骨远端粉碎性骨折，波及关节面（Pilon 骨折）

质疏松；D-二聚体 1.83 μg/mL，深静脉彩超回报未见明显血栓形成。综上，术前未见明显手术禁忌证，皮肤出现“皱纹征”后于 2022-04-27 在持续硬膜外麻醉下予行“右胫腓骨远端切开复位内固定术”。

手术过程：患者麻醉起效后，取飘浮侧卧位，右侧大腿中上段备扎气囊止血带，右下肢常规消毒、铺巾。于右腓骨远端前外侧做长约 4 cm 皮肤切口显露腓骨远端骨折断端，使用撑开器撑开，显露胫骨远端后外侧骨块、塌陷的 Die-punch 骨块和距骨关节面。清理踝关节内积血，复位 Die-punch 骨块，并由前踝往后经皮置入克氏针临时固定。于腓骨后外侧（跟腱旁开 1 cm）做长约 8 cm 皮肤切口，分离皮下组织，向外侧牵开踇长屈肌部分肌腹，即可显露胫骨远端后侧骨折块，清理骨折间隙嵌入的软组织及积血，向前下推移并解剖复位骨折块，注意背伸踝关节，用巾钳临时固定，从腓骨骨折间隙再确认关节面复位良好，将前面的克氏针往后再穿入后外侧骨折块，再置入 1 枚克氏针加强固定。从后外侧入路置入长短合适的 T 板，透视腓骨远端骨折块复位良好，胫距关节间隙恢复。于前外侧切口内复位腓骨远端骨折，注意实现解剖复位及长度，再植入长短合适的腓骨远端解剖钢板，为尽可能保护软组织血运，钢板近段螺钉均采用经皮方式进行固定，透视腓骨远端骨折块复位良好。用生理盐水及碘伏液冲洗伤口，分层缝合上述 2 个切口。体位转换为半平卧位，于内踝区做纵形 5 cm 皮肤切口，显露骨折端，见骨折块较粉碎，尽可能复位内踝关节面，采用掌骨 T 板进行固定，植入螺钉，透视内踝区骨折块复位良好，内踝关节间隙恢复。生理盐水及碘伏液冲洗伤口，分层缝合内踝切口（图 6-1-2）。

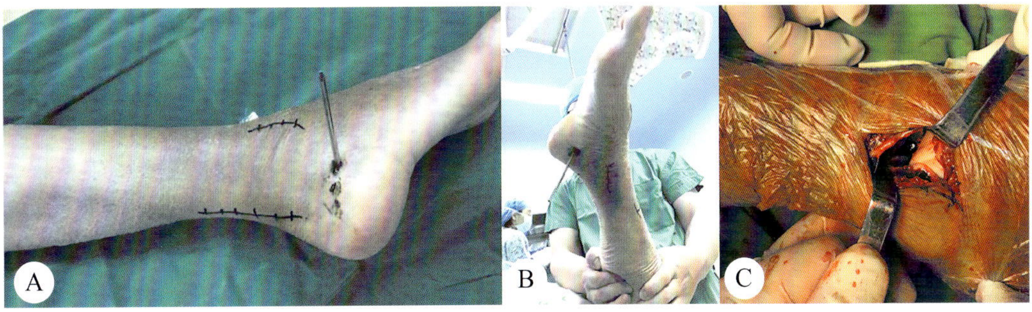

图 6-1-2　术中采用前外侧小切口、后外侧入路及内踝入路进行骨折复位内固定术。手术切口外观（A）；手术体位为漂浮体位（B）；可以充分暴露胫骨远端关节面和距骨（C）

术后处理：术后抬高患肢以利于消肿，注意观察足部末梢血运，应用头孢呋辛注射液预防感染，复查血常规、生化、红细胞沉降率、C 反应蛋白等，复查术后 X 线片（图 6-1-3 A，B，C，D，E）。1 周内支具保护，手术切口稳定后即指导患者循序渐进地行踝关节屈伸功能锻炼，防止足下垂及骨质疏松。考虑患者高龄，存在骨质疏松，骨愈合缓慢，上肢扶拐力量有限，2 个月后鼓励患者在足踝支具保护、家人旁边保护、助行器辅助下下地半负重行走训练，促进骨折在应力作用下发生骨愈合。患者在术后 4 个月复查 X 线片示：右胫腓骨远端骨愈合良好，内固定在位。患者踝关节屈伸功能锻炼恢复良好(图 6-1-3 F，G)，已能扶助行器正常负重行走。

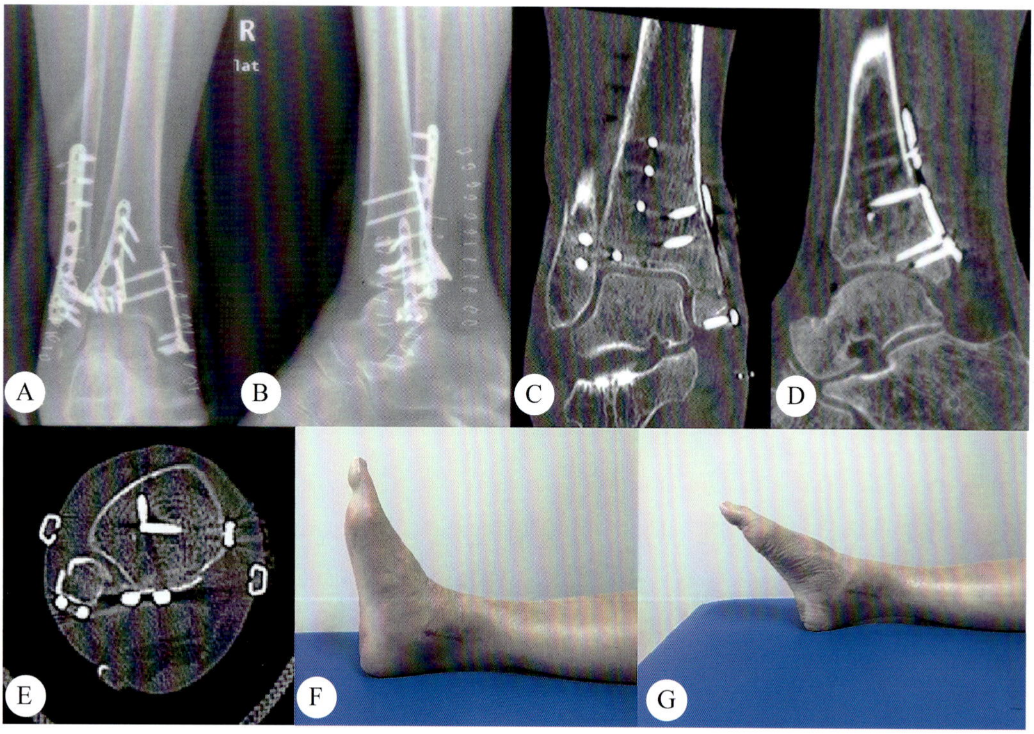

图 6-1-3　术后复查 X 线片及 CT 情况，提示骨折获得满意复位(A，B，C，D，E)；术后 4 个月复查踝关节屈伸功能及外观良好(F，G)

讨论

踝关节骨折在老年人中很常见，且近年来发病率持续上升。Crevoisier 等[8]报道其发病率为 150/10 万，其中 65 岁以上患者占 25%，是老年人中第三常见的骨折。Koval 等[9]研究发现老年患者踝关节骨折中 50.8%为孤立性外踝骨折，27.4%为双踝骨折，14.2%为三踝骨折，7.6%为单纯内踝骨折。老年患者踝关节骨折的处理决策面临许多挑战，主要原因是骨质疏松、骨折局部的皮肤条件差及可能的合并症如外周血管疾病、糖尿病、周围神经病变、慢性肾脏疾病等，直接影响手术治疗的固定质量及手术相关风险。尽管损伤机制可能是低能量的，这些骨折多有相当程度的粉碎，在尝试重建时常常表现为骨缺损，这对胫骨远端关节面的恢复、维持，腓骨长度恢复，以及确保足够可靠固定都是一个挑战。了解这一人群独特的骨折“个性”有助于评估和治疗这些患者。

虽然采用保守治疗时不愈合、关节疼痛、功能受限的发生率明显高于手术，但对于功能需求低、多种合并症或痴呆的患者，或无法遵守负重限制的患者，采用非手术治疗仍不失为一个明智的选择。本节介绍的是一例相对少见的高龄 Pilon 骨折患者，损伤机制上考虑是垂直与旋转混合暴力所致，后外侧关节面压缩、粉碎明显。尽管患者高龄，但既往无明显内科疾病，生活基本能自理，平时有一定的活动量，外伤后皮肤条件尚可，符合手术指征，且家属考虑患者术前基本能生活自理，喜欢走动，而有强烈手术愿望。

手术治疗方法上，主要有切开复位内固定、经腓骨入路踝关节融合及胫距跟髓内钉微创融合术等。微创髓内钉融合的优点是微创、皮肤切口风险小、固定可靠、可早期下地，缺点是踝关节功能缺失，尤其适用于高龄踝关节粉碎骨折患者及术前活动量少的患者。本病例经与患者及家属充分沟通后，决定行切开复位内固定术。患者本身存在重度骨质疏松症，入院时踝关节周围肿胀明显，术前行跟骨牵引，牵引复位充分、肿胀消退出现皮纹征，是手术成功的重要条件和保证。

经腓骨入路 1965 年由 Warner 和 Farber 首次命名。此入路已经广泛应用于踝关节融合和全踝关节置换手术，取得了满意的效果。2003 年，Weber 等首次描述了经腓骨入路在翻修后踝畸形愈合中的应用。自 2003 年以来，越来越多的研究报道了经腓骨入路在治疗后踝骨折中的应用。2022 年，姜壮[10]等报道其在后 Pilon 骨折中的应用，证实该手术入路可以方便复位操作，减少胫骨远端关节面的台阶及间隙，实现了 100%的关节功能优良率。本例患者术前横断面 CT 上可见外踝骨折线，对应胫骨远端后外侧骨折及 Die-punch 骨折。因此，使用此入路进行复位是恰到好处的选择，可以实现直视下的胫骨远端关节面复位。同时，先复位胫骨，后复位腓骨，有利于胫骨关节面的透视，确保“目视”与透视双重保障，确保关节尽可能准确复位，为最终获得良好的功能打下基础。考虑患者高龄、骨质疏松、骨折粉碎情况，骨愈合能力差，术后确定“早训练，晚负重”的总体康复计划，循序渐进，最终使患者重新回到生活基本自理的状态[11]。

综上，高龄 Pilon 骨折患者临床不多见，应当对患者进行综合评估，从骨折局部到全身情况，从既往生活状态到预期寿命及生活能力，从患者个人到家庭成员的期望及要求，确定最佳的个体化的治疗方案，做好围手术期准备及术后康复计划，以获得满意的临床效果。

参考文献

[1] Calori GM, Tagliabue L, Mazza E, et al. Tibial pilon fractures: which method of treatment? [J]. Injury, 2010, 41(11): 1183-1190.

[2] Yang M, Wu X. Rapid development of orthopaedic trauma in China[J]. Injury, 2023, 54 (Suppl 2): 1-2.

[3] Malik-Tabassum K, Pillai K, Hussain Y, et al. Post-operative outcomes of open reduction and internal fixation versus circular external fixation in treatment of tibial plafond fractures: a systematic review and meta-analysis[J]. Injury, 2020, 51(7): 1448-1456.

[4] He X, Hu C, Zhou K, et al. Clinical and radiological outcome of Gustilo type Ⅲ open distal tibial and tibial

shaft fractures after staged treatment with posterolateral minimally invasive plate osteosynthesis (MIPO) technique[J]. Arch Orthop Trauma Surg, 2018, 138(8): 1097-1102.

[5] Davidovitch RI, Elkhechen RJ, Romo S, et al. Open reduction with internal fixation versus limited internal fixation and external fixation for high grade pilon fractures (OTA type 43C)[J]. Foot Ankle Int, 2011, 32(10): 955-961.

[6] McCann PA, Jackson M, Mitchell ST, et al. Complications of definitive open reduction and internal fixation of pilon fractures of the distal tibia[J]. Int Orthop, 2011, 35(3): 413-418.

[7] 张宪高,张一,王志强. 胫骨远端 pilon 骨折手术入路研究进展[J]. 中华骨与关节外科杂志,2021,14(4):303-309.

[8] Crevoisier X, Baalbaki R, Dos Santos T, et al. Fractures de la cheville chez le patient âgé [Ankle fractures in the elderly patient][J]. Rev Med Suisse, 2014, 10(455): 2420-2423.

[9] Koval KJ, Lurie J, Zhou W, et al. Ankle fractures in the elderly: what you get depends on where you live and who you see[J]. J Orthop Trauma, 2005, 19(9): 635-639.

[10] 姜壮,汪国栋,项阳,等. 经腓骨骨折线治疗后 Pilon 骨折的临床疗效[J]. 中华骨科杂志,2022,42(12):746-752.

[11] Gan TJ, Li YX, Chen Y, et al. Open reduction and internal fixation for posterior pilon fracture: transfibular approach versus posterior approach[J]. Injury, 2023, 54(2): 751-760.

二、旋后外旋型踝关节骨折病例

引言

踝关节骨折是骨科最常见的损伤之一，发生率占所有骨折的 9%[1]。随着人口老龄化加剧和高能量损伤患者的增加，合并明显软组织损伤的踝关节骨折也不断增加。不稳定踝关节骨折的外踝治疗经典方式为通过沿腓骨远端的纵向切口使用钢板和螺钉进行骨折的固定。然而，外踝皮肤软组织菲薄，且常常需要通过剥离大范围软组织进行暴露、复位和固定，因此这种治疗方式可能导致切口的各种并发症（内固定物激惹、切口愈合不良、感染等），尤其是在高危人群[2]。虽然报道的腓骨手术术后切口并发症的发生率差异较大，但约 20%的患者有不同程度的切口并发症问题，在老年人、糖尿病患者、吸烟者和开放性骨折患者中发生率更高[3,4]。近年来，腓骨髓内钉的引入使得外踝骨折的髓内固定越来越普遍。腓骨髓内钉仅由外踝尖部的一个小切口插入，再通过由定位杆引导的切口插入锁定螺钉[5]，因此涉及较少的软组织剥离。本节介绍了采用腓骨髓内钉治疗 1 例伴有软组织损伤的旋后外旋型踝关节骨折病例，取得良好的疗效，现报道如下。

诊疗过程

女性患者，65 岁，因“车祸致右踝关节肿痛、活动受限 4 h”于 2020-07-28 入院。既往患有 2 型糖尿病 10 年余，具体服药及控制情况不详。查体见：右踝部肿胀明显，局部青紫瘀斑，外踝可见皮肤擦伤；右踝关节周围触痛及压痛，右踝关节活动受限。入院后行 X 线检查提示：右踝关节内、外、后踝骨折。诊断：右三踝骨折（旋后外旋Ⅳ度）（图 6-2-1 A，B，C）。入院后予石膏固定制动，抬高患肢消肿止痛，抗凝预防下肢深静脉血栓，完善相关术前检查，待血糖控制良好后，于 2020-07-31 在腰硬联合 + 强化麻醉下行“右腓骨骨折闭合复位髓内钉固定 + 内踝骨折切开复位空心钉固定术”。具体手术步骤如下：麻醉起效后患者取仰卧位，常规消毒铺巾；使用下肢撑开器恢复腓骨长度，透视见位置良好，在外踝尖远端 1 cm 做 1.5 cm 纵行小切口（图 6-2-1 D），C 臂机引导下确定进钉点后置入导针。导针通过骨折远近端，C 臂机透视确保导针于髓腔内居中。扩髓后使用专用器械维持复位、复位满意

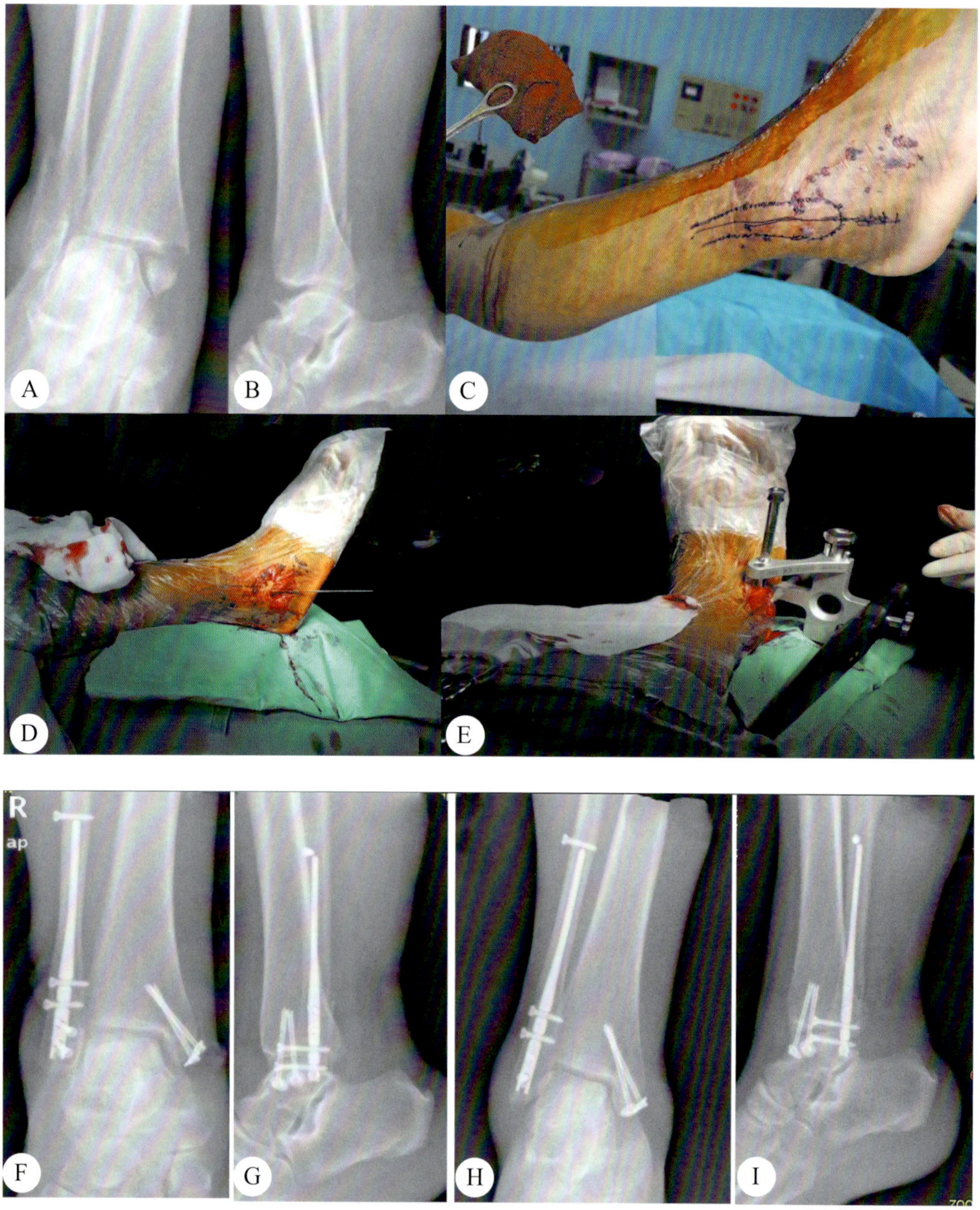

图 6-2-1　腓骨髓内钉治疗不稳定型踝关节骨折。一例 65 岁女性患者，车祸导致踝关节骨折（旋后外旋Ⅳ度，Danis-Weber B 型）（A，B）；外踝皮肤软组织肿胀擦伤（C），故选择腓骨髓内钉内固定。做腓骨远端以远 1 cm，长度 1.5 cm 的切口，进钉点为腓骨远端尖（D）；插钉，部分旋后，有利于复位，并置入远端交锁钉（3.5 mm）（E），但不要打穿后方皮质，避免激惹腓骨长短肌腱。术中视下胫腓联合稳定情况决定是否置入下胫腓螺钉；术后即刻 X 线片（F，G）；术后 5 个月复查，骨折愈合良好（H，I）

后置入 3.6 mm×14 cm 腓骨髓内钉(图 6-2-1 E)。常规安装锁定钉瞄准系统,骨折远端区域予 4 枚锁定钉固定,近端予 1 枚阻挡螺钉。之后取内踝前方弧形长约 4 cm 切口,暴露骨折端,巾钳复位后予克氏针临时固定后钻入 2 枚导针,拧入长度合适的 2 枚空心钉,透视见螺钉位置良好后再做内外翻应力试验,阴性后予关闭切口。术后予消炎、镇痛等对症治疗。指导患者等长收缩和膝、踝屈伸功能锻炼,预防血栓形成和肌肉萎缩。术后即刻复查见图 6-2-1 F, G。术后 6 周避免负重下地,加强踝关节主被动功能锻炼;术后 5 个月后复查骨折已愈合,踝关节功能良好(图 6-2-1 H, I)。

讨论

近年来,腓骨髓内钉作为一项新兴的技术,在临床中的运用日益广泛。在一项 20 具尸体的生物力学测试中,模拟 AO/OTA 44 B 骨折模型,结果发现与标准钢板相比,腓骨髓内钉的失效扭矩更大,腓骨结构维护更好[6]。另一研究纳入了 6 具老年尸体,同样模拟 OTA/AO 44 B 骨折模型并进行内固定物失效和强度测试,也得到了同样的结果[7]。上述生物力学研究结果为腓骨髓内钉的进一步应用奠定了基础。

既往对于不稳定型踝关节骨折通常采用切开复位钢板内固定进行治疗,但在软组织受损的情况下,切开复位内固定导致了较高的并发症发生率。Simske 等对 165 例开放性踝关节骨折患者的研究显示,钢板固定的并发症发生率为 33%[8]。相比之下,对于伴有较严重软组织损伤的踝关节骨折患者,腓骨髓内钉固定是一种安全、可接受的治疗方法,并且并发症少,临床和功能结果令人满意。2018 年,一项关于内固定治疗踝关节骨折的系统评价研究了腓骨髓内钉治疗的 711 例患者,总并发症发生率为 0%~22%,在产生与钢板固定类似功能结果的同时,并发症发生率较低[9]。更具体地说,2016—2019 年发表的各种研究结果显示,接受腓骨髓内钉内固定术的高危踝关节骨折患者感染率可低至 0%[10-12]。2021 年,Faber 等[13]将腓骨髓内钉分别应用于 Pilon 骨折和单纯踝关节骨折并进行了比较,结果显示腓骨相关并发症发生率分别仅为 10%和 6%。最新的一项研究纳入了 95 例踝关节骨折患者,包括 69 例 Weber B 型和 26 例 Weber C 型骨折,结果证实使用腓骨髓内钉是治疗生理上手术风险较高、皮肤状况较差和骨折模式复杂的患者的安全方法[14]。在本研究中,2 例(2/18, 11.1%)患者出现了术后切口并发症,这与既往报道结果基本一致,也进一步证明腓骨髓内钉相较钢板固定对皮肤软组织的影响更小。此外,一项纳入了 58 例老年不稳定型踝关节骨折患者的研究发现:尽管腓骨髓内钉组的年龄和基础疾病率都高于钢板固定组,但与钢板固定相比,髓内固定术后并发症的总数较低,这说明腓骨髓内钉不仅可以减少对术区软组织的激惹,还可能减少机体的手术应激反应[15]。

然而,作为一项新兴的技术,腓骨髓内钉的技术仍需进一步发展。术者首先要掌握腓骨髓内钉操作的要点：①根据骨折类型选择合适的髓内钉长度；②2 枚交锁钉的方向和位置要合适。远端锁钉（distal locking screw，DLS）的方向是由前向后，近端锁钉（proximal locking screw，PLS）的方向是由外侧向内侧，穿过下胫腓，距离胫骨远端关节面一般 12 mm[16]。其次要了解腓骨髓内钉可能的风险和失败原因。一项关于腓骨髓内钉治疗腓骨远端骨折的尸体解剖研究表明：虽然在腓骨髓内钉操作过程中未损伤任何解剖结构，但腓骨长肌腱和腓浅神经都有较高被损伤的风险[17]。另一项研究表明[16]：342 例腓骨髓内钉的手术，发生了 20 例手术失败（6%），其中 7 例（2%）是由于器械故障，13 例（4%）是由于外科医生操作失误。在外科医生的失误中，8 例是由于联合韧带分离后负重不当，5 例是由于骨折复位不足或钉位不良。作者总结认为适当的术后管理和手术技术，尤其是小心放置 PLS（高于胫骨远端关节 20 mm 以上明显增加失败风险），对于最大限度地降低腓骨髓内钉结构失败风险至关重要。

综上，我们认为：腓骨髓内钉在有明显软组织损伤的患者、高龄患者、腓骨多段骨折的患者中是一种可靠的、安全的固定技术，术后并发症发生率低于切开复位钢板内固定。

参考文献

[1] van Hooff CCD, Verhage SM, Hoogendoorn JM. Influence of fragment size and postoperative joint congruency on long-term outcome of posterior malleolar fractures[J]. Foot Ankle Int, 2015, 36(6): 673-678.

[2] SooHoo NF, Krenek L, Eagan MJ, et al. Complication rates following open reduction and internal fixation of ankle fractures[J]. J Bone Joint Surg Am, 2009, 91(5): 1042-1049.

[3] Zaghloul A, Haddad B, Barksfield R, et al. Early complications of surgery in operative treatment of ankle fractures in those over 60: a review of 186 cases[J]. Injury, 2014, 45(4): 780-783.

[4] Anderson SA, Li X, Franklin P, et al. Ankle fractures in the elderly: initial and long-term outcomes[J]. Foot Ankle Int, 2008, 29(12): 1184-1188.

[5] Coifman O, Bariteau JT, Shazar N, et al. Lateral malleolus closed reduction and internal fixation with intramedullary fibular rod using minimal invasive approach for the treatment of ankle fractures[J]. Foot Ankle Surg, 2019, 25(1): 79-83.

[6] Smith G, Mackenzie SP, Wallace RJ, et al. Biomechanical comparison of intramedullary fibular nail versus plate and screw fixation[J]. Foot Ankle Int, 2017, 38(12): 1394-1399.

[7] Carter TH, Wallace R, Mackenzie SA, et al. The fibular intramedullary nail versus locking plate and lag screw fixation in the management of unstable elderly ankle fractures: a cadaveric biomechanical comparison[J]. J Orthop Trauma, 2020, 34(11): e401-e406.

[8] Simske NM, Audet MA, Kim CY, et al. Open ankle fractures are associated with complications and reoperations[J]. OTA Int, 2019, 2(4): e042.

[9] Jordan RW, Chapman AWP, Buchanan D, et al. The role of intramedullary fixation in ankle fractures: a systematic review[J]. Foot Ankle Surg, 2018, 24(1): 1-10.

[10] Karkkola S, Kortekangas T, Pakarinen H, et al. Fibular nailing for fixation of ankle fractures in patients at

high risk of surgical wound infection[J]. Foot Ankle Surg, 2020, 26(7): 784-789.

[11] Dabash S, Eisenstein ED, Potter E, et al. Unstable ankle fracture fixation using locked fibular intramedullary nail in high-risk patients[J]. J Foot Ankle Surg, 2019, 58(2): 357-362.

[12] Ashman BD, Kong C, Wing KJ, et al. Fluoroscopy-guided reduction and fibular nail fixation to manage unstable ankle fractures in patients with diabetes: a retrospective cohort study[J]. Bone Joint J, 2016, 98-B(9): 1197-1201.

[13] Faber RM, Parry JA, Haidukewych GH, et al. Complications after fibula intramedullary nail fixation of pilon versus ankle fractures[J]. J Clin Orthop Trauma, 2021, 16: 75-79.

[14] Ahmed M, Barrie A, Kozhikunnath A, et al. Fibula nail outcomes in soft tissue compromised ankle fractures[J]. Foot Ankle Int, 2022, 43(5): 595-601.

[15] White TO, Bugler KE, Olsen L, et al. A prospective, randomized, controlled, two-center, international trial comparing the fibular nail with open reduction and internal fixation for unstable ankle fractures in younger patients[J]. J Orthop Trauma, 2022, 36(1): 36-42.

[16] Carter TH, Mackenzie SP, Bell KR, et al. Optimizing long-term outcomes and avoiding failure with the fibula intramedullary nail[J]. J Orthop Trauma, 2019, 33(4): 189-195.

[17] Goss DA Jr, Reb CW, Philbin TM. Anatomic structures at risk when utilizing an intramedullary nail for distal fibular fractures: a cadaveric study[J]. Foot Ankle Int, 2017, 38(8): 916-920.

三、Hawkins Ⅲ型距骨颈骨折病例

引言

距骨骨折是临床上一种较少见但复杂的骨折，占足部骨折的3%～6%，占全身骨折的0.14%～0.9%[1,2]。随着交通事故和高处坠落伤的增多，近年来距骨骨折的发病率逐年升高。由于距骨关节面多及血供脆弱等解剖特点，距骨骨折后的临床处理较困难。Hawkins系统是最广泛接受的距骨颈骨折分类系统，包括基于初始骨折移位的三种分类：非移位（Ⅰ型）、距下关节半脱位或脱位的移位（Ⅱ型）、距下关节和胫距关节脱位（Ⅲ型）[3]。Canale和Kelly随后添加了Ⅳ型骨折，包括距下关节、胫距关节和距舟关节脱位[4]。Hawkins Ⅲ型距骨颈骨折的治疗目标是解剖复位，恢复距骨颈的旋转、长度、角度，以及关节复位[5,6]。多种治疗策略已被证明可有效治疗Hawkins Ⅲ型距骨颈骨折[7-10]。然而，这些骨折相对不常见且处理不当容易引起距骨缺血性坏死、创伤性关节炎、骨折愈合不良等并发症，导致踝功能恢复不佳[11]。我们采用经内踝截骨的前内侧入路切开复位微型钢板内固定术治疗1例Hawkins Ⅲ型距骨颈骨折的患者，取得了较为满意的疗效，报道如下。

诊疗过程

男性患者，49岁，因"摔伤致右踝部肿痛、畸形、活动受限1 h"于2016-05-21入院。既往体健，否认高血压、糖尿病等疾病病史，否认手术史。吸烟，5～10支/d，无饮酒等不良嗜好。查体见：右踝关节肿胀畸形明显，右踝关节活动受限，右下肢血运、感觉未见明显异常。入院后X线检查提示：右距骨颈粉碎性骨折，胫距、距下关节脱位（图6-3-1 A，B，C），根据Hawkins分型，该患者骨折类型为Hawkins Ⅲ型。

完善各项术前常规检查，于2016-05-26在硬腰联合麻醉下行"经内踝截骨前内侧入路右距骨颈骨折切开复位微型钢板内固定术"，术后手术切口愈合良好，并于2016-06-01出院。术后即刻复查见图6-3-1 D，E。术后继续嘱患者避免负重、戒烟，术后6个月复查可见骨折已基本愈合（图6-3-1 F，G）。手术方法：采用内踝入路，切口位于胫骨前肌和胫骨后肌腱之间，始自内踝近端2 cm，止于足舟骨稍远端（图6-3-2 A）。连深筋膜向上翻开皮

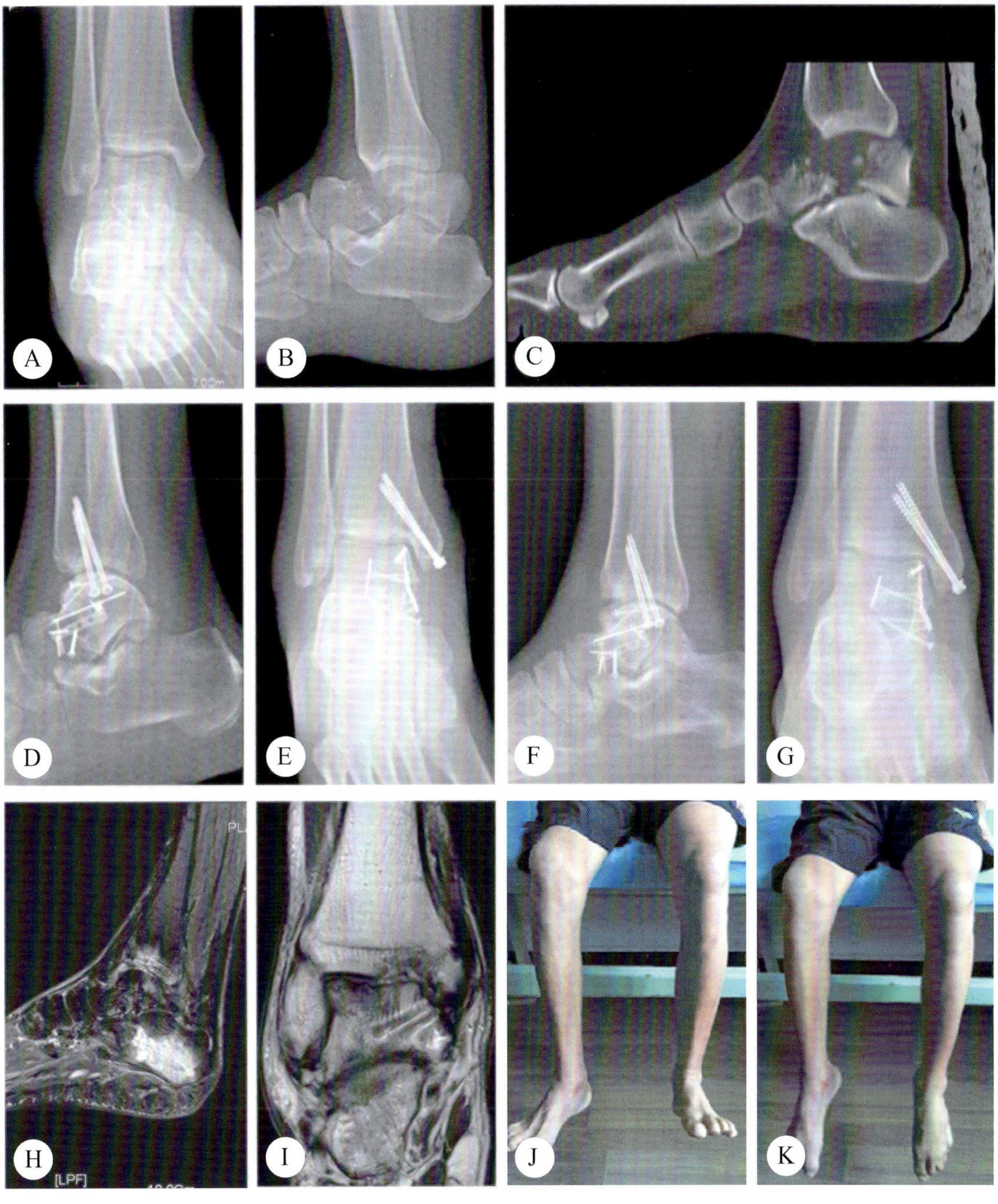

图 6-3-1　术前踝关节正侧位 X 线片、三维 CT(A，B，C)；术后即刻踝关节正侧位 X 线片(D，E)；术后 6 个月随访时踝关节正侧位 X 线片(F，G)；术后 2 年随访时踝关节 MRI，可见距下关节炎，未见距骨坏死(H，I)；术后 2 年随访时达到满意的踝关节运动范围(J，K)

瓣，显露内踝（图 6-3-2 B），注意保护隐神经、大隐静脉及周围软组织。截骨前先用克氏针标记截骨平面并对内踝进行预钻孔（图 6-3-2 C），C 型臂下确认（图 6-3-2 D）。将内踝于踝穴内上角平分线方向截断（与内踝预钻孔方向垂直），连同韧带向下翻，注意保护三角韧带。将踝关节外翻，充分暴露距骨胫距和内踝关节面，清理骨折断面，解剖复位并维持位置（图 6-3-2 E）。采用微型螺钉（1.5 mm）（图 6-3-2 F）、微型钢板（2.0 mm）（图 6-3-2 G）固定。距骨固定完毕后将内踝复位，2 枚 4.0 mm 空心螺钉固定，C 型臂确认骨折达到解剖复位、螺钉及钢板固定在位（图 6-3-2 H，I）。最后放置引流条，丝线缝合关节囊，依次缝合各层组织。术后常规使用抗生素预防感染，术后 48 h 后拔除引流条，短腿石膏靴固定 8 周，术后第 1 d 起开始练习足趾活动或带石膏不负重下床活动，拆除石膏后摄 X 线片，骨折愈合后逐步下地负重行走。用于内踝固定的空心螺钉于术后 6 个月取出。

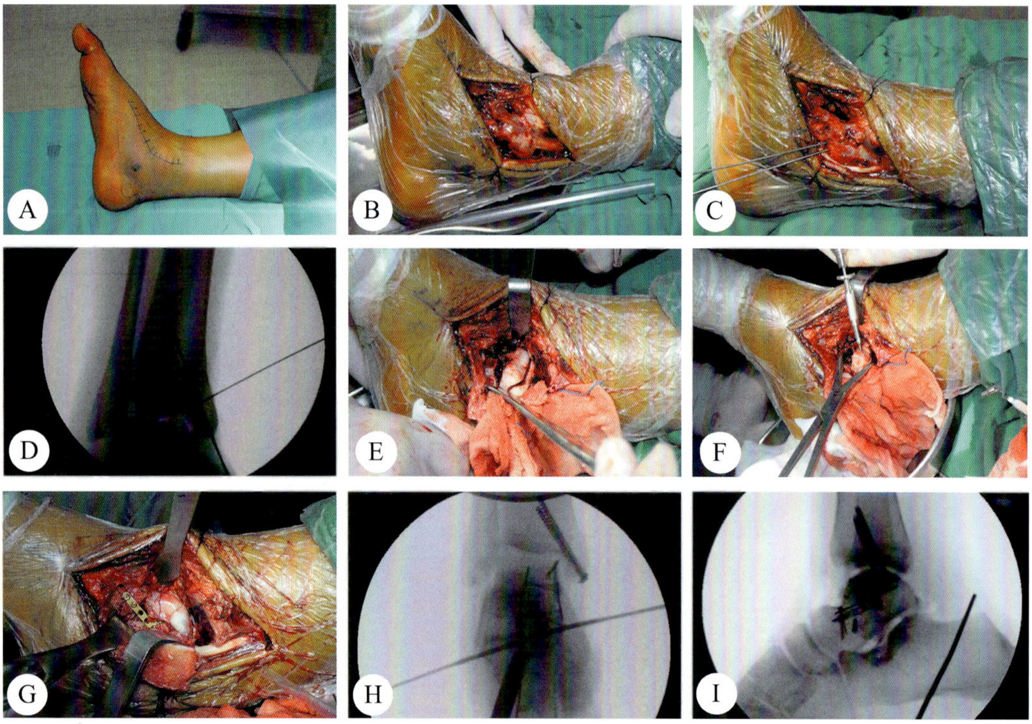

图 6-3-2　通过内踝截骨入路和微型钢板固定的手术过程。手术切口的皮肤标记（A）；显露内踝（B）；内踝截骨术前的准备，克氏针标记（C）；X 线片显示克氏针位置良好（D）；内踝截骨后可充分暴露距骨颈骨折（E）；用微型螺钉和微型钢板固定骨折（F，G）；术中踝关节正侧位 X 线片显示螺钉和钢板位置良好（H，I）

讨论

距骨的外科解剖结构特殊，主要分为体部、头部和颈部三部分。距骨与周围的腓骨、胫骨、足舟骨和跟骨分别构成关节，超过 60%的表面为关节面，距骨没有肌肉起止点，其血液供应非常有限，主要来自外循环和内循环两个部分[2]。外循环围绕距骨颈和跗骨窦，由胫前、胫后和腓动脉发出分支组成，内循环由进入距骨内的血管吻合而成。胫后动脉分支至三角韧带和跗管动脉，是距骨穹顶的主要血管供应；因此，骨科医生必须致力于保护三角韧带在手术过程中免受损伤。胫前动脉的分支为距骨头和颈背侧提供血运，腓动脉的分支则为跗骨窦提供血运，并与跗管动脉一起形成血管吊带。因此，大多数距骨骨折由于血运被破坏从而导致距骨缺血性坏死。目前对于距骨骨折，尚无一个统一的分类方法。Hawkins[3]将距骨颈部骨折分为三型：Ⅰ型为无移位骨折；Ⅱ型为骨折移位并伴有距下关节脱位或半脱位；Ⅲ型为骨折移位并伴有胫距和距下关节脱位，但距舟关节仍保持完整。随后，在 Hawkins 分型基础上，Canale 和 Kelly 将骨折移位并伴有胫距、距下、距舟关节脱位称为 Hawkins Ⅳ型距骨颈骨折[4]。不同分型的缺血性距骨坏死率不同，特别是 Hawkins Ⅲ型，文献报道其缺血性坏死率高达 80%[12]。

Hawkins Ⅲ型距骨颈骨折累及胫距关节和距下关节，因此属于关节内骨折[13]。因此，其手术治疗目标有四点，包括解剖复位、保护残余血供、减少缺血性坏死和减少创伤后关节炎。传统手术入路包括前内侧、前外侧和内踝截骨术[5,10]。然而，前内侧和前外侧入路需要对距骨头和跗骨窦周围的软组织进行显著的解剖和扰动，这会影响距骨体的血液供应。内踝截骨入路不仅可以充分暴露距骨的头、颈和体部，还可以直接观察距下关节和胫距关节的损伤情况。此外，这种在胫前动脉和三角韧带之间切开的方法可以更好地保留距骨的血管分布[14,15]。Ziran 等[16]和 Thordarson 等[17]报道距骨骨折患者采用内踝截骨入路术后临床疗效满意。

手术时机选择方面，有学者认为 6 h 内行急诊手术最可能恢复三角动脉的扭转和闭塞，有利于距骨血运的重建[18]。Lindvall 等[10]对急诊手术与择期手术的距骨颈骨折患者进行比较，发现两者在缺血性坏死率、创伤性关节炎、骨愈合时间和功能评分方面没有差异。Vallier 等[19]则认为手术时机与距骨颈的缺血性坏死发生率无关，而与距骨颈骨折的粉碎程度、是否及时复位和是否为开放性骨折有关。因此，该 Hawkins Ⅲ型患者采取及时的手法复位，待软组织情况允许及相关检查完善后，择期行切开复位内固定术。

距骨颈骨折的内固定材料包括普通松质骨螺钉、中空拉力螺钉、可吸收螺钉和钢板等。普通松质骨螺钉术中定位较难，对骨质损伤大的患者，术后容易出现骨折再移位。中空拉力螺钉固定骨折时因加压作用带来距骨体长度的短缩从而影响足内侧柱功能。使用可吸收螺钉可避免二次取出手术，但其把持力及强度不够，容易出现术后螺钉松动和断裂等。距骨颈骨折多为高能量粉碎性骨折，容易并发内翻畸形。钢板固定尤其适用于距骨粉碎性骨折，特别是近年来新兴的微型钢板，可以提供即时且优异的稳定和融合[20-22]；此外，生物力学研究表明，与可吸收螺钉、松质骨螺钉和中空拉力螺钉相比，具有优异的旋转阻力和抗剪切力[21]。术后我们还采用 3D 模拟技术对术侧距骨和健侧距骨的相关解剖数据进行了测量和比较(图 6-3-3),结果显示该手术方式可以有效地恢复术侧距骨的解剖参数。

因此,我们认为经内踝截骨入路和微型钢板固定有如下优点:①内踝截骨入路延长前内侧切口,更容易显露距下关节,实现冠状、矢状骨折的解剖复位。②由于截骨位置处于非负重区,内踝复位固定更安全。③使用微型钢板固定可避免中空拉力螺钉受压导致距骨颈长度缩短。④将微型接骨板放置在距骨内侧,为距骨头、颈和距骨体提供了牢固的轴向支撑。

该手术操作的要点主要有:①手术过程中,特别是暴露距骨时,必须小心,避免损伤三角韧带和距骨关节囊,以保留血供。②截骨前应在内踝处制作骨标记,并确保截骨位置位于干骺端。③可先使用牵引器恢复关节对位。④术后康复指导应以早期非负重锻炼为主,遵循早期下床活动、晚期负重的原则。

综上所述,采用内踝截骨入路+微型钢板固定手术治疗 Hawkins Ⅲ型距骨颈骨折可以减少软组织创伤、充分暴露距骨颈、恢复距骨的正常解剖参数,实现令人满意的踝关节功能。

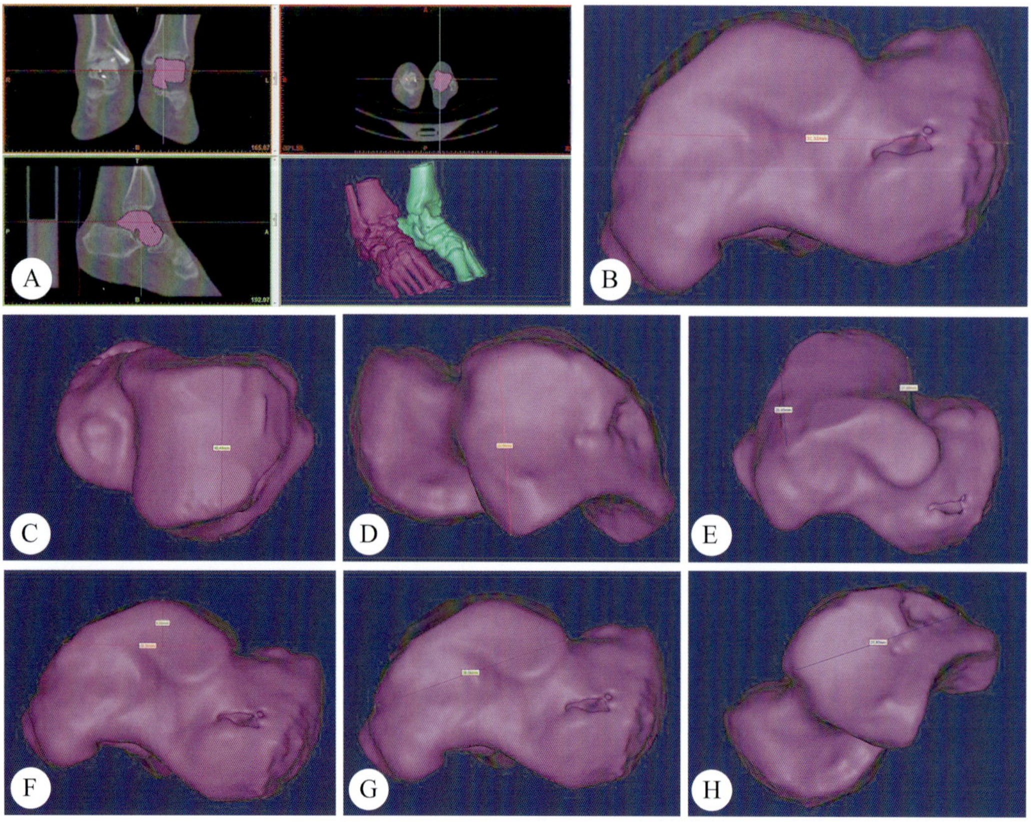

图 6-3-3　术后三维 CT 测量对比术侧距骨和健侧距骨的相关解剖参数

参考文献

[1] Adelaar RS. Complex fractures of the talus[J]. Instr Course Lect, 1997, 46: 323-338.

[2] Bykov Y. Fractures of the talus[J]. Clin Podiatr Med Surg, 2014, 31(4): 509-521.
[3] Hawkins LG. Fractures of the neck of the talus[J]. J Bone Joint Surg Am, 1970, 52(5): 991-1002.
[4] Canale ST, Kelly Jr FB. Fractures of the neck of the talus: long-term evaluation of seventy-one cases[J]. J Bone Joint Surg Am, 1978, 60(2): 143-156.
[5] Shakked RJ, Tejwani NC. Surgical treatment of talus fractures[J]. Orthop Clin North Am, 2013, 44(4): 521-528.
[6] Lee C, Brodke D, Perdue PW Jr, et al. Talus fractures: evaluation and treatment[J]. J Am Acad Orthop Surg, 2020, 28(20): e878-e887.
[7] Rammelt S, Zwipp H. Talar neck and body fractures[J]. Injury, 2009, 40(2): 120-135.
[8] Xue Y, Zhang H, Pei F, et al. Treatment of displaced talar neck fractures using delayed procedures of plate fixation through dual approaches[J]. Int Orthop, 2014, 38(1): 149-154.
[9] Gonzalez A, Stern R, Assal M. Reduction of irreducible Hawkins Ⅲ talar neck fracture by means of a medial malleolar osteotomy: a report of three cases with a 4-year mean follow-up[J]. J Orthop Trauma, 2011, 25(5): e47-e50.
[10] Lindvall E, Haidukewych G, DiPasquale T, et al. Open reduction and stable fixation of isolated, displaced talar neck and body fractures[J]. J Bone Joint Surg Am, 2004, 86(10): 2229-2234.
[11] Lin S, Hak DJ. Management of talar neck fractures[J]. Orthopedics, 2011, 34(9): 120-135.
[12] Metzger MJ, Levin JS, Clancy JT. Talar neck fractures and rates of avascular necrosis[J]. J Foot Ankle Surg, 1999, 38(2): 154-162.
[13] Summers NJ, Murdoch MM. Fractures of the talus: a comprehensive review[J]. Clin Podiatr Med Surg, 2012, 29(2): 187-203.
[14] Hu Y, Yue C, Li X, et al. A novel medial malleolar osteotomy technique for the treatment of osteochondral lesions of the talus[J]. Orthop J Sports Med, 2021, 9(3): 88.
[15] Babu N, Schuberth JM. Partial avascular necrosis after talar neck fracture[J]. Foot Ankle Int, 2010, 31(9):777-780.
[16] Ziran BH, Abidi NA, Scheel MJ. Medial malleolar osteotomy for exposure of complex talar body fractures[J]. J Orthop Trauma, 2001, 15(7): 513-518.
[17] Thordarson DB, Kaku SK. Results of step-cut medial malleolar osteotomy[J]. Foot Ankle Int, 2006, 27(12): 1020-1023.
[18] 姜新华,周忠.内外侧双入路结合空心钉治疗距骨颈骨折[J].实用骨科杂志,2014,20(2):127-129.
[19] Vallier HA, Nork SE, Barei DP, et al. Talar neck fractures: results and outcomes[J]. J Bone Joint Surg Am, 2004, 86(8): 1616-1624.
[20] Fleuriau Chateau PB, Brokaw DS, Jelen BA, et al. Plate fixation of talar neck fractures: preliminary review of a new technique in twenty-three patients[J]. J Orthop Trauma, 2002, 16(4): 213-219.
[21] Charlson MD, Parks BG, Weber TG, et al. Comparison of plate and screw fixation and screw fixation alone in a comminuted talar neck fracture model[J]. Foot Ankle Int, 2006, 27(5): 340-343.
[22] Attiah M, Sanders DW, Valdivia G, et al. Comminuted talar neck fractures: a mechanical comparison of fixation techniques[J]. J Orthop Trauma, 2007, 21(1): 47-51.

四、Sander Ⅱ型跟骨骨折病例

引言

跟骨骨折是高能量损伤引起的严重而复杂的骨折，约占全身骨折的2%。由于跟骨解剖结构相对复杂特殊，且损伤常累及关节面导致移位[1]，因此治疗的目的在于恢复跟骨形状和距下关节面解剖性，使患者具有更好的踝关节功能，降低创伤性关节炎发生率，提高生活质量[1,3]。切开复位内固定是传统的治疗跟骨Sanders Ⅱ、Ⅲ型骨折的方案，主要包括L型扩大切口复位内固定术、跗骨窦入路切开复位内固定术等，但其软组织相关并发症发生率为2.8%～14.3%，感染发生率为8%～25%[4]，故仍存在争议。近年来，距下关节镜辅助下经皮固定术等微创术式逐渐兴起，减少了传统治疗方案常见并发症的发生，取得了较满意的效果[5,6]。本节介绍了1例采用跟骨撑开器和关节镜下辅助复位经皮空心螺钉内固定技术治疗Sanders Ⅱ型跟骨骨折的病例，临床疗效满意，现报道如下。

诊疗过程

男性患者，46岁，因"高处坠落致右足跟部肿痛、畸形伴活动障碍12 h"于2021-04-30入院。否认高血压、糖尿病、心脏病等基础疾病病史，吸烟20年，约1包/d，无饮酒等不良嗜好。查体：右跟部肿胀淤青，增宽畸形，外踝下凹陷消失，皮肤无明显破溃；右跟部周围压痛明显，右踝关节因疼痛拒绝活动，右下肢感觉血运正常。入院后X线及CT检查提示：右跟骨骨折，Sanders分型为Ⅱ型（图6-4-1）。患者入院后予石膏托固定，同时加强患肢的抗凝治疗，避免患肢深静脉血栓形成。患肢肿胀消退后于2021-05-06在腰麻+强化麻醉下行关节镜辅助下右跟骨骨折闭合复位经皮螺钉内固定术。具体手术步骤如下：麻醉起效后，取健侧卧位，常规消毒铺单。分别于内踝上方约2 cm及跟骨内侧后部垂直置入2.5 mm克氏针，装上跟骨撑开器（图6-4-2）。在透视监视下缓慢撑开，使得跟骨内翻角度、长度、宽度恢复；之后在跟骨外侧腓骨骨尖下前中后建立关节镜入路，将关节镜器械置入距下关节面进行观察并对关节腔内的骨折端血肿、破碎组织以及损伤的滑膜组织进行清理。清理完成后，在后关节面的中点和跟骨高度的中上1/3的交点做一0.5 cm切口，经此切口插入顶棒或小骨膜剥离器，在关节镜监视下撬拨复位关节面，复位满意后用克氏针临时固定并由后向前置入导针 2 枚；透视下再次证实关节面复位及导针位置、深度满意后，沿导针拧入 5.0 mm 长度合适的空心加压螺钉轴向固定跟骨；再在上述经皮撬拨复位切口处向前倾 20°、上倾 10°置入导针，透视下证实导针进入载距突下且位置满意后，沿导针拧入 4.0 mm 长度合适的空心加压螺钉横向固定载距突骨块(图 6-4-3)。

术后处理：①抬高患肢以促进消肿；②口服塞来昔布 0.2 g 对症止痛，必要时使用帕瑞昔布静滴或加用盐酸曲马多联合止痛；③低分子量肝素钠 0.4 mL 皮下注射抗凝，预防下肢深静脉血栓；④每 2～3 d 换药，术后 24 h 使用抗菌药物(头孢唑林钠 1.0 g，每日 3 次)；⑤术后行双侧跟骨侧位及轴位 X 线片及 CT 三维重建复查；⑥术后进行足踝康复锻炼，康复科全程协助患肢进行康复训练，术后即可开始进行患肢足踝主被动运动，术后第 2 周(切口愈合后)可少量扶拐不负重下地活动，术后 8 周可穿戴足托支具部分负重，12 周复查临床及影像提示骨折愈合后可完全负重。术后即刻、术后 3 个月、术后 1 年 X 线及 CT 复查骨折及内固定位置良好，术后 3 个月骨折线消失，术后 1 年骨折已愈合，患肢功能良好(图 6-4-4)。

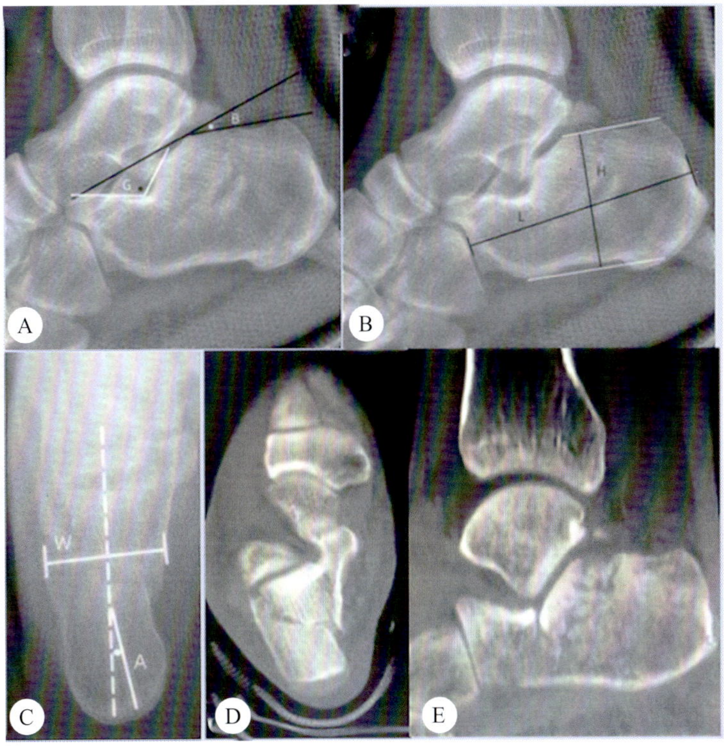

图 6-4-1 46 岁男性患者，高处坠落伤致跟骨骨折。患侧跟骨术前参数，高度 = 44 mm，长度 = 77 mm，Bohler 角 = 17°，Gissane 角 = 126°，内翻角 = 8.3°(A，B，C)；患侧跟骨三维 CT 冠状面，提示为 Sanders Ⅱ 型骨折(D)；患侧跟骨三维 CT 矢状面，可见后距下关节面塌陷(E)

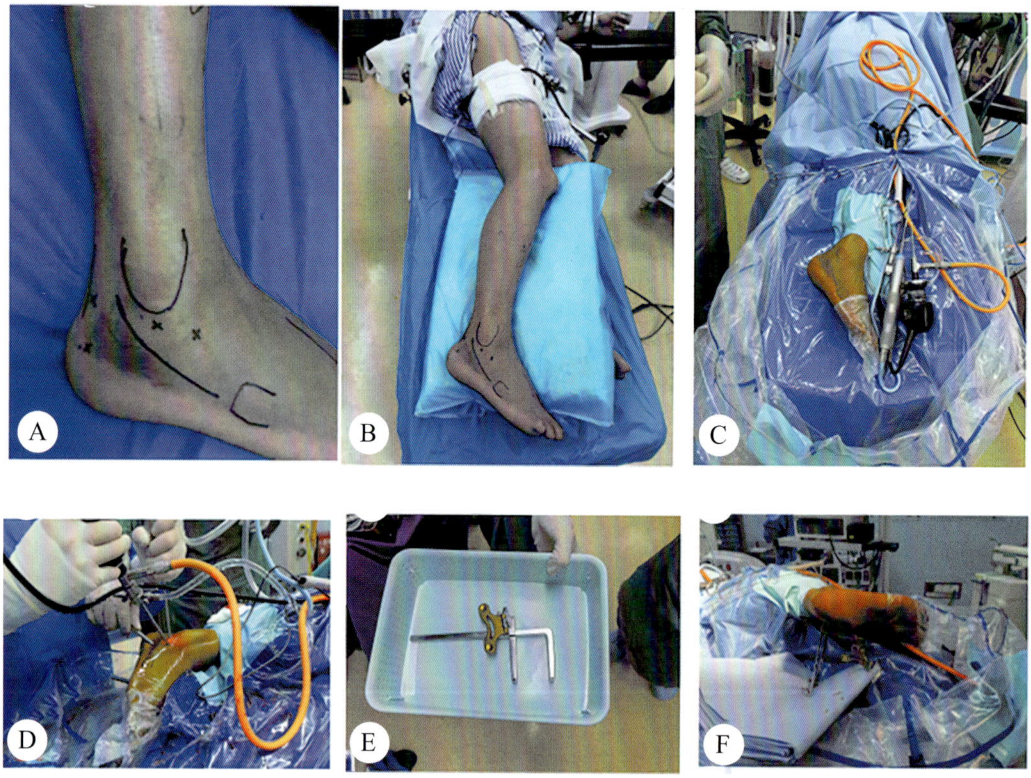

图 6-4-2　患侧跟骨外观照，关节镜入路标记及手术体位(A，B)；关节镜组器械操作及撑开器置入跟骨(C，D，E，F)

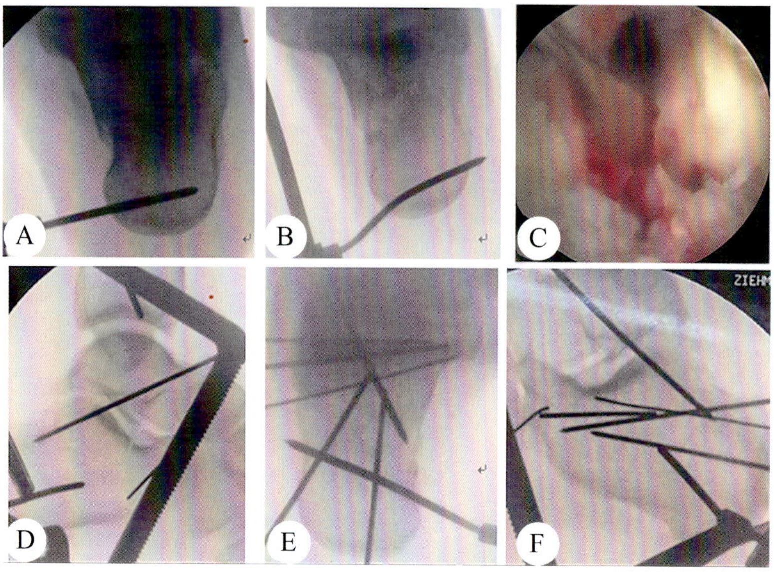

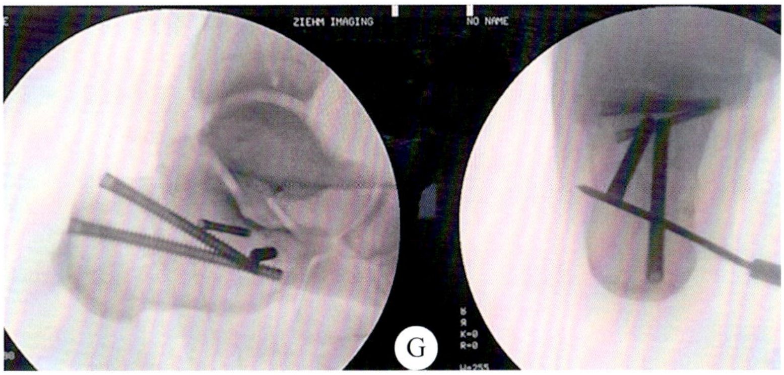

图 6-4-3　跟骨撑开前，呈内翻畸形(A)；跟骨撑开后，见克氏针变形扭曲，跟骨内翻畸形得到纠正(B)；关节镜清理距下关节面及撬拨复位(C)；镜下复位满意后再次经透视得到证实，置入经皮螺钉导针(D，E，F)；置入经皮螺钉(包括轴向螺钉及载距突螺钉)后透视位置满意(G)

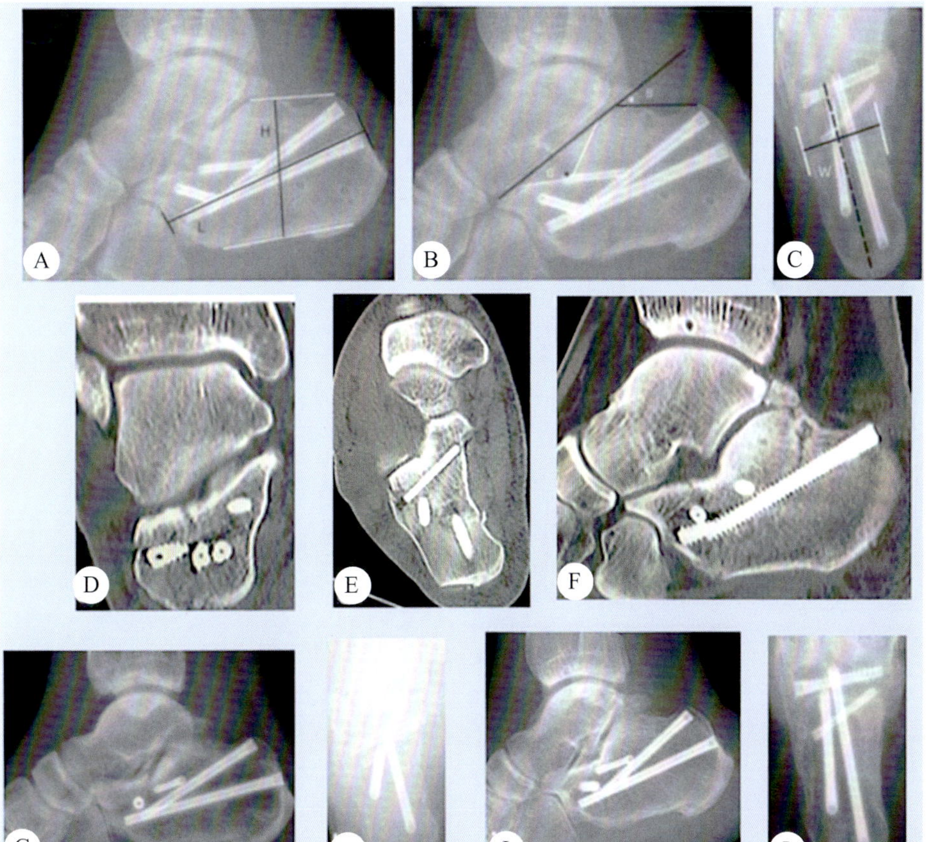

图 6-4-4　术后即刻跟骨侧轴位片，显示跟骨长度、高度、宽度 Bohler 角、Gissane 角及内翻角均得到良好的恢复(A，B，C)；术后即刻三维 CT，显示关节面恢复满意(D，E，F)；术后 3 个月、1 年随访跟骨侧轴位 X 线，可见跟骨复位并未丢失，且无明显距下关节面下沉(G，H，I，J)

讨论

虽然传统的L型外侧扩大切口行切开复位内固定术治疗跟骨关节内骨折具有复位显露充分、固定稳定等优点。然而，这种入路术后软组织并发症的风险高达32%，这对于患者来说可能是灾难性的后果[7]。随着微创外科技术发展，距下关节镜逐渐被应用于跟骨的手术治疗，因其可以在保护软组织的同时实现精准复位[8-10]。虽然关节镜技术可以降低软组织并发症的发生率，但该技术操作要求高，需要各种间接复位的方法来实现跟骨长度、高度、宽度和关节的复位，而撑开器的使用是实现Sanders Ⅱ型跟骨骨折间接复位的关键。跟骨撑开器的工作原理是通过距骨颈或内踝和跟骨结节冠状位置入的克氏针沿跟骨纵轴方向进行反向牵开，可有效恢复跟骨的长度。此外，通过旋钮旋动螺栓控制撑开力度，不仅可以恢复跟骨长度、高度、宽度，还可以纠正跟骨内翻[11]，同时更容易扩大跟距关节间隙，方便关节镜进入监视及操作，更能为撬拨复位跟骨后关节面提供空间。相关研究也表明撑开器结合关节镜辅助下经皮内固定可以更好地恢复跟骨骨折的高度、长度、宽度、Bohler角、Gissane角及内翻角[12]。但跟骨撑开器也存在以下不足：①对于跟骨结节后方骨折者，置针困难或在牵开的过程中会造成医源性骨折；②置针过程有损伤血管、神经、肌腱等风险；③该撑开器固定针较细，只有2.5 mm，撑开力度有限，且仅能进行跟骨轴向撑开，而不能进行多向的撑开，经常需要配合其他复位方式，亟待改进。除了降低软组织并发症发生率，关节镜辅助下微创技术治疗跟骨骨折还可以实现患者更早的功能锻炼[13,14]，其原因为在关节镜监视下实现精准复位，能够减少手术损伤，缩短手术时间，实现了足踝功能更快的恢复。

然而关节镜下的微创手术并非没有风险。距下关节镜操作常见的并发症之一是相关神经的损伤。经后外侧入路易损伤腓肠神经，经前外侧入路易损伤腓浅神经外侧支，总体的神经损伤率为0.87%～6.12%[15]。跟骨复位丢失是术后常见的另一种并发症，其发生率约为17%，其原因尚存在争议。有学者认为跟内固定材料有关[16]，另有学者的研究未发现内固定材料与术后复位丢失之间的相关性。DeWall等经过4个月的随访发现切开复位钢板固定组和单纯螺钉固定组在复位丢失方面没有显著差异[17]，提示经皮螺钉固定可以提供与其他内固定材料相似的足够的生物力学强度来支撑患者早期功能锻炼。

综上，我们认为撑开器结合关节镜辅助下经皮撬拨复位螺钉固定结合了经皮途径的优点，降低了并发症风险，并具有关节镜术区视野清晰的优点，使距下关节面完整可视，是治疗部分特定跟骨骨折的一种很有效、有前景的手术方法，值得临床推广。

参考文献

[1] Wei N, Zhou Y, Chang W, et al. Displaced intra-articular calcaneal fractures: classification and treatment

[J]. Orthopedics, 2017, 40(6): e921-e929.

[2] Thordarson DB, Krieger LE. Operative vs. nonoperative treatment of intra-articular fractures of the calcaneus: a prospective randomized trial[J]. Foot Ankle Int, 1996, 17(1): 2-9.

[3] SooHoo NF, Vyas R, Samimi D. Responsiveness of the foot function index, AOFAS clinical rating systems, and SF-36 after foot and ankle surgery[J]. Foot Ankle Int, 2006, 27(11): 930-934.

[4] Court-Brown CM, Schmied M, Schutte BG. Factors affecting infection after calcaneal fracture fixation[J]. Injury, 2009, 40(12): 1313-1315.

[5] Bremer AK, Kraler L, Frauchiger L, et al. Limited open reduction and internal fixation of calcaneal fractures[J]. Foot Ankle Int, 2020, 41(1): 57-62.

[6] Wilkinson BG, Marsh JL. Minimally invasive treatment of displaced intra-articular calcaneal fractures[J]. Orthop Clin North Am, 2020, 51(3): 325-338.

[7] Dhillon MS, Prabhakar S. Treatment of displaced intra-articular calcaneus fractures: a current concepts review[J]. SICOT J, 2017, 3: 59.

[8] Sivakumar BS, Wong P, Dick CG, et al. Arthroscopic reduction and percutaneous fixation of selected calcaneus fractures: surgical technique and early results[J]. J Orthop Trauma, 2014, 28(10): 569-576.

[9] Pastides PS, Milnes L, Rosenfeld PF. Percutaneous arthroscopic calcaneal osteosynthesis: a minimally invasive technique for displaced intra-articular calcaneal fractures[J]. J Foot Ankle Surg, 2015, 54(5): 798-804.

[10] Grün W, Molund M, Nilsen F, et al. Results after percutaneous and arthroscopically assisted osteosynthesis of calcaneal fractures[J]. Foot Ankle Int, 2020, 41(6): 689-697.

[11] 高彦军,张勇,赵廷虎,等.跟骨撑开器在微创内固定治疗跟骨骨折中的应用[J].中国骨与关节损伤杂志,2017,32(12):2.

[12] Gao D, Wong TM, Fang C, et al. Arthroscopic-assisted percutaneous fixation of intra-articular calcaneal fractures using an intraoperative distraction device[J]. J Orthop Surg (Hong Kong), 2021, 29(1): 95.

[13] Law GW, Yeo NE, Yeo W, et al. Subtalar arthroscopy and fluoroscopy in percutaneous fixation of intra-articular calcaneal fractures[J]. J Orthop Surg (Hong Kong), 2017, 25(1): 12.

[14] Kitaoka HB, Alexander IJ, Adelaar RS, et al. Clinical rating systems for the ankle-hindfoot, midfoot, hallux, and lesser toes[J]. Foot Ankle Int, 1994, 15(7): 349-353.

[15] Muñoz G, Eckholt S. Subtalar arthroscopy: indications, technique and results[J]. Foot Ankle Clin, 2015, 20(1): 93-108.

[16] Backes M, Dorr MC, Luitse JS, et al. Predicting loss of height in surgically treated displaced intra-articular fractures of the calcaneus[J]. Int Orthop, 201, 40(3): 513-518.

[17] DeWall M, Henderson CE, McKinley TO, et al. Percutaneous reduction and fixation of displaced intra-articular calcaneus fractures[J]. J Orthop Trauma, 2010, 24(8): 466-472.